REBUILDING MILO

重訓傷害
預防與修復全書

透過物理治療視角，認識肌肉骨骼功能障礙與疼痛、
重建基礎肌力、提升運動表現

亞倫・霍什格 **Dr. Aaron Horschig**
凱文・桑塔納 **Dr. Kevin Sonthana**

著

王啟安、王品淳、李琬妍、苗嘉琦／譯
瞻恒物理治療團隊／審定

suncolor
三采文化

獻給克莉絲汀

目次 TABLE OF CONTENTS

推薦序 FOREWORD

平易近人、實用兼具深度的曠世巨作

國立臺灣大學外文系講師 王啟安

近年來投入運動訓練的人越來越多，相信你我身邊都有一些朋友為了健康或身材開始健身，甚至也不乏專心投入健美、舉重、健力、CrossFit 等專項的運動愛好者。無論是哪一種運動，都能讓我們的身心健康全方位提升；而循序漸進的訓練更能讓我們成為最強壯版本的自己。根據我的觀察，除了理應理論與實務兼備的優質教練以外，很多學員也開始對力學、肌動學、營養學、課程設計、傷後復健等相關領域知識產生興趣。在這個資訊爆炸的時代，要取得上述任何領域的相關資料都非常容易，但兼具易讀、完整、實用、有深度等優點的書籍或文獻仍相當難得。而現在我要隆重為各位讀者推薦本書《重訓傷害預防與修復全書》，因為它絕對是在健身相關領域中，最易讀、最完整、最實用、最有深度的書之一。

《重訓傷害預防與修復全書》的作者亞倫・霍什格博士（Dr.Aaron Horschig）具備物理治療與舉重運動的背景，是一名非常優秀且出名的肌力體能教練。他創立了「深蹲大學」（Squat University），致力於分享運動訓練相關知識與經驗；而他清楚的口語表達與深入淺出的文字，讓英文程度不算太好的人也能大致掌握他的論述。霍什格博士在社群媒體 Instagram 上的 squat_university 專頁有超過兩百萬名粉絲，他在上面分享的精采解說影片，都能在短時間內讓觀眾學到最實用的資訊，絕對是運動訓練愛好者不可或缺的知識渠道；而本書可說是霍什格博士的集大成之作，他將多年來知識與經驗的結晶，以最深入淺出的方式呈現。除了圖文並茂、資訊清晰以外，本書的編排方式也讓人一目瞭然。讀者只需要大致掃過目次，就能先從自己最需要或最好奇的章節開始閱讀；當然也可以從頭開始，以讀小說的方式輕鬆閱讀，相信也能得到很多寶貴的知識。

身為一名譯者兼肌力與體能教練，我非常感謝三采文化邀請我參與本書的翻譯，讓我在重新閱讀與轉換語言的過程中不斷溫故而知新；我也要特別感謝和我一起參與本書翻譯的夥伴品淳、琬妍、嘉琦，謝謝妳們的耐心付出與積極合作，讓眾多的讀者能以最熟悉的語言，細細品嘗這本曠世巨作。

運動處方的極致展現

怪獸肌力及體能訓練中心總教練 何立安

運動對於健康的效益是眾所周知的，但是，廣泛的認知並不代表深度的認識，在人人都認同運動有益健康的同時，能夠說出怎樣的運動會有怎樣的健康效益的人並不多，許多專業人員在面對這個議題的時候，往往只能給出「多運動，多健康」之類的空泛論述，這凸顯了當前運動及健康專業領域對於運動處方的認識其實相當不足。

在過去半個世紀，屬於運動科學範疇內的「肌力及體能訓練」領域，已經從觀察、摸索階段逐漸到達科學驗證的階段，對於訓練刺激及其效果之間的「劑量反應關係」已經有了非常多進展與發現，我們知道要提升最大肌力所需的強度區，我們知道提升最大攝氧量的強度區，我們知道提升肌耐力的強度區，也知道各種訓練應該以怎樣的方式編排，才能夠獲得最高的訓練效益。而運動科學的發展並不會就此停住，在許多學者和實務專家的努力之下，怎樣的訓練可以修復哪些身體的問題，也逐漸被一一解密。亞倫·霍什格的《重訓傷害預防與修復全書》就是一本這樣的書。

長期訓練的運動員往往必須跟各種大小疼痛相處，早期的運動員認為這是一個必經的過程，只能靠忍耐度過，但這樣的方式往往導致更嚴重的傷害或退步。隨著醫療的進步，許多運動員靠著醫療的手段治療訓練造成的各種大小傷害，這雖然比起過去的思維進步許多，但是醫療定義的復原，往往與運動員想要的恢復最高水準之間有巨大的落差，許多運動員接受治療之後，傷勢雖復原了，但是過往的能力也一去不返。

亞倫·霍什格身為運動員、物理治療師、肌力及體能教練，這樣多重的身分讓他對各種運動能力的恢復有著無比深入的經驗和見解，他將各種肌力訓練的動作變成修復身體的「處方」，用壺鈴啟動核心穩定性，用槓鈴喚醒背後動力鏈，用彈力帶鬆開滯澀的關節，用徒手的姿勢啟動對的發力方式，讓肌力訓練動作的修復效果發揮得淋漓盡致。

這本書內容豐富，並且呈現了許多關鍵性的知識和技術，對於無論運動員、教練、醫療從業人員，或是任何想要藉由肌力訓練改善身體狀況的人，這都是一本不可多得的好書。

重量訓練傷害的百科全書

明水物理治療所副院長 阮彥鈞

如果你正苦惱於如何有系統地處理重訓時的疼痛與動作問題，那這本書將可以滿足你的需求。

處理疼痛組織，分析動作問題的根源

身為物理治療師，於臨床中常接觸到從事健力、舉重、CrossFit 的個案，除了治療受傷的組織，評估患者執行重量訓練的動作、分析動作中的失能也是很重要的一環，而全書正是以此概念為核心主軸，用系統且具邏輯的檢測方法評估動作，同時加入實用的治療性訓練來改善動作失能，減少疼痛，進而提升運動表現。因此這是木對重量訓練有興趣、想以科學化方式解決動作問題的人不容錯過的佳作。

在治療傷害前，必須先認識它

本書不只介紹常見重訓各部位的疾病，也詳盡解釋造成損傷的成因。包括造成疼痛的組織解剖構造，肌肉如何產生動作的肌動學和神經肌肉動作控制，也連結動作失能與疼痛的關聯，讓讀者能不只知其果，更能知其因。徹底了解損傷的原因後，才能加以從根本原因改善，進而減少症狀與預防二次傷害。

想要加重量、練技術，先打好動作模式的基石

重量與技術必須建立於良好的動作模式，相較於其他休閒運動，重量訓練中身體需承受一定重量，些微的動作偏移都有可能被放大，因此理想的動作模式相對十分重要。本書提供大量動作自我檢測，協助讀者找出動作模式中缺失的元素，並帶領讀者以積極方式重建檢測中缺失的能力，其中透過關節鬆動術、肌筋膜伸展、穩定肌群訓練等多元方式，最後加入將動作能力銜接回競技運動中，優化動作模式也提升整體運動表現。

本書如同一本重量訓練傷害的百科全書，內容深入淺出，並且搭配精美的示範照片，閱讀時不必擔心專業知識過於晦澀，十分推薦給重量訓練愛好者、肌力與體能教練、競技專項教練或臨床醫療人員等，希望大家都能安全地執行重量訓練，減少運動傷害的發生，也能追求更高的運動表現。

所有健身愛好者都應該珍藏一本的自我保健全書

醫適能特殊族群訓練創辦人 蔡奇儒教官

　　每位健身愛好者都曾經歷過運動傷害的痛苦，這本《重訓傷害預防與修復全書》將有機會成為所有健身愛好者的救贖。我推薦這本書的原因主要有三個：

一、作者具備扎實專業背景

　　作者亞倫・霍什格博士為知名知識平台「深蹲學院」（SquatUniversity.com）創始人，致力於分享豐富實用的健身及復健相關知識。亞倫・霍什格博士過去曾為頂尖運動員，現為肌力體能教練，又同時具有醫療專業（物理治療）背景，所以他能同時兼備實務訓練、運動科學及運動醫學的專業知識於一身，實屬難得。

二、知識具有實際應用價值

　　本書為亞倫・霍什格博士親自撰寫，將常見的肌肉與骨骼功能障礙及疼痛做基本分類，並使用淺顯易懂的圖文來說明背後的病理生理學機制，最後再用實際訓練動作教學來將知識應用練習。雖然以目前疼痛科學的最新研究發展來看，我們很難從簡單的測試和診斷就輕易定義出疼痛的根源，但是亞倫・霍什格博士依然奮力嘗試透過濃縮其研究及教學實際經驗，親自示範詳細圖解，提供所有健身愛好者一個很好的指引方向。能夠讓一本書籍的知識直接轉化成高度實際應用價值，將理論與實務完美融合，完全展現了亞倫・霍什格博士的經驗及實力。

三、運動是良藥是未來產業的必然

　　這幾年來，一路看著亞倫・霍什格博士持續推廣「運動是良藥」（exercise is medicine），他所具備的熱忱與使命感，不禁令我回想起當初創立醫適能的初衷，其實也正是為了有效鏈結醫學及體適能產業，讓更多人能從運動中獲得健康效益。然而，現在體適能產業從業人員對於特殊族群訓練的理解還處於萌芽階段，仍需要更多人奉獻及投入。與一般特殊族群訓練概念較不同的是，肌肉骨骼傷害僅是特殊族群訓練範疇的一小部分，但是卻也是最直接影響健身愛好者的領域。因此，如果你未來也想投入特殊族群訓練的範疇，也想要實踐「運動是良藥」的價值，我也非常推薦從這本書籍做為入門，相信能夠開啟不同於以往增肌減脂的健身風氣，開闢另一個嶄新的視野。

結論，無論你是為了健美（肌肥大）、健力（最大肌力），或是單純為了健康及體適能而練，我認為此書是所有健身愛好者都應該珍藏的一本自我保健實用工具書。我們真的相當幸運能夠擁有這本書，讓更多人能夠長久健康地訓練下去！

健身舉重界的聖經

瞻恒物理治療創辦人 James 物理治療師

　　《重訓傷害預防與修復全書》簡直是健身舉重界的聖經，可以稱上是入門必讀的書籍。作者亞倫‧霍什格一直是我很推崇的物理治療師、訓練師，他把多年來在治療以及訓練的經驗彙整到這本書中。米洛是古希臘神話中最具代表力量的人物，據說他成長時每天會舉起小牛，待小牛長大後便擁有無窮的力量。這告訴了我們，只要努力付出，埋首耕耘，日復一日，終能獲得至高成就。對讀者來說，這也代表只要我們願意花時間及精力閱讀學習，像一個海綿吸收知識，總有一天我們也會找到書中的黃金屋。

　　這本書涵蓋了下背、肩、膝蓋等主要關節的解剖知識，深入淺出解釋相關運動傷害處置，建議大家可以自己執行的復健運動。我個人最喜歡的部分是書中對於一些健身迷思的解惑，這對於新世代資訊膨脹是很重要的。網路上經常會有假資訊或是未被查核過的保健知識，不小心就會被誤導。倘若更多的人能閱讀這本書，受惠於正確的健康醫療資訊，或許便可以避免更多的運動傷害。

　　如果你是剛踏入健身舉重領域的愛好者，讀完《重訓傷害預防與修復全書》，必定會更了解身體的奧妙。更重要的是，了解當身體有不適時，物理治療能夠如何幫助每一位運動愛好者，就像書中作者亞倫分享的故事一樣，藉由物理治療才能夠重建像米洛一般的體態。如果你是醫療保健相關從業人員，讀完《重訓傷害預防與修復全書》會幫助你找到對傷害疼痛的答案，協助你更精準快速地做出決定、解決疼痛的問題。這書蘊藏豐富的運動傷害知識，對這方面有興趣的朋友，馬上翻開第一章吧！

實事求是，淬煉不凡

凱利‧史達雷（Kelly Starrett）

「我們被資訊壓得喘不過氣，同時卻也渴求知識。能整合資訊者自此將領導世界。他們會適時統合正確的資訊，以批判性思維審視之，並明智地做出重大的決定。」

——艾德華‧威爾森（E. O. Wilson）

亞倫‧霍什格是不可多得的人才。他既親身體驗，也投入教學，還擅長整合資訊，是少數身兼多重角色的人。現今的網路世界，很多菁英喜歡高談闊論，卻沒有每天切身體會問題的經驗。我不肯定這種風氣。其實，嘴上說說都很容易，只要負責批判別人的心血就好，不用即時產出任何原創的、有用的解方，不用在超專業、高要求的條件下工作，也不用展現任何屬於自己的成果。然而亞倫跟這種人截然不同。你現在手上的這本書之所以出色，不完全是因為它出自「深蹲大學」的靈魂人物。這本書的出色之處是在於內容，以及其中呈現的典範轉移。亞倫就是這麼地充滿幹勁，致力於分享自己的大量收穫，好讓人了解疼痛之處和動作方面的問題。

施展領袖魅力也好，提供科學依據也罷，曾經獲得廣大支持的人，似乎都有遵照「檢測、確認、分享」的原則。自古以來，所有偉大的思想家皆然。我非常喜歡艾德華‧威爾森的這句話，而威爾森博士也總是強調，科學的終極目標其實是促進人性的進步。這個看法值得深思。你可以打開 Instagram，看看頁面上跳出哪些教學者，看看他們的貼文，再想想看這些貼文都說明了什麼。

這些內容真的有解釋到什麼概念嗎？這些貼文有沒有說明未來的行為趨勢？這些思維在其他情形也適用嗎？上述問題都是良好模型的特色。真正實用的模型不是用來在社群媒體上，大肆搏版面。真正實用的模型看起來雖不怎麼誘人，但確實有效，也能造福使用者。如果看了亞倫發布的大量教學內容，就會發現他和其他研究人體動作的專家一樣，精心統整資訊。

　　亞倫的過人之處，在於他既是物理治療師出身，又同時是教練。他不但是動作方面的天才，也是受過訓練的專家，了解傷害、病理學、人體耐受度方面的常見問題。所以他教學時，會一邊想怎麼提升速度和重量，一邊專注於確保訓練方式的持久性。這些因素有時互相衝突，如果要同時顧及，往往要有很強的心臟，身體也要有堅實的基礎。尤其是肌力訓練牽扯到複雜的人體構造，使這門學問更加龐雜。別看亞倫講解得一派輕鬆，他總是能精準命中動作的問題所在。歸根結柢，人體一直都處於活動狀態，所以問題都是出在動作。亞倫秉持著「檢測、確認、分享」的原則，唯有確保自己落實所有環節，才會滿足。他想分享知識，並確保你能看見他分享的重點。因此，他的理想實踐與否，都操之在你。請檢測並確認他所說的資訊，並讓我們知道你的發現。

前言 INTRODUCTION

許多傳說故事的背後，都藏有值得學習的深意。克羅托納城的米洛（Milo of Croton）是知名的古希臘摔角選手。凡是想透過重量訓練，來改善體格、肌力、爆發力的人，都該聽聽他的故事。

米洛是奧運常勝軍，在當時享譽體壇。相傳他年紀還小時，就每天都舉起一隻小牛，扛到肩上，以此開啟他的肌力訓練之路。隨著小牛一年一年長大，米洛的力氣也越來越大，最後竟然能扛起一頭成年公牛！雖然實際上，他應該不太可能舉得起一頭 680 公斤重的公牛，但就像所有的勵志寓言，這個故事說明了萬丈高樓平地起的道理。

米洛練就神力的故事流傳了兩千五百年，也印證了所有運動員至今仍堅守的訓練原則，也就是現在所謂的「漸進式超負荷」。米洛的故事告訴我們，努力與堅持並行，就能造就驚人的肌力以及令人稱羨的運動表現。我們每個人的內心深處，都渴望自己能像米洛一樣，發揮最大的潛能。那麼多人之所以整天挑戰身體極限，就是為了要訓練強大的肌力，達成目標。米洛的故事看似簡單，但若想練就超凡的肌力，實際上除了決心、毅力及努力外，科學也同樣重要。

我們的身體運作都遵照科學的「法則」，由生物學和生理學的定律所建構。這個法則很簡單：要增加肌力，就得在壓力和恢復之間取得平衡。例如：每做一組深蹲、做一次硬舉，或推舉槓鈴過頭一次，就是在對身體施加壓力。每次訓練的內容越難做，累積的壓力就越多。若要漸進式地提升肌力，訓練的需求就不能超出身體的適應能力。因此，訓練必須和恢復能力達成平衡，人體才能適應、重建，並增加肌力。照這個邏輯，只要依據這個法則，運動員的表現發展就無可限量。聽起來夠簡單吧？

先別急著下定論。在努力增加肌力的同時，我們都會挑戰極限。我們內心總有一個聲音，要求自己再多做一次，再多舉個五公斤，再試試看破自己的紀錄。想要成為力量型運動員的佼佼者，這樣的決心雖然不可或缺，卻也是把雙面刃。

我們不顧人體法則，把自己推向生理極限時，身體終究會產生反彈。在我認識的力量型運動員中，每個人都有過苦於運動傷害的經驗，有時會致使訓練受到干擾。我們將身體力量運用至極限時，卻沒有充分恢復，或是動作技巧不理想時，就會受傷。我們都奮力想要跟米洛一樣，但過程中，卻無可避免地落入無法達標的窘境。

我想分享兩個小故事。

喬賽亞‧歐布萊恩（Josiah O'Brien）和許多健力選手一樣。他努力勤奮，與親朋好友相處和樂，喜歡在健身房裡，聽著震耳欲聾的死亡金屬音樂，一邊挑戰大重量。他從來沒有用過按摩滾筒，覺得活動度訓練是在浪費時間。身體有地方開始痛的時候，他選擇忽視，因為他認為「吃得苦中苦，方為人上人」。很不幸，這樣的生活方式最後真的讓他嚐到苦頭。

2016 年 10 月 22 日，喬賽亞來到愛荷華州的德梅因，參加一場「二十二街頭槓鈴」（22nd Street Barbell）舉辦的比賽。活動一如往常地進行。喬賽亞在第二次試舉成功完成約 289 公斤的蹲舉，就決定直接挑戰約 297 公斤。在此之前，他個人的最佳紀錄是約 295 公斤。

他把沉重的槓鈴抬離架子，並向後踏了幾步，想要站穩。據他所說，此刻背上的槓鈴感覺意外地「輕」。不過，就在他要蹲下去時，悲劇發生了。他感覺自己兩腿都折斷了，還聽到了聲音。他倒地時，重量瞬間下壓，雙腿就這樣被壓在身後。

這一天，喬賽亞雙腿的股四頭肌和膝蓋，幾乎每個韌帶和肌腱都撕裂。他躺在朋友的貨車車斗被送往醫院，因為腿部的疼痛和腫脹過於劇烈，已經無法屈膝維持坐姿了。但這僅僅是惡夢的開始。喬賽亞後來還得了橫紋肌溶解症。由於身體肌肉嚴重受損，腎功能也開始衰竭。

喬賽亞的狀況在接下來幾個星期趨於穩定，並經歷大量的手術修復撕裂的韌帶和肌腱。手術後，他戴著腿部支架長達十二個星期，膝蓋完全動彈不得。最後，在 2017 年年初，他來找我做物理治療。

說這是我遇過最棘手的案例都不為過。截至當時,我已經協助過好幾百名運動員復健。他們之中,有人有過半月板撕裂,有人經歷過前十字韌帶重建手術,但沒有人的傷勢可以和喬賽亞相提並論。經過評估,他必須要在九個月內來我這邊做上百次的物理治療。他得重新學習如何走路、奔跑、跳躍。

他第一天是一瘸一拐地來我的診所,連路都走不好。但他最後可以硬舉超過 272 公斤,能連續躍過好幾個約 61 公分高的跨欄,跑起步來一點問題也沒有。他甚至在 2017 年 8 月 12 日就重回賽場。他嚴重受傷後不到一年,就成功蹲舉約 88.5 公斤。考量到以前能動輒舉起 272 公斤,這樣的成績看來大不如前。不過,他仍然用自身經歷證明,這次受傷也改變不了他的熱忱。他既然是健力選手,就永遠不會放棄。

第二個故事的主角是我。以前的我是野心勃勃舉重運動員,一直嚮往有一天,能和全美的佼佼者站在同一個舞台上,一較高下。其實以我的運動天賦和力量而言,這個目標相當遙遠。不過在 2011 年,我還是有幸符合資格,得以參加「全美舉重冠軍賽成年組」85 公斤級。

為了準備比賽,我決定要加強訓練,開始一天訓練兩次。我每天早上六點起床,練習過蹲舉和硬舉後,才去研究所上課。當天稍晚會再回去完成計畫分內的抓舉、上膊、上挺。我即將站上全國比賽的舞台,這樣的大好機會可不能錯過,必須發揮最佳表現。

比賽前幾週,我的左膝開始感到劇痛。只要我一深蹲,就好像有人拿刀捅我的髕骨肌腱。身為物治系的學生,我去諮詢系上教授。他們給出的建議,相信許多和我一樣的運動員也聽過:「就降低訓練頻率吧。」

開什麼玩笑?他們明明知道我馬上就要大顯身手了,我可不能就真的把訓練減少。

所以我就做了大部分運動員會做的事。每次訓練前,我都吞三、四顆止痛藥,並在膝蓋周圍塗上厚厚一層止痛軟膏。我也每晚冰敷膝蓋。雖然我最後完成所有訓練週期,也沒有再受傷,但我對比賽結果很失望。我在我的量級排名第六,但我清楚,如果沒有受傷,我一定會表現得更好。

我講這些故事是要提醒各位,所有力量型運動員都得跟疼痛打交道。雖然喬賽亞的極端案例並不常見,但他的故事和我的經驗背後道理都一樣。如果訓練過度,身體也沒有充分的時間恢復,訓練過程的壓力便會累積。如果動作技巧差強人意,壓力就會累積得更快,進而造成傷害。絕大部分的力量型運動員感到疼痛時,都不至於像喬賽亞一樣,嚴重到要接受急救;但 99% 的情況下,都有可能會和我一樣,因為輕微的疼痛影響訓練、限制表現。

很可惜，大部分運動員都缺乏基礎知識，不懂怎麼保養身體。他們從以前就被灌輸，認為疼痛是訓練的一部分，因此會在疼痛中咬牙苦撐，舉到身體承受不住為止。運動員通常都是痛到影響表現時，才會尋求協助。我們必須終結這種畸形的「努力舉、忍痛舉、舉到爆」模式。雖然不可能做到完全不受傷不疼痛，但我們還是可以加以控制。

現今觀念總認為疼痛屬於醫療的範疇，但我不同意這種說法。很多醫療機構面對疼痛都是治標不治本。止痛藥和消炎藥雖然可以迅速見效，但不是真正的解方，長期來看無濟於事。理想的方法是在肌力、活動度、協調性上一點一滴進步，才能徹底根除疼痛、回歸最佳表現。

以不持久、迅速見效的方式處理疼痛，就像是用膠帶黏住破洞的輪胎。這種補救方式也不能說完全沒用，畢竟有時候，一小段膠帶的確可以讓車子繼續運作。但貼起來後，輪胎的洞還是在。

如果遵循本書的建議後還有疼痛感，我建議你去尋求專業醫療協助。你也可以帶上這本書就診，以便和復健專業人員達成共識，一起討論對恢復的想法，並表達想根治疼痛的需求。

疼痛感總是有其成因，不會憑空出現。疼痛感不僅會阻礙表現，還會改變移動方式，影響協調能力及運動技巧。身體為了避免受到更多傷害，也會限制活動度，並降低肌力。

相信拿起這本書的讀者都已經了解疼痛的影響了。各位可能也是過來人。在疼痛的情況下，無法如願舉重確實令人受挫又抓狂。相信我，我也經歷過，我都懂。

我想要說的是，一切都還有救。美國精神科醫師大衛・維斯考（David Viscott）曾經寫道：「人生的目標是發掘自己的天賦；人生的任務是開發自己的天賦；人生的意義是分享自己的天賦。」我的人生目標就是幫助每位重量訓練者，都能在無痛的情況下，重新從事自己熱愛的訓練。本書集合我所知的一切，展現我身為運動表現物理治療師的人生任務。我想與各位分享。

本書提出的概念，可能會有違你對疼痛處理方式的認知，但我想讓各位能重新掌控身體，並再次控制自己的感覺。其實，大部分的疼痛都不是嚴重的醫療問題，不需要就診或經歷昂貴的手術，也可以解決。就如同物理治療師凱利・史達雷所說：「要幫汽車輪胎打氣，不用找技師；要換燈泡也不需要找電氣專家。」簡單來說，人人應該都可以對身體做基礎的保養。

看過本書，你將逐漸了解自己受傷的根源為何。本書每章內容都針對一個特定部位（如下背部、臀部、膝關節等），敘述各種疼痛的具體原因，如椎間盤突出、跳躍膝等等。你也會學到如何用簡單的檢測方式，來評估自己的強項和弱點。只要發現疼痛的確切原因，就能立刻在訓練中應用建議的動作和策略，來減輕疼痛，並替未來的運動表現打下扎實的基礎。

我建議各位先挑一章開始看，並完整地將這一章讀完，以發揮本書的最大效益。第一次讀時，請在心裡記住各種傷害間的差異。本書涵蓋科學界對傷害和復健的最新發現，但我的解釋方式十分淺白，應該不難理解。對症狀的背後成因掌握越多，就會對復原過程的掌控越有信心，越能貫徹擬定的復健計畫。

第二次讀這一章時，請同時進行診斷檢測和建議的復健運動。慢慢做好每個動作並觀察身體的反應。如果要完全根除疼痛，我們就得自律，並全心投入。

蘋果於 1997 年推出 iPod 後，使用者就能馬上找到最愛的歌手、聽到喜愛的歌。有史以來第一次，人類可以「把 1000 首歌放進口袋」。我秉持一樣的想法設計出本書。頂尖物理治療師和運動表現教練的知識，讀者都可在此直接取得。

各位當中可能有遭遇瓶頸的世界級健力選手，也可能有已經 35 歲但還是充滿熱情，想和朋友一起訓練的 CrossFit 運動員。無論你的狀態如何，本書將會為你指出正確的方向，讓你化身現代版的米洛，發揮出最高水準。

我們開始吧！

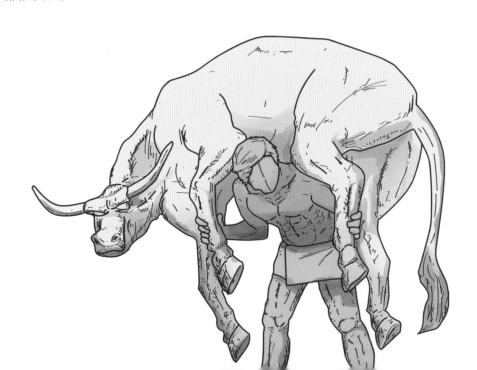

本書使用器材

本書的復健運動會利用到以下的簡易器材：

• 槓鈴

• 2 顆按摩球做成的按摩花生球

→ 家用替代版：以膠帶貼合 2 顆網球（見第 273 頁）

• 啞鈴

• 按摩滾筒

→ 家用替代版：7-10 公分左右的 PVC 管

• 翹臀彈力帶

→ Orange Grippy Hip Circle®

→ Hip Circle ® Sport Pack

• 壺鈴

• PVC 管

→ 家用替代版：掃把

• Rogue Monster Band 彈力帶

→ #4 黑 寬度約 4 公分 / 阻力約 45 公斤鬆動關節用

→ #5 紫 寬度約 6 公分 / 阻力約 64 公斤西班牙深蹲用（見第 221 頁）

• 單球按摩球

• 懸掛式訓練帶

• TheraBand 彈力帶

→ 可以用阻力較弱的彈力帶替代

如果疼痛處同時有腫脹情況，也可以考慮使用神經肌肉電刺激（NMES）儀器。神經肌肉電刺激可以透過被動的淋巴系統，協助排除受傷部位的多餘液體及廢物，同時也能擴張血管，帶動養分和白血球進入，讓癒合效果更好。我比較喜歡的牌子有：Marc Pro、PowerDot、Compex。（更多神經肌肉電刺激的介紹，詳見第 391 和 392 頁）

背部疼痛

在所有可能遭遇的運動傷害中，下背痛對力量型運動員的打擊力不容小覷。背部受傷不僅會讓你瞬間使不上力，更會強烈地影響心理，覺得自己彷彿行屍走肉一般。

如果你曾經有背部受傷的經歷，也許下面這個故事會引起你的共鳴。

萊恩今年 24 歲，是一名 CrossFit 運動員。在近期的一次比賽，他以約 61 公斤的體重完成了 30 輪挺舉，卻在過程中感到下背部輕微地閃到。他掙扎著完成接下來的比賽，但之後每次彎腰都會感到腰部一陣疼痛，讓他彷彿全身力氣都被抽乾。而這股疼痛也讓從地板上撿起襪子和繫鞋帶這樣的小任務變得極其困難。

兩個月後，這股疼痛感有增無減，萊恩的訓練成效也逐漸下滑，這讓他下定決心要解決問題。醫生告訴他得去照全脊椎磁振造影。萊恩乖乖照辦，以期他的下背痛問題能早日解決。

不幸的是，這僅是漫長復健之旅的開端。

萊恩焦急地等待了兩週，終於迎來回診的日子。在 6 分鐘的會診時間裡，醫生根據萊恩的磁振造影，診斷他「椎間盤突出」，不但開給他重度止痛藥，更要求萊恩停止重訓，休息幾週。

休息了六週後，萊恩覺得疼痛減輕了，他理所當然地回到重訓室，重啟訓練。然而僅僅一週後，疼痛感又出現了。他沮喪地回去找醫生，醫生卻告訴他，動手術解決背痛問題大概是現下最好的選擇了。

你是否正處於相似的處境中呢？如果你的回答是肯定的，別擔心，你不是唯一一個正在經歷這一切的人。每一年，全世界都有上百萬的人為背痛所苦。研究顯示，有 8 成的成人在一生當中至少會經歷一次下背疼痛，[1] 更糟的是，當中不少人還必須面對傷勢復發。[2] 像深蹲、硬舉和奧林匹克舉重等動作會對下背部施加巨大的力量。[3] 因此，萊恩的傷勢並不足為奇，因為下背部受傷是力量型運動員最常面臨的運動傷害之一。[4]

然而，時下治療下背部疼痛的方式，很容易會讓病人對止痛藥成癮。更糟的是，醫生往往建議進行手術，但其實他們的傷勢靠保守治療就能解決。雖然要找到治癒下背疼痛的療法並不簡單，但絕對是可以不依靠藥劑注射、成癮性藥物或手術就可以解決的。

接下來，我將娓娓道來萊恩的治療過程。如今許多醫界專家仍以錯誤方法治療背痛，我將直指這些錯處，並展示正確的治療方法。透過這個循序漸進的計畫，我將一步一步幫助你增加對自己的了解，以及解決疼痛的能力。

就讓我們回到萊恩的故事，從中解析吧！萊恩的醫師光是看磁振造影的影像就診斷了萊恩的下背痛問題，這是第一個問題。

眼見不一定為真

你是否聽過「一張照片勝過千言萬語」呢？這句話原想傳達的是，單一影像所能傳達的遠比冗長的文字要多。

然而這句話放在診斷背痛問題時卻非常不適用。

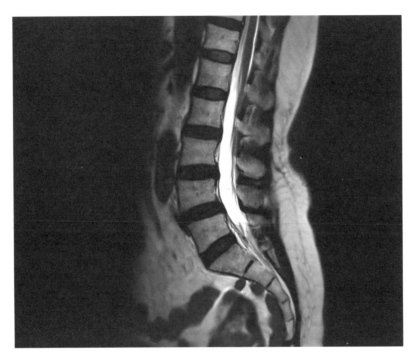

一張全脊椎磁振造影並不能做為診斷的所有依據。

萊恩的醫師僅僅是看了磁振造影，就做出「因椎間盤突出造成的背痛」這樣的診斷，實為不妥。許多醫師都會試圖在磁振造影中找出不尋常之處（如椎間盤突出），將之視為近期才發生的身體改變，並診斷這就是讓病人身體不適的根源。基本上，只要影像中有什麼地方看起來異常，就會被醫生認為是導致疼痛的確切原因。

為什麼這樣的診斷方法並不適當呢？原因如下：

- 無法判斷影像上呈現的「異常之處」與病人現在的疼痛是否有直接關係。[5]
- 磁振造影無法顯示這些「異常之處」是新疾還是舊傷。
- 病況不一定指引療法，出現症狀的地方也許並不是問題的源頭。
- 磁振造影只能呈現靜態影像，並不能展示運動時，導致疼痛的組織之具體狀況。

其實，許多人的磁振造影都顯示了他們有突出的椎間盤，可以說我們生活周遭有許多人都有「椎間盤突出」的問題，但他們可沒有背痛的煩惱！

研究顯示，在健康、無疼痛困擾的 20 歲的人當中，有 1/3 的人都有椎間盤突出的現象。[6] 並且，研究對象的年齡每加 10 年，椎間盤突出的人就增加 10%。這代表在所有 40 歲的人中，可能有一半都有椎間盤突出的問題，但他們卻沒有背痛問題。

在 2006 年，一組研究人員為 200 名受試者做了磁振造影，而這些人都沒有背痛的病史。[7] 之後，在這 200 名受試者中有人出現背痛的問題，研究團隊又為他們做了第二次磁振造影，並比較前後兩次的影像。驚人的是，有 84% 的人前後兩次的磁振造影看起來完全相同！有些人第二次的影像甚至比第一次的影像看起來要更加健康！顯然，這個實驗證明了，磁振造影中的「異常之處」不一定就是造成病人疼痛的根源。[8]

並且，放射科醫生在病人的磁振造影中發現椎間盤突出時，他無法判斷這是近期才出現的新疾，還是已經痊癒的舊傷。這是因為椎間盤突出在痊癒後雖然不會再讓患者感到疼痛，卻也不會消失，依然可以在磁振造影中被觀察到。

還有一個重要的觀念，那就是在脊椎受的傷不同於膝關節或髖關節，脊椎受傷可能造成一連串的影響。[9] 舉例來說，當脊椎受重量擠壓時，健康的脊椎會將重量平均分配到這條垂直的脊骨上；然而椎間盤突出時，重量就無法平均分配，會全落在脊椎後部（脊椎小面關節）上。受傷的脊椎就像是洩了氣的輪胎，失去了原有的支撐力，導致整輛車子無法平穩地行駛。

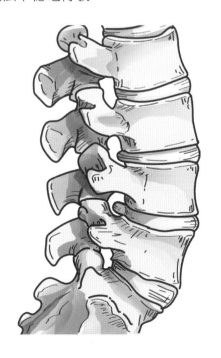

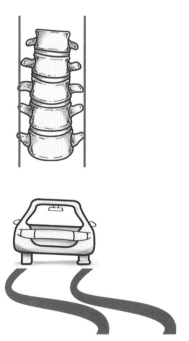

雖然椎間盤突出引起的疼痛可能會在幾週或幾個月內「消失」，但脊柱的力學機制會立即發生變化。從那時起，脊柱載重的方式會在該特定部分受到影響，將力轉移到脊椎小面關節上。因此，如果背痛的人接受磁振造影檢查，放射科醫生是無法確定觀察到的椎間盤突出是否是產生症狀的新傷。「異常」很可能是不再產生疼痛的舊傷疤，真正的疼痛來源是脊椎小面關節。一個復健計畫若能提升核心穩定性，就能減少後續一連串問題的發生。

即使已經確定了造成疼痛的組織結構為何，臨床專家也很難找出最適合的治療方法。[10] 椎間盤突出可能由多種原因造成，因此在 Google 上簡單粗暴地搜索「改善椎間盤突出的 5 種動作」，是一點幫助都沒有的！搞到最後，唯一得利於這種搜尋來的知識的人，就是自以為掌握疼痛根源、嘗試「解決」問題的外科醫生。

更糟的是，磁振照影只能照出你在特定姿勢下身體組織的狀況。如果你覺得修車技師可以從一張照片中，判斷出一輛疾馳的汽車在二檔換三檔、時速一百公里時為什麼會發出噪音，那你也未免太天真了。我們都知道這對修車技師來說根本不可能，但我們卻往往認為醫生可以從一張磁振造影中看出造成我們運動時背痛的原因。

想要對症下藥，修車技師會試駕、發動引擎，並測試各項設備的機能。簡單來說，修車技師會通盤了解造成噪音的各種原因。醫生在診斷時也應該如此，應該在進行各項測試後，找出身體在進行哪些特定的動作、姿勢或承受多少重量時會引起疼痛。完成這個程序以後，我們才能透過影像來了解究竟是身體的哪一部分組織導致疼痛。

讓我們回到萊恩的故事，看看如何正確使用磁振造影幫助診斷。萊恩只有在硬舉動作最低點時才會感到疼痛，且在進一步觀察後，我們發現他在那個姿勢裡下背是完全彎曲的。萊恩還提到自己在站直與走動時並不會感到疼痛。如果在萊恩做相同的動作時，我們限制他彎腰的幅度，並觀察到他的痛感因此減少，我們就可以發現負重下的屈曲動作，正是造成他疼痛的原因。

如果在萊恩的磁振造影當中觀察到椎間盤突出的情形，我們就可以更確定地說，他是因屈曲運動造成下背疼痛，而磁振造影的結果只不過是巧合。萊恩過度彎曲腰椎時，負重就無法平均分配，導致內核滲入椎間盤外環並引發疼痛。如果沒有透過檢查找到疼痛的起因，就無法確定磁振造影的結果是否真的是疼痛的原因。

在萊恩的故事中，他非常不幸地遇到一位僅憑幾句問診就叫他去照磁振造影的醫生。醫生的評估為整個治療計畫制定了方向，至關重要。然而故事中，萊恩的診斷卻是建立在一張照片上，而非對疼痛的通盤了解。

解構背部傷害

我一直以來都不能理解，為什麼某些醫生和醫療專業人員總是不願意花時間教育他們的病人，協助他們具備關於身體構造的基本知識、了解為什麼運動傷害會發生以及組織損傷的原因和機制。我想簡單介紹下背部的構造，並談談這個部位常見的損傷例子。

脊椎

你的脊椎可不只是一堆骨頭而已。脊椎帶有弧度，按照一節脊骨、一個椎間盤的順序組合而成。我們移動時，脊骨也會跟著動，椎間盤就會像氣囊一樣提供緩衝作用。而每一節脊骨都會由小關節互相連結，這些小關節稱為脊椎小面關節。有了脊椎小面關節，我們就可以利用脊椎進行一系列的動作。你可以彎曲脊椎，彎腰綁鞋帶；伸直脊椎，將物品放到高處；轉動脊椎，揮桿擊出高爾夫球；或將上述那些脊椎運動結合起來，以練習時下最流行的舞蹈動作。

中立脊椎

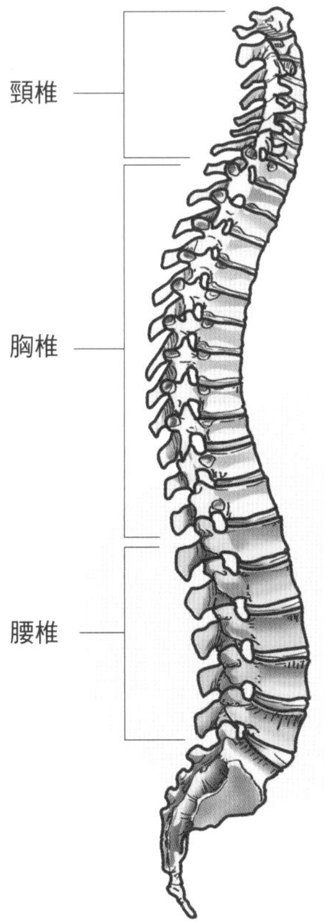

頸椎

胸椎

腰椎

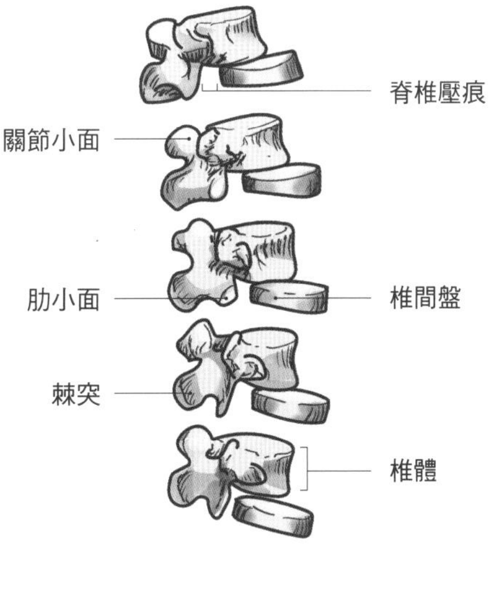

脊椎壓痕

關節小面

肋小面

棘突

椎間盤

椎體

當你以良好的姿勢站立時，你的脊椎會呈「中立」狀態，彼此對齊排列。要注意的是，此時脊椎並不是完全垂直的，而是如上圖所示，在頸椎（脊椎上段）、胸椎（脊椎中段）和腰椎（脊椎下段）各有一處彎曲。同時，脊椎「中立」並不是指單一的靜止狀態，而是指一小段範圍。[11] 沿著脊椎的中立姿勢小範圍的運動都可以稱為「脊椎中立」。在這個範圍內進行如槓鈴深蹲這樣的動作時，身體所承受的重量會平均分布在椎間盤和椎骨上。然而，如果脊柱在這個中立區之外受力，力的分布就會不平均，受傷的風險也會增加。[12] 接下來，讓我們更具體地討論這種傷害是如何產生的。

背痛是怎麼發生的

在我開始名為「深蹲大學」（Squat University）的播客（podcast）節目後，我有幸能和全球知名的下背疼痛治療專家——斯圖亞特・麥吉爾（Stuart McGill）博士對談。身為一名物理治療師，我用於治療下背疼痛的療法深受麥吉爾博士影響。他將畢生經歷都貢獻在研究脊椎上，並出書發表關於背傷與核心穩定的研究成果，例如《最強背部強健術》（暫譯，*Ultimate Back Fitness and Performance*）[13]、《麥吉爾腰背修復手冊》（*Back Mechanic*），還有很多專業報導文章。我強烈推薦大家去逛逛他的網站：www.backfitpro.com

在一次的對談中，麥吉爾博士大公開，揭密了解脊椎傷痛發生的方法，並用一個簡單的等式呈現：

爆發力 = 力量 × 速度

這個等式的左邊非常直觀。力量是在施力時產生的能量。硬舉 272 公斤時，你所施加在脊椎上的力當然比硬舉 45 公斤時要多。

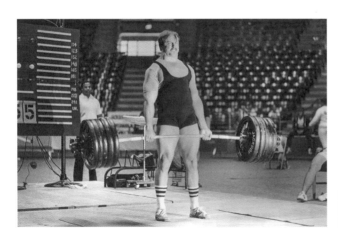

大重量的硬舉
約翰・庫奇（John Kuc），
圖片授權：Bruce Klemens

速度指的是物體移動的速度。脊椎進行不同動作時，會以不同的速度移動。當你慢慢轉身去拿放在桌子斜前方的水瓶時，所產生的速度自然是比老虎伍茲（Tiger Woods）揮桿時轉動軀幹所產生的速度要慢。

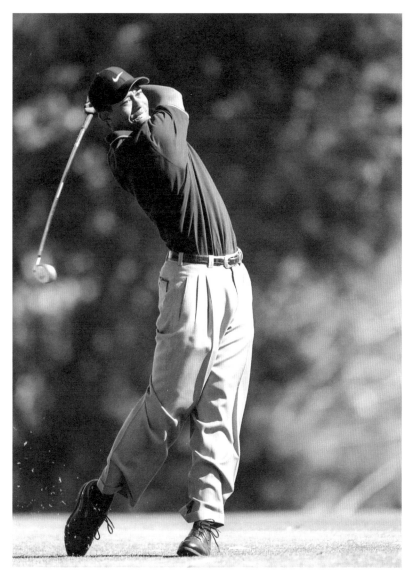

由於高爾夫球桿不重，老虎伍茲等高爾夫球手以高速轉動身體、揮桿擊球，是沒有安全疑慮的。
圖片授權：Jerry Coli | Dreamstime.com

　　施加在脊椎上的力量不大時，身體就不容易受傷。試著問自己這個簡單的問題：「當我要做某項動作時，會不會讓脊椎產生動作？」如果答案是「是」，例如揮桿擊球，那最好不要施加太多力量在脊椎上。

　　這樣想吧：高爾夫球桿很輕，因此球員即使需要反覆以高速扭轉身體擊球，也不容易受傷。這是因為施加在脊椎上的力很小，如果你必須反覆用 5 公斤重的球桿擊球，那可就不是開玩笑的了。

如果在這個等式上加入負荷，情況就會大不相同。一名健力選手試圖硬舉 272 公斤時，他需要花的力當然比揮動高爾夫球桿要多很多。如果這名運動員在進行動作時能保持脊椎不動，就能讓施加在脊椎上的力量相對地低一些。

但如果你在身體負重的狀態下移動背部，此時施加的力與速度都非常高，施加在脊椎上的力量就會增加。[14] 由此我們可以得知，如果你要進行的動作會讓脊椎產生動作，就要讓身體的負重盡量減少。這就是為什麼舞者、綜合格鬥選手與高爾夫球選手能夠安全地完成動作。同樣的，如果想舉起很重的重量，代表脊椎要負擔的重量很大。此時最好讓脊椎保持在中立區內，不要大範圍移動，而運用髖關節帶動動作。

上述理論聽起來很簡單，但在現實中，有許多變數會導致受傷。我們無法得知身體在負重多少的狀況下，進行多少次運動，才會導致椎間盤突出。然而，導致身體受傷的機制是固定的。理解了這一點後，讓我們更深入地認識一些常發生在健力運動員身上的背傷。

突出的椎間盤與椎間盤突出症

「突出的椎間盤」到底是什麼呢？許多保健專家會將之比喻為「巧貝」，一種有夾心的甜甜圈。

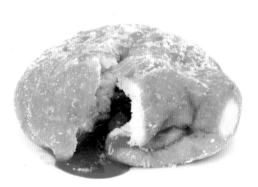

在每一節脊骨中間都有一個椎間盤，而椎間盤就像巧貝一樣，中心有膠狀的物質，稱為「**髓核**」。如果施加在脊椎上的壓力太大，頸椎、胸椎、腰椎就會被這股壓力緊緊擠壓在一起，導致脊骨中間的椎間盤像被用力擠壓的巧貝，把中間的膠狀髓核擠到「爆漿」出來。

髓核（椎間盤中心的膠狀物質）就像巧貝中間包的內餡。

這個比喻似乎很好理解，但其實它並不貼切。原因是這樣的：

進行槓鈴訓練時，脊椎同樣會受到很大的力擠壓，但實際上，大部分的擠壓力量來自於背部肌肉。舉例來說，當你從地上舉起槓鈴，脊椎周圍的肌肉會變緊以支撐脊柱，防止脊柱彎曲。這股來自肌肉收縮的力會和槓鈴重量造成的力一起擠壓脊柱。

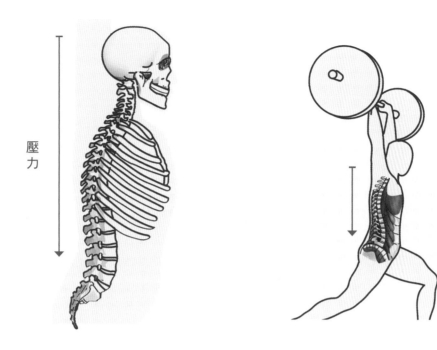

壓力

髓核被一層層環狀的**膠原蛋白**包覆。這些膠原蛋白硬度極高，因此髓核不會像巧貝的內餡那樣，隨便擠壓一下就爆漿。當椎間盤中的細胞核因負重受到擠壓，膠原蛋白能很好地保護髓核。這也是為什麼在脊椎中立時負重，並不容易導致椎間盤突出——外力高但速度低，因此施加在脊椎上的力量並不大。[15]

健康的椎間盤

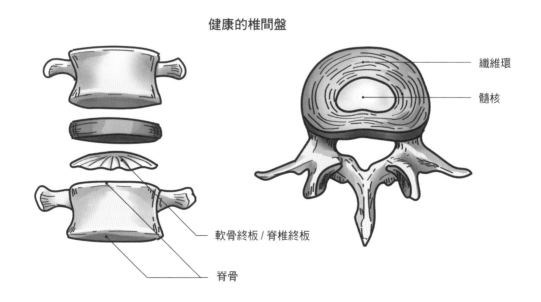

纖維環

髓核

軟骨終板 / 脊椎終板

脊骨

值得注意的是，如果脊椎受力又有動作，狀況可就大不相同了。軀幹的前後彎曲會造成脊椎移動，進而增加脊椎所承受的載重。此時膠原蛋白會因此破裂或碎開，這種現象稱為「**剝離**」。[16]

彎曲的腰椎

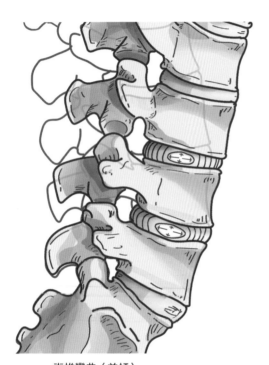

脊椎彎曲（前傾）

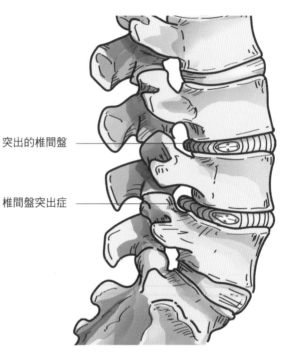

突出的椎間盤

椎間盤突出症

椎間盤剝離的中立脊椎

椎間盤剝離

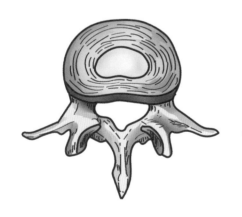

健康的椎間盤

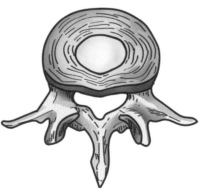

突出的椎間盤

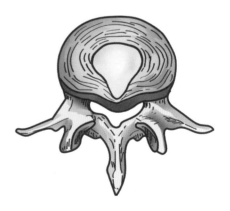

已有椎間盤突出症的椎間盤

當椎間盤中的環狀膠原蛋白碎裂，或是開始「剝離」，椎間盤將會無法負重。如果此時仍移動脊椎並對脊椎施力，椎間盤中的膠狀物就會從膠原蛋白上的裂痕中滲透出來。[17]這個滲透的現象就是**椎間盤突出**。如果滲透的狀況很嚴重，就會造成讓人渾身無力的背痛，並壓迫神經，甚至使疼痛感擴散至腿部。

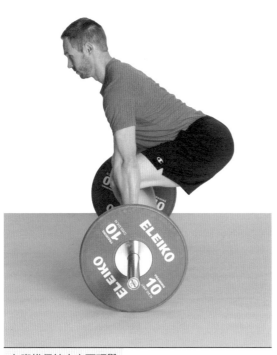

在脊椎保持中立下硬舉

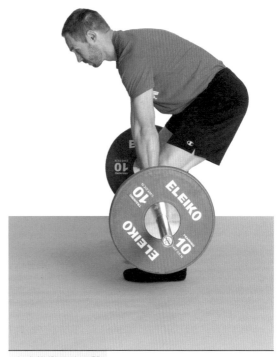

在脊椎彎曲時硬舉

重訓時，如果進行硬舉，或在深蹲時腰椎屈曲、骨盆翻轉（俗稱屁股眨眼），就會導致脊椎在移動的同時負重。我常在網路上看到有人聲稱：「屁股眨眼不會造成運動傷害！」這個嘛，如果脊椎跟髖關節、肩關節一樣，是由球窩關節組成的，我就同意這樣的說法。事實是，髖關節要透過完整的動作範圍來產生力量，但脊椎可不是這樣。

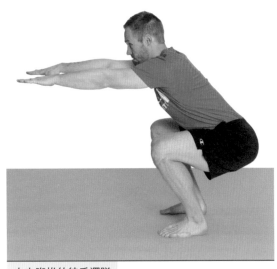
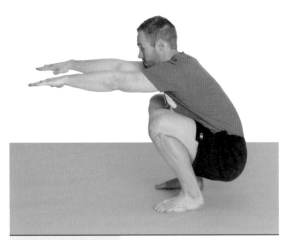

中立脊椎的徒手深蹲　　　　　　　屁股眨眼的徒手深蹲

　　如果你只是單純進行徒手深蹲，脊椎所受的力量小，速度也不快，屁股眨眼並不會造成很嚴重的後果。但是如果在深蹲時加上槓鈴，事情可就沒這麼簡單了。在負重的情況下，屁股眨眼會使對脊椎施予的力集中在一、兩節腰椎的關節上，通常是腰椎第四和五節間或腰椎第五節和薦骨第一節間的關節。力量都集中加壓在一、兩節的腰椎上，受傷的風險就增加了。負重越重，或是動作重複的次數越多，受傷的風險就越高。

　　這表示重量訓練時只要屈曲腰椎就會造成椎間盤突出嗎？這倒不一定，我們還必須考慮許多其他的因素。每位運動員在彎曲脊椎時所能承受的力不同，所以頂尖的體操運動員可以一次又一次把身體對折，但頂尖的健力選手這麼做卻會導致大災難。以下這個例子更有助於我們理解這個道理。

　　有些樹枝纖細又富有彈性，可以一遍遍地彎曲都不會斷；但有些樹枝又粗又硬，一折就斷。每個人的身體都不同。身體構造、基因、舉起的重量和動作技巧等因素都會影響身體對力量的承受能力，因此椎間盤突出的機率對於每個人而言都大不相同。[18]

　　但這不代表你應該避免彎曲脊椎，你只需要記得，屈曲脊椎是可能造成椎間盤突出的原因之一。如果在彎曲時，施加在脊椎上的力不大，等式右邊的整體力量低，受傷的風險也低。這也是為什麼瑜伽中的「貓牛式」雖然需要全幅地移動脊椎，但因為受力小，所以對很多人而言是一項很棒的伸展運動。單純的彎曲、伸直並不會導致嚴重的運動傷害，只有當我們在先前提過的等式上加上外力，才要提高警覺。

　　這也是為什麼奧林匹克的舉重項目不能高頻率地重複練習。疲勞容易導致姿勢不標準，受傷的風險就越高。以標準姿勢練習抓舉及挺舉並不會對身體造成嚴重傷害，因此許多出色的舉重選手會以精進技巧為訓練目標，以 1-3 下為一組，進行反覆次數低的訓練。然而 CrossFit 運動員卻剛好相反，他們可能要在身體已經很疲勞的狀態下做 30 下抓舉，且完成的速度越快越好。也許這 30 個抓舉中，前幾個都能夠做得很標準，但疲勞會漸漸讓運動員無法維持良好的姿勢。當運動員的背開始越來越彎，椎間盤承受的壓力就越大，並容易導致椎間盤突出。每個人的脊椎都有承受重量的極限，想知道你的極限在哪裡，最快的方式就是在脊椎上大量施力，並用不標準的姿勢重複動作，你的脊椎肯定很快就會負荷不來，並告訴你：「臨界點到了！」

那為什麼有些菁英健力選手在硬舉時背也是彎的呢？

因為在健力項目中，能夠舉起的重量越重越好，所以選手在進行大重量的硬舉時，背部稍微彎曲是很見的。[19] 比起相撲硬舉，我們可以更常觀察到傳統硬舉的選手出現背部彎曲的現象。這是因為相撲硬舉中，雙腳間的距離更寬，讓選手的軀幹相對更直立。但是有些健力選手會在硬舉時刻意圓背，[20] 這又是為什麼呢？

刻意圓背不是會增加受傷的風險嗎？是，也不是。首先，這些菁英健力選手雖然刻意圓背，但通常不會大幅度地彎曲脊椎。相反的，他們會讓脊椎支撐、鎖定在這樣輕微彎曲的幅度，並用髖關節的移動完成硬舉。已故的傳奇健力選手康斯坦丁·康斯坦丁諾夫（Konstantin Konstantinov）就是一例，你能在 YouTube 上找到非常多他的精彩影片。

我和麥吉爾博士討論到這個問題時，他給出這樣的觀點：「談到脊椎對力的承受能力，最理想的狀況當然是讓脊椎保持中立，並以髖關節為支點進行動作，此時脊椎的承受力最大。不過，如果你可以在不對脊椎的特定部位造成集中壓迫的狀況下，輕微彎曲脊椎（一些出色的健力選手彎曲的部位更靠胸椎一些）可以讓發力點圍繞在膝關節附近。在這樣狀況下，即使他們的脊椎輕微彎曲，卻也是保持固定的。這樣一來，有動作的部位依然是髖關節。這種姿勢對於避免脊椎受傷來說是次好的方式。對一些選手而言，這樣的姿勢更能幫助發力。」[21]

腰椎屈曲的硬舉選手
唐·萊恩霍特（Don Reinhoudt），
圖片授權：Bruce Klemens

由此可知，即使背部在重複動作的過程中越來越彎，只要避免**移動**背部，健力選手就可以減少對脊椎上某幾個關節的集中加壓。[22] 原理是，如果健力選手在開始動作時背部輕微彎曲，那麼進行動作時，背部伸肌需要創造的力就會減少。用科學一點的角度來說，彎曲的背使得肩膀到腰椎的這段力矩縮短。[23] 討論動作力學機制時，力矩就是從特定關節到槓鈴受重力下拉的垂直線之間的長度。理論上，如果力矩較短，拉起槓鈴時身體需要出的力也較小。

　　同理，選手也能夠在不受傷的狀況下舉起巨大的阿特拉斯石（Atlas Stone）。只要固定好背部姿勢，保持脊椎不動，選手移動的部位就會集中在髖關節，讓脊椎受力相對較少。

　　如果你想試試透過屈曲脊椎讓你多舉個幾公斤，請保持高度謹慎。雖然有些選手成功駕馭了這個不盡理想的動作，但還是有很多人無法掌握這項技術，導致椎間盤突出。因此，在嘗試前，還是應該審慎權衡利弊。

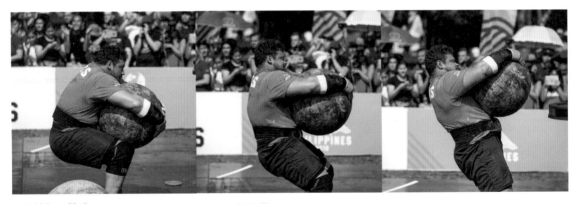

阿特拉斯石舉重　　馬丁・里西斯（Martins Licis），圖片授權：SBD

脊椎終板骨折

　　脊椎骨並不是實心的，如果對半剖開，你會發現內部是由一種叫「**小梁骨**」的海綿狀支柱組成。[24] 這種海綿狀支柱在脊椎內形成複雜而有力的網狀結構，以支撐骨頭，讓骨頭能夠承受重量，並在受到擠壓時不至被壓碎。[25]

　　和肌肉一樣，你的骨頭會隨著所感受到的受力大小與頻率，朝負面或正面的反應來適應。舉例來說，長時間處在無重力空間的太空人，在返回地球後經常會發現自己的骨質密度下降。如果我們不讓身體載重，久而久之，骨頭就會往負面的方向適應，能承受的力量就會下降。

脊椎的小梁骨

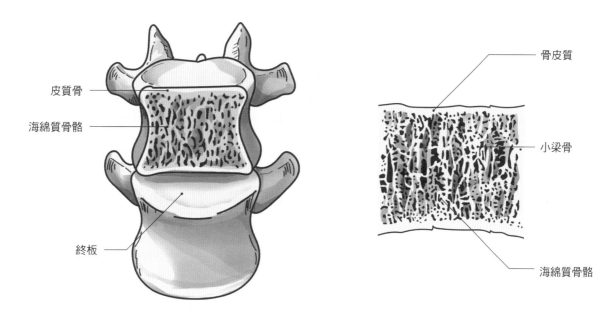

皮質骨

海綿質骨骼

終板

骨皮質

小梁骨

海綿質骨骼

　　但是如果你接觸到的是大重量，你的脊椎會逐漸適應這樣的負重，而支撐脊骨的小梁骨也會隨之變厚。[26] 這也是為什麼研究顯示，那些脊椎經歷的壓力高達十六倍體重的菁英健力選手，擁有人類當中密度最高的骨質。[27] 但是，我們不能因此就認為所有的負重都能夠為身體帶來好的改變。

　　骨細胞對負重反應的方法就是生成更多骨頭（這個過程被稱為「**成骨**」）。[28] 要記得的是，成骨作用並沒有遵循「載越重，生越多」的定律，如果你在訓練過程中一遍遍的讓脊椎負重，那麼最終你會到達邊際效益遞減的階段，成骨作用開始停滯。此時，如果你仍執意要超越自我，承載更多重量，你的骨頭就會開始負荷不來。

　　當骨頭負荷不來，有時脊椎會產生小小的裂痕。這樣的微裂縫很容易在那些年復一年地追求身體極限的力量型運動員身上看到。在斯圖亞特・麥吉爾的《受傷的禮物》（暫譯，*Gift of Injury*）一書中，他提到在他所遇過的菁英健力選手中，每一位的脊椎上或多或少都有微裂縫的舊傷。[29]

　　這些微骨折的狀況通常是從一層組織開始。該組織是一部分的骨骼和軟骨，並將椎骨與下方稱為終板的椎間盤分開。終板有兩個功能。首先終板很堅固，可以承受脊椎上的壓力，並避免椎間盤內的膠狀物質膨脹到上方的骨骼中。其次，它必須多孔或夠柔軟，以允許營養物質和血液流入和流出下方的椎間盤。

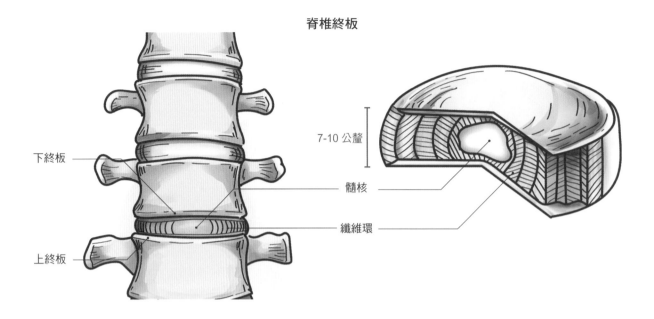

脊椎終板

下終板

上終板

7-10 公釐

髓核

纖維環

當在脊椎上大量施加壓力時，終板就會被拉伸，包覆住骨頭，好像用保鮮膜包住碗口一樣。[30] 過度的壓力會擠壓到終板，最終連帶下方的脊骨一起斷裂。

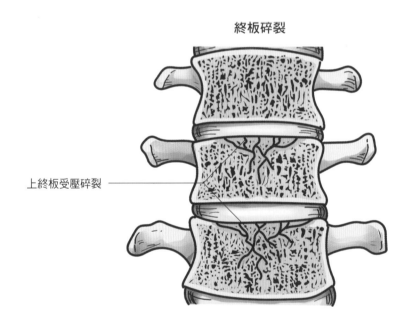

終板碎裂

上終板受壓碎裂

如果能夠充足恢復，那麼即使是在大重量的訓練週期後，身體也能夠適應，並以更強壯的骨骼補強微裂縫。你可以把這個過程想像成手部生繭，讓手掌的皮膚更厚，更能輕鬆握槓。但是，如果恢復不夠充分，例如在一次高強度訓練週期後的一到兩週內，馬上投入下一輪訓練，施加在脊椎上的壓力就會累積，超出脊椎能承受的程度，使小小的裂痕衍伸成大大的麻煩。[31]

小面關節受傷

　　另一個可能造成下背疼痛的原因，是傷勢發生在脊椎前側稱為「**小面**」的關節上。[32]事實上，一些研究估計，慢性背痛有 15-40% 的機率是因為小面關節受傷。[33]

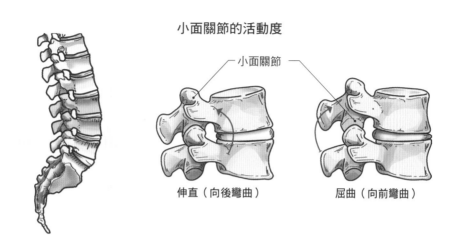

小面關節的活動度

小面關節

伸直（向後彎曲）　　　　屈曲（向前彎曲）

　　小面關節受傷可能源於幾項不同的原因。

　　每個小面關節都被強韌的膜狀物緊緊包覆著，就像被手套緊緊裹覆的手掌。這些膜狀物高度受神經支配，代表有許許多多的神經從上面通過，能夠感知到脊椎的姿勢、動作和任何發生的疼痛。[34]

　　小面關節受傷就和椎間盤突出一樣，很少是因為單一行為造成的，而是因為過去積累的重複勞損與微創傷導致。[35]

　　關於小面關節很有趣的一點是，處於不同節脊椎的小面關節可能有不同的形狀。有些小面關節可以幫助脊椎扭轉，或限制扭轉的幅度；其餘的則是負責掌控身體向前或後彎曲的程度。

　　正因如此，可能導致小面關節受傷的動作種類就非常多。舉例來說，脊椎拉伸到極致時（例如運動員在將槓鈴高舉過頭時過度彎曲背部），大量的壓力就會被轉移到脊椎下部（腰椎）上的小面關節上，並拉伸到周圍覆滿神經的膜狀物。[36]如果不停重複這個動作，就會過度刺激這些關節與周圍的膜狀物，導致疼痛，甚至引起關節炎。

　　研究也顯示，如果在彎曲的同時再加上扭轉脊椎，也可能會刺激小面關節。[37]舉個例子，如果一名舉重選手的髖關節活動度左右不平衡，他在舉起槓鈴時就會導致骨盆稍微轉動，進而拉伸到下背脊椎的小面關節。如果不改正左右力量不均問題，時間久了，這項小小的技術問題就會導致對小面關節的刺激，造成疼痛。

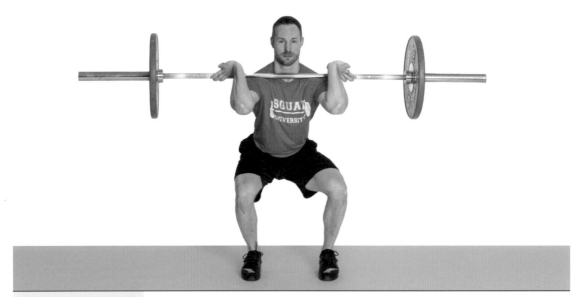

髖關節扭轉狀態下的上膊

先前討論過，脊椎的單一部位受傷很可能導致一連串的後果。如果一名運動員曾有過突出的椎間盤，那麼脊椎在負重時將無法再平均分配重量。椎間盤突出的那節脊椎，會將被分配到的力集中在椎關節後側（即小面關節上）。長期累積下，小面關節承受過多的力，就會導致關節炎，並引發疼痛。如此可見，有許多可能會導致小面關節受傷。

椎弓解離症

另一個會發生在脊椎後側，造成結構損傷的是椎弓解離症。這是會發生在力量型運動員身上最嚴重的背傷之一，是脊椎的疲勞性骨折。椎弓解離症發生在一個稱為「椎弓」的部位，這個部位非常小，且緊鄰著小面關節。

脊椎關節退化

椎弓

裂痕

椎骨向前滑動

脊椎關節退化

脊椎滑脫症

以力學上來說，脊椎負重時，這個位置會吸收掉相當大的力量，特別是當背處於大幅度伸直或是呈拱背姿勢（稱為「**腰椎前凸**」）。與小面關節受傷的原理相似，在脊椎伸張的狀態下讓這一區塊重複負重，是造成椎弓解離症的主因。如果一直沒有檢查出這個問題，原本的疲勞性骨折會演變成**脊椎滑脫症**，也就是椎骨向前滑動。這種傷勢最常發生在腰椎第五節。

在過去，人們認為椎弓解離症在力量型運動員身上很常見。大量的研究文章中都顯示舉重選手是椎弓解離症的高危險群，而健力選手的風險又更大。[38] 舉例來說，研究人員在追蹤了 26 名日本舉重選手多年後，發現當中有 24 位會經常性的背痛。在這 24 位當中，又有 8 位（31%）診斷出椎弓解離症。[39] 另一組研究人員追蹤了 27 位的舉重選手與 20 位的健力選手，發現當中有 21 位有椎弓解離症。[40] 這組研究中，舉重選手與健力選手的狀況並沒有太大的不同。

然而，我們在看到這些研究成果時必須要考量幾件事。第一，研究顯示，一個人會不會有椎弓解離症，很大部分取決於他的基因。[41] 這表示我們之中某些人天生就比較容易脊椎疲勞性骨折，不能將運動視為罪魁禍首。

第二，這幾項研究中的舉重選手都是在 1972 年以前就開始了選手生涯。在那個年代，上膊肩推仍是一項官方制定的比賽動作，直至 1972 年才廢除。執行這個動作中的肩推時，下背部通常都是伸直的狀態，且伸直程度超出了脊椎中立區。在負重極高的情形下重複進行這個動作，當然會導致脊椎疲勞性骨折，也造成了研究中得到椎弓解離症的選手比例如此之高。[42]

雖然力量型選手得到椎弓解離症的機率應該不會像研究顯示的這麼高，然而，我們還是要記得，重複彎曲下背並在脊椎過度伸直時進行任何動作，如深蹲、借力推或懸垂抓舉，都有造成脊椎疲勞性骨折的可能。

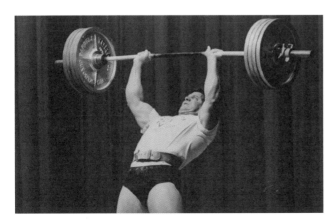

在脊椎過度伸直的狀況下進行借力推舉
鮑伯・坎普爾（Bob Kemper），
圖片授權：Bruce Klemens

神經疼痛

你曾經有過貫串腿部的刺痛或是灼熱感嗎？還是曾有過大腿或腳掌麻掉的經驗呢？這些都是因為神經受到刺激而產生的症狀。

把脊髓想成一條高速公路，周圍就會有許多像交流道一樣，連接脊椎與身體各部位的神經。這些神經會持續將各類訊息，例如疼痛、觸覺或任何動作，傳達給身體中樞感知。

無論起因是椎間盤突出還是小面關節發炎，脊椎受傷時，周圍的神經會受到刺激，可能導致整條神經都感到疼痛。[43]

如果你曾感受過一股痛感自大腿後側蔓延開來，那麼很可能是坐骨神經痛，即坐骨神經受到刺激。坐股神經痛可能是由椎間盤突出、椎管狹窄或是臀部下方的梨狀肌壓迫到神經導致。如果你的疼痛感是來自於大腿前側，則代表是另一條稱為股神經的神經受到刺激。

無論問題是出在哪一條神經上，想要減輕疼痛，首先就是避免去動到出現症狀的部位，並以更能保護脊柱的動作代替。你將在本章後面學到這些保護脊椎的動作。

肌肉疼痛

你聽過「腰肌扭傷或勞損」這個詞嗎？這在醫生為急性腰痛患者下的診斷中非常常見。但是，一些專家開始認為，這並不是造成受傷的主因。[44]

舉凡椎間盤突出、終板骨折、小面關節受到刺激或脊椎脫滑症等背部受傷，都會產生一種稱為**炎症**的化學反應。這會導致受傷部位附近肌肉的二次收縮或痙攣，作為身體要穩定受傷部位所產生的補償反應。[45]

也許大腿後側等部位的肌肉勞損很常見，但只要在下背肌肉感受到疼痛或痠痛感，就很可能是身體出現了大問題。[46]

受傷機制

只有少數醫術超群的大師級臨床醫生，有能力診斷背痛是來自哪一個特定部位。想獲得正確的診斷需要昂貴的脊柱掃描並交由專家評估。更困難的是，不止一種結構產生疼痛（例如活動性椎間盤突出和小面關節關節炎）的情況並不少見。幸運的是，你不需要花費數千甚至數萬元來邁出了解和根治疼痛的第一步。

有些人會問：「造成下背痛的原因有哪些呢？」簡單來說，如果背部不斷累積微創傷，就會造成疼痛，而以下三點則是可能造成微創傷的原因：

- 特定動作
- 訓練時負重過大（脊椎承受的力量過大）
- 長時間維持在某特定姿勢

身體的每一個部位都有極限，無論是骨頭、關節還是肌肉，如果超過該部位能承受的重量或力量，就會造成損傷。有些運動員能夠將身體推向極限，卻又不超出臨界值，他們通常就可以成功地增進運動表現，收穫亮眼成績。然而，一旦超過身體所能負荷的重量，就會產生運動傷害，進而導致疼痛出現。

運動傷害發生的原因有時候很直觀。舉例來說，一位健力選手如果在一次次的硬舉過程中背部越來越彎，那他最終感到一瞬間的疼痛就不會是令人意外的結果。但有些時候，傷害會以肉眼無法觀察到的小動作逐年累月地累積，難以察覺。[47]

雖然疼痛的發生是一瞬間的（像我們前面提過的故事中，萊恩是在做最後一下挺舉時感覺到腰部閃了一下），但其實對大部分力量型運動員來說，傷害在形成前其實已經累積一段時間了。意思是，在傷害**發生前**，你一定已經做了會導致受傷的動作一段時日，才會在彎腰綁鞋帶或準備最後一下挺舉時「閃」到腰。

抬頭挺胸

如前所述，脊椎及周圍的組織可能會在重訓的過程中，因為各種原因受傷。雖然導致受傷的原因不同，但你也許已經發現，運動技巧以及身體負重的方式是兩項非常關鍵的因素。這兩項因素決定了身體能適應訓練重量、產生正向的訓練成果，還是無法負荷訓練強度、導致運動傷害。

如果你曾被診斷出上文提過的運動傷害，可別灰心。一切還有希望！雖然你必須承受受傷的痛楚，但是好消息是不需要透過手術，你的脊椎也能從這些傷害中復原！

在下一節中，我們將討論如何檢測你的下背，並以此作為治療運動傷害的第一步。比起要價不菲的磁振造影，能夠精準找出背部問題的檢測對於治療益處更大。

如何檢測下背部疼痛

背痛不會憑空出現，但同時，察覺到疼痛時，也別以為是自己想多了。背痛事發有因，想要消除疼痛，首先就要找出導致背痛的根本原因。

身為一名物理治療師，我花了大量時間閱讀、研究並實踐由世界各地的專家學者所發表的治療方法。本節述及的檢查與測試方法並不是我自己發明的，而是格雷·庫克（Gray Cook）、斯圖亞特·麥吉爾博士、雪莉·薩爾曼博士（Dr. Shirley Sahrmann）和凱利·史達雷博士等大師見解與技術的集大成。我將這些知識結晶結合在一起，進一步發展出我自己用以評估與治療病人的方法。我能在今天將這樣有效的方法分享給大家，都要歸功於這幾位專家的努力。

大多數發生在重訓室的運動傷害，起因不外乎是姿勢錯誤、技巧不足或是負重過度。上述的起因會對身體造成小創傷，如果重複發生，將使身體不堪負荷，超過傳說中的「臨界值」，造成受傷。這套理論的架構被稱為**運動病理學模型**（kinesiopathologic model），簡稱 KPM。[48] 雖然你不用記得這項模型的超長全名，但要謹記病理學就是治癒疼痛的關鍵。這套模型要你做的就是找出最先導致身體損傷的問題動作是什麼。[49] 很簡單吧！

運動病理學模型和傳統的醫療方法非常不同，因為這套模型強調的是找出造成疼痛的**原因**（通常是因為動作品質不佳或是負重過重）。傳統醫療方法通常是針對疼痛的部位進行治療（例如突出的椎間盤、有症狀的小面關節，或是出現裂痕的終盤）。[50] 本質上來說，運動病理學模型的目標是綜觀身體運動的全貌，而非透過顯微鏡或磁振造影放大檢視受傷的部位。運動病理學模型並不排斥或認定某部位構造上的問題就是導致疼痛的主因，而是在決定治療方案時，將這個問題視為眾多因素中的一個。綜觀問題全貌可以避免以管窺天，以更廣闊的視野來面對下背疼痛的問題。我們需謹記的是，治療的對象是整個人，而非單一傷勢。

為解釋這個概念如何運作，以下是一個簡單的例子。艾咪是一名 21 歲的舉重選手，她因為被診斷出「於腰椎第五節發生腰椎滑脫症引起腰痛」，所以找上物理治療師尋求治療。腰椎脫滑是導致她下背疼痛的解剖構造問題，應交給骨科醫生治療。而我透過一些測試，發現艾咪從懸垂位置執行任何一項奧林匹克舉重動作時，下背部都會過度伸直。而每當她以這種方式拱背時，就會感到下背疼痛異常。經過適當的指導與提示，她矯正了上膊動作前的懸掛位置，疼痛的症狀也因此減輕了。

比起病理解剖學，根據導致疼痛的不良動作來檢測與分類，對於治療疼痛更加有用。如果我們只將注意力放在艾咪的腰椎滑脫症上，就無法綜觀問題的全貌，發現艾咪疼痛的起因是動作障礙疾病或是肌力、活動度不足。僅僅是知道病患的脊椎有疲勞性骨折，並不足以告訴我們損傷的**成因**以及該**如何**改善。

所以說，與其將艾咪界定為「一名有腰椎滑脫症的病患」，我更願意將她的傷勢診斷為「伸直不耐導致受傷」。藉由將診斷的焦點放在動作上，我們就能找出她以往疏忽的地方，進而改正她的技巧或動作。

在進行下列的檢測步驟時，我希望你找出最符合自己背痛情況的項目：

- 屈曲（脊椎向前彎）不耐
- 伸直（脊椎向後彎）不耐
- 身體扭轉時伸直不耐
- 負重不耐（因為動態或壓迫性的負荷）

你可以從各項檢查與測試中蒐集線索，找出是什麼特定的姿勢、動作或重量會引起背痛。從這些自我檢測中增進的知識與自我了解，會讓你更能掌握自己的傷勢，也更知道該如何緩解疼痛。

第一步：什麼因素引起了疼痛？

對背痛進行自我檢查的第一步是對於引發背痛的因素進行深度分析。你必須找到造成背痛的**確切原因**，可以從一整天進行的活動、動作與姿勢去推敲，看看進行哪一項時出現了疼痛的症狀。好好回想，並將你的答案寫下來，畢竟答案總不會是「每一件事」。除此之外，也可以寫下進行哪些活動、動作與姿勢時是不會痛的。在寫下這份清單時，你需要記得幾件事。

力量型運動員身上常見的背痛通常都是源於訓練或競賽時，過度使用背部而導致。好好回想你在健身房裡訓練時或訓練後，重複做哪些動作時身體會感到疼痛呢？

一旦你找到一、兩個造成疼痛的姿勢，你可以想想在做這兩個動作時，背部會不會呈現共同的姿勢呢？舉例來說，我總是建議受疼痛所苦的運動員把自己訓練的過程錄下來。我曾有一名客戶是舉重選手，他的困擾是深蹲到底時總是背痛。在他訓練的影片中，我注意到他有相當嚴重的屁股眨眼問題，且每當他屁股眨眼時，疼痛感就會出現。所以，我們可以利用這條線索，判斷他深蹲時，脊椎的過度屈曲就是導致疼痛的可能因素，並將他的疼痛類型歸類為「屈曲不耐」。

試圖舉起過多的重量也可能導致疼痛。運動員如果只有在舉起超過單次最大重量的70%時會感到疼痛，就代表他們在脊椎上施加了過度的壓力或剪力。這種疼痛類型稱為「負重不耐」。如果你有這樣的狀況，除了在訓練時記下你在多少重量會開始感到疼痛，也應該自我分析在練習過程中，自己的動作與姿勢是否正確。

除了檢視訓練時哪幾個動作可能引發疼痛外，你也應該評估自己不在訓練時所進行的動作與姿勢。背痛是由細微損傷累積而成的，但這些細微損傷也可能是在訓練以外的時間造成。

你可以想想，自己的背痛是在脊椎向前屈曲還是向後伸直時變嚴重呢？又是在進行什麼動作時減輕呢？我的一些客戶總抱怨一整天坐辦公室讓他們腰痠背痛，但站起來走動時卻不會痛，這樣的疼痛會歸類為屈曲不耐。另一些人，他們在步行或跑步了約15分鐘後就會感到背痛，但只要坐下或是向前彎腰，疼痛就能得到緩解，這就是伸直不耐或負重不耐的例子。這些例子對你而言是否很熟悉呢？

當你進行快速移動的動作，例如打噴嚏或是慢跑時，背痛問題是否出現呢？如果是，你的疼痛類型可能是因脊椎穩定性不足造成的負重不耐。這類型的疼痛可以靠增加脊椎穩固性的動作解決，我會在本章節的後續介紹。

做完以上的自我檢測，你有沒有找到引發疼痛的那個動作、姿勢或是特定負重了呢？你是否也找到了某個特定動作，做起來是不會疼痛的呢？如果你成功破解了這些造成疼痛的公式，那麼恭喜你，你已經踏出了消除疼痛的第一步。

第二步：檢測

為了更加確定導致疼痛的因素為何，你需要進行一些檢測。檢測的目的是要找出會引發疼痛的姿勢、動作與重量，還有做哪些動作時是不會痛的。[51]只要找出這些問題因子，揭露隱藏在細節裡的問題，接下來就可以著手對付症狀，以健康之姿回歸訓練。

姿勢評估

偉大的洋基隊球員尤吉·貝拉（Yogi Berra）曾說過：「光是用看的就能觀察到許多。」我身為一名物理治療師，評估客戶健康狀況的第一步往往是觀察他們的動作。這種觀察動作的過程通常被稱為「姿勢評估」。

許多人聽到「姿勢評估」一詞，腦中會浮現的是醫生對你的站姿評頭論足，對你的駝背或骨盆前傾問題頻頻搖頭。會有這樣的聯想是因為我們習慣以「好」、「壞」來評價姿勢，但我希望你做的是綜觀全局，用不同以往的角度觀察來身體。

凱利·史達雷博士曾告訴過我，「**姿勢**」（posture）的拉丁字源於「**位置**」一詞（position）。這一步驟的檢測目的是要找到產生疼痛症狀的特定位置。透過檢測，我們可以更加了解脊椎的哪些位置會引發疼痛，而哪些不會。

✝ 站姿

首先，我們要檢測脊椎在站立時呈現的姿勢與位置。假裝你在雜貨店排隊等結帳，並請一位朋友幫你從正面、側面和背面各拍一張照片。

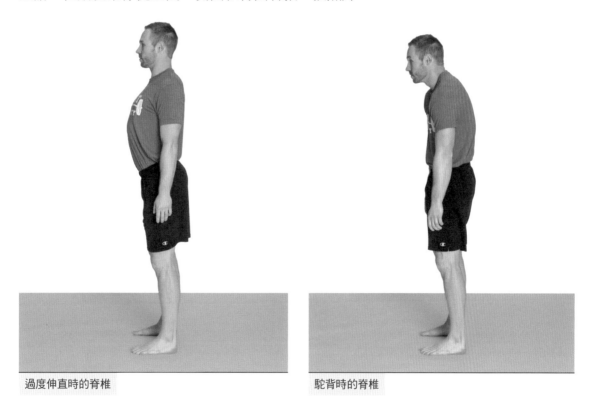

過度伸直時的脊椎   駝背時的脊椎

拍完照後問問自己：「我在這個姿勢裡是否感到背痛？」如果答案為否，就可以繼續進行下一項檢測。但如果答案是肯定的，請試著找出身體在什麼姿勢裡會感到疼痛，並以此為依據，找出改善症狀的方法。

在這個姿勢中，你有注意到什麼跡象嗎？你有駝背嗎？你有沒有向前伸出下巴呢？你的下背是平坦的，還是過度彎曲呢？你是否感覺到背部的肌肉被過度拉伸呢？

一些特定的姿勢，例如肩膀前傾，會導致肌肉一直處於發力的狀態。許多在站著時感到背痛的人，疼痛的原因都是因為他們採用下背無法放鬆的站姿。

如果你的情況就是這樣，請試著在站立時提醒自己「站直」，來改善下背僵化的問題。這個改變是否有效呢？這樣做的目的是要讓身體學習一個新的站姿，既不會造成疼痛，也能夠舒緩下背的緊繃感。如果你發現改變站姿能有效降低疼痛，就等於成功掌握減緩症狀的策略。

╬ 增加負重

下一步，請評估在負重時，身體對各項姿勢與改變脊椎位置的反應。以下這項檢測方法是我從斯圖亞特‧麥吉爾博士那裡學來的，我發現運用在客戶的身體評估非常合適。

首先，請坐在一張凳子上，雙臂放在兩側。你坐直時，脊椎處於中立位，下背會微微拱起。下一步，雙手抓住凳子往上拉，藉此施加壓力到脊椎上。有感覺到什麼嗎？這個動作是否會讓你的背感到疼痛呢？接著，彎曲你的下背並重複上拉的動作。這一次的感受又是如何呢？最後再做一次上拉，但這次將脊椎向後伸直，並將你的感受與發現寫下來。

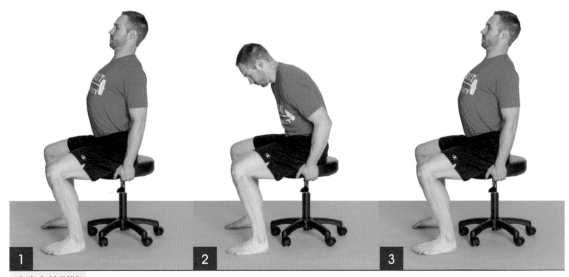

坐姿上拉測試

如果在這項測試中，身體坐直的上拉動作已經會讓你感到疼痛，那就代表負重是造成你背痛的來源。即使是以良好的姿勢進行訓練，此時你的背部仍無法承受外加的力量，造成肌肉緊縮並導致疼痛。想要痊癒就必須暫時停止大重量訓練。

如果在這項測試中，讓你感到疼痛的是當脊椎向前或向後彎曲時的上拉動作，那麼就代表脊椎超出中立區的姿勢會引起痛感。若是向前彎背時產生疼痛，就稱為屈曲不耐；若是向後彎背時產生疼痛則稱為伸直不耐。

下一項檢測是面朝下俯臥姿勢，在床上或在地板上都可以，維持動作 1-2 分鐘。如果你在這個姿勢裡感到疼痛，可能因為伸直不耐導致，站起來進行下一項測試吧！如果你在這個姿勢裡不會感到疼痛，請在這個姿勢裡維持幾分鐘，再雙手撐地，以不會彎曲脊椎的方式站起來。

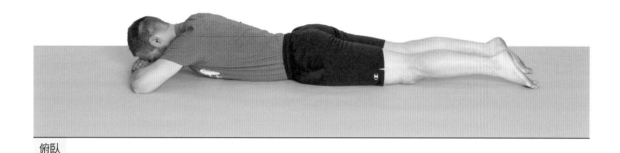

俯臥

在這個姿勢裡，身體的感受有任何不同嗎？如果在俯臥姿勢裡，你感受到疼痛減緩，我們就能推測出你有屈曲不耐的問題。俯臥時因為脊椎不需要承受重力，且背部能稍稍伸直，因此疼痛就能減少。如果這聽起來與你的狀況相似，我建議你每天花幾分鐘俯臥以舒緩疼痛。

下一步，一樣在俯臥姿的姿勢試著將腿伸直並抬離床面或地面，一次抬起一隻就好。不需要抬得很高，但大部分的人都應該能抬到與地面呈現 10 度左右的夾角。評估抬腿過程中兩腿與雙臀的動作，以及在抬腿的過程中下背是否會感到疼痛。

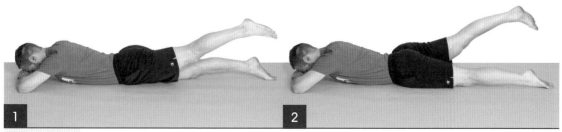

俯臥臀部伸直

如果這樣的臀部伸直動作（也就是將腿抬離地面）會造成疼痛，請在腹部下方墊一個枕頭，並重複進行測試。但這次請繃緊核心肌群，好像有人要搥你的腹部一拳那樣讓核心肌群發力。同時，在地上的那隻腳要保持放鬆，不可以在抬腳時偷偷推地（也就是不要有屈髖的動作）。

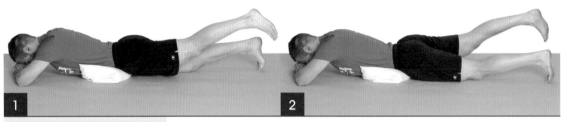

俯臥臀部伸直（肚子墊著枕頭）

　　這次你將一隻腿抬離地面時，有感受到任何疼痛嗎？如果有，你可能在脊椎扭轉時會有伸直不耐的問題，代表當你的一條腿在身體後方移動時，下背會受力不均，而這可能就是導致你在跑步或進入舉重中的上挺分腿動作時背痛的原因。

　　如果你的背痛成因如上所述，那麼你可以靠「朝前的彈力帶關節鬆動」增加髖關節的活動度。讓你想增加活動度的那隻腿單膝跪地，並用彈力帶環繞那隻腿的臀大肌下方。將彈力帶固定在你的前方，產生一股向前拉的力。繃緊核心並保持腰椎中立，並在臀部前後移動的同時收緊臀大肌。

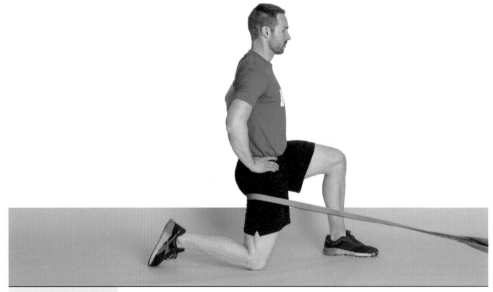

前方彈力帶關節鬆動

這個關節鬆動的目的是輔助關節並降低髖關節伸直時的阻礙。一組做 10-20 下，重複進行一組關節活動後，再回到之前的俯臥抬腿測試。觀察這個鬆動動作是否增加了髖關節活動度，讓你在抬腿時不再動用到下背呢？進行動作時疼痛感有沒有減輕呢？如果答案皆是肯定，你就已經掌握了一個能夠改善個人運動問題並減輕疼痛的有效方法。

動作評估

做完上述的姿勢評估後，我希望你可以再做幾個常見的動作評估。請先做一次徒手深蹲，並在蹲到最低時維持幾秒鐘。如果你在過程中沒有感到疼痛，可以加上槓鈴，做幾次背槓深蹲進行檢視。找一個朋友觀察你的動作，看看在你蹲到最低處時，下背的姿勢如何。

蹲得越低痛感越明顯的人，通常有骨盆後傾的問題，也就是俗稱的「屁股眨眼」，是會造成下背過度彎曲的動作，通常發生在髖關節。

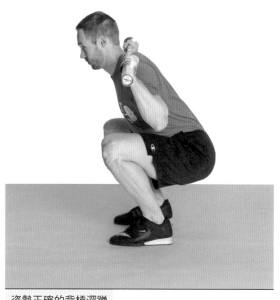

姿勢正確的背槓深蹲

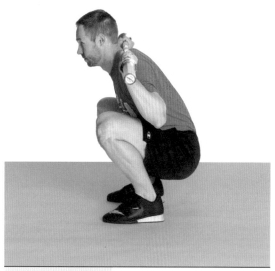

屁股眨眼的背槓深蹲

如圖所示，蹲下時，大腿的骨頭（股骨）會隨著動作在髖臼中旋轉。我們越蹲越低，股骨最終會接觸到髖臼的前緣，無法再蹲下去。所以我們能夠蹲得多低，取決於股骨的大小與方向，以及髖臼的深度（這些都是由基因決定的）。通常髖臼越深，就會越早接觸到。

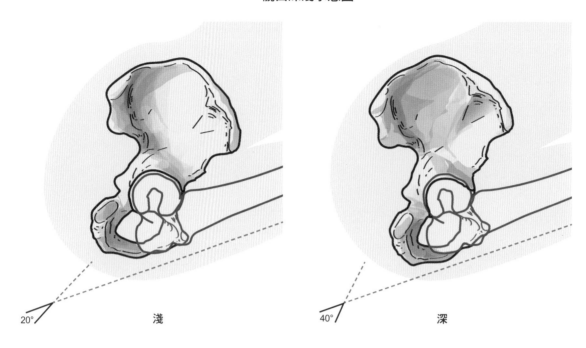

淺　　　　　　　　　　深

股骨頂到髖臼前緣後就無法再移動，想繼續下蹲就只能靠骨盆翻轉，而骨盆翻轉就會導致下背彎曲。

屁股眨眼

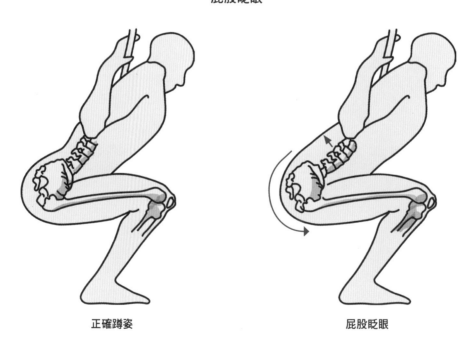

正確蹲姿　　　　　　　　　　屁股眨眼

屁股眨眼是背痛發生的預兆嗎？不盡然，但是在進行重量訓練時，絕對不鼓勵出現屁股眨眼。還記得前文提過的等式嗎：**爆發力＝力量 × 速度**。

髖關節是可以在負重的情況下移動的，但脊椎可不行。如前所述，如果在負重的情況下前後彎曲，就會造成椎間盤的構造損傷，這個損傷的過程稱為「**剝離**」。屁股眨眼時，腰椎因此屈曲的椎節通常不多，且固定在幾個椎節（例如腰椎第四和五節間或腰椎第五節和薦骨第一節間），所以在這些少部分關節上產生的壓力就會很大。由此我們可以發現，屁股眨眼會使脊椎屈曲，若加上負重，就完全符合造成椎間盤突出的機制。

如果在深蹲時感到疼痛，你可以試著調整雙腳間的距離和蹲下的深度，盡量保持脊椎中立，以此減少屁股眨眼。你的疼痛感是否減輕了呢？如果疼痛的確減輕，就能判斷你的疼痛症狀與骨盆在負重下移動有關，且你可能有屈曲不耐的問題。想減少疼痛，首先你需要先了解自己在深蹲或進行上膊、抓舉下蹲階段時，是否有骨盆前傾的問題。第二步則是要檢視踝關節的活動度。

為什麼踝關節活動度也與下背痛有關呢？當腳踝僵硬、活動度受限時（特別是在背屈的動作裡），膝關節就無法在深蹲到最低時往前推到超過腳尖的位置。在這狀況下如果想要繼續下蹲，身體的其他部位（骨盆和下背）就必須承擔過度移動的後果。[52]

一項稱為「靠牆 5 英吋」的測試是用來檢測踝關節活動度的簡單辦法。[53] 赤腳在一面牆前單膝下跪，並用捲尺測量牆面到大拇指的距離是否為 5 英吋（12.7 公分）。在這個姿勢裡，輕推膝蓋向前，試著讓膝蓋往牆靠近，並在動作間保持腳跟貼在地上。

如果你的膝蓋碰不到牆壁，代表你的踝關節活動度不佳，可能是由於軟組織限制、關節活動度不佳，或者兩者皆是！如果你有這樣的問題，請參看本書第六章所提到的提升活動度運動（滾瑜伽滾筒、伸展小腿後側與關節鬆動動作等）。如果你想要輕鬆無痛的深蹲，就應該將增強踝關節活動度放在第一順位，且持之以恆，每天鍛鍊。

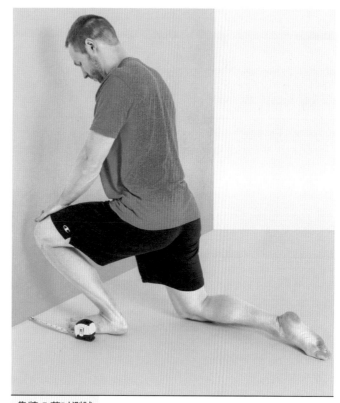

靠牆 5 英吋測試

在下一項檢測中，將空槓舉在背後，臀部向後推，骨盆前傾（讓背部在中立位與拱背這兩個姿勢中來回），感受一下這個動作是否會產生疼痛。如果會，代表你的脊椎不太能承受在伸直時進行動作，應盡量避免在這個姿勢裡進行動作以避免疼痛。

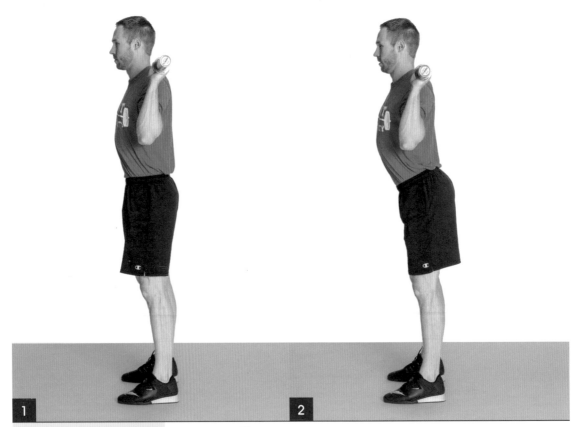

將空槓舉在背後進行脊椎伸直

將槓鈴從肩膀上放下，自然垂放在腰部的位置，進入懸垂姿勢。向前彎曲並讓槓鈴自然地落到脛骨中間的高度，就像要做羅馬尼亞硬舉那樣。如果你沒有槓鈴（或是握著槓鈴進行這個動作會讓你感到疼痛），請將雙手放在身側進行這項測試。

在這個動作裡停留幾秒鐘再回到起始位置。你的感受如何呢？如果你在向前彎曲時感到疼痛，請再做一次這個動作，但這次請繃緊核心，並以髖關節鉸鏈開始動作。讓臀部作為驅動動作的主要部位，並保持背部完全不動。這兩次動作帶來的感受有沒有不同呢？如果第二次動作減緩了疼痛感，那麼你可能有背部的屈曲不耐。

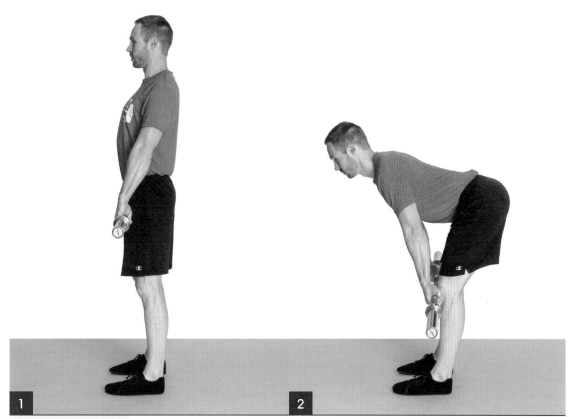

1 **2**

空槓進行羅馬尼亞硬舉

　　如果你在彎腰向前時不會痛，反而是恢復站直的姿勢時出現疼痛感，可以試試一個相似的修正訣竅。許多在恢復站姿時出現疼痛的運動員，都是以下背帶動臀部（腰椎伸直在先，接著才是髖關節伸直）。請再做一次這個動作，但這次在站起來時，臀部夾緊，並用力將腳跟踩向地面。試著盡量移動臀部而不要讓背部彎曲。這次是否就沒有疼痛感了？如果是，表示你有伸直不耐的問題。

　　如果這些修正技巧對改善你的背痛有幫助，哪怕只是稍微減輕疼痛，你都應該以此為基準修正動作，以減少疼痛感。前文不停強調移動臀部而非背部的概念，不僅適用於訓練，在生活中的各種動作也應該如此（例如彎腰從地上拿起堆滿衣物的洗衣籃）。在這段期間，你的背對於特定的動作相當敏感，而減輕疼痛最好的辦法，就是採用新的進行動作的方式，以應對引起疼痛的成因。

　　下一項檢測是赤腳單腳深蹲。你可以請朋友觀察你兩隻腳的動作，或是自己錄影分析。這項檢測的目的**並非**要考驗你是否能做到全蹲的槍式深蹲，而是要看看進行單腳深蹲時，你對左右腳的控制程度是否一樣好，**並**檢測這個動作是否**會**觸發疼痛。

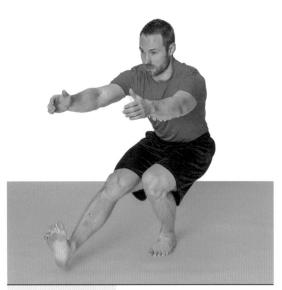

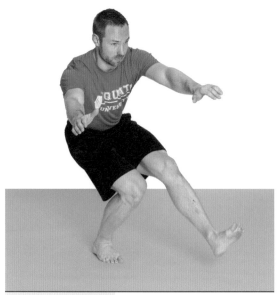

控制良好的單腳深蹲

控制不佳的單腳深蹲

　　雖然單腳深蹲可能不是你日常的訓練項目，但基於以下兩個原因，你應該有能力做到正確的單腳水平深蹲。第一，想像一下自己正在走下樓梯，此時你也是用單腳進行動作。每一步下階梯的動作，都會需要你在控制身體的同時放低身體（其實就是單腳深蹲）。你在奔跑或跳躍時進行的動作也是同樣的道理。

　　第二，如果單腳深蹲顯示出你的動作控制失衡，你在進行雙腿的動作（如深蹲、上膊、硬舉）時也會有問題。如果在進行槓鈴訓練時你的下半身控制不對稱，傳遞到脊椎的力量也會不均勻。左右側控制不均的微小差別（通常小到肉眼看不出來），在進行單腳深蹲測驗時卻可以很明顯顯示出來。

　　如果你在任一隻腳進行單腳深蹲時感到疼痛，試著用以下的方式改善症狀。單腳站立並稍微繃緊核心。在地上的那隻腳抓地，形成像三腳架般的支點（見第 209 頁）。你的體重應平均分散在整隻腳上，而非集中在腳跟！臀向後推，胸部向前，如果你正確地做這個動作，重心就會落在腳板的中央。慢慢蹲下，不要讓膝蓋搖晃。

　　是否感受到疼痛狀況改變呢？如果是，就代表你應該以單腳穩定性動作來練習正確動作，並視為復健計畫中非常重要的一部分。建議你參看第三章中（第 214 和 215 頁）關於下蹲進程（touchdown progression）的說明。

負重測試

　　你可以透過前平舉測試，來確定負重或你在訓練時所舉重的重量，是否是造成疼痛的原因。[54] 這項測驗需要用到約 2-7 公斤重的啞鈴或壺鈴。雙手握著啞鈴或壺鈴，自然垂放在身體前方。

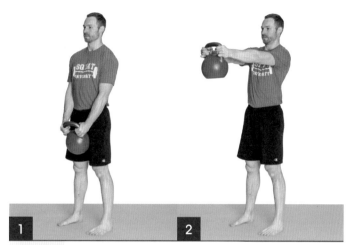

負重測試

　　將啞鈴或壺鈴向前舉起，保持雙手伸直，直到手臂平行地面。在這個伸直的姿勢中保持不動，做幾次深呼吸。你的疼痛程度有何改變呢？如果將手中的重物向前舉起會引起疼痛，請再重複一次這個動作，但這次先確定核心有出力，再舉起手臂。是否有感受到不同了呢？

　　如果在舉起手臂前先收緊核心確實能夠減少，甚至消除疼痛感，我們就能推測你在健身房所舉起的重量就是造成疼痛的原因（這個狀況稱為**負重不耐**）。你要做的是學著在搬運任何重物時（例如從地上搬起一箱重物或背著槓鈴深蹲）都要保持軀幹的穩定。對你而言，透過專門的核心強化動作來培養軀幹的穩定性，將是修復身體的關鍵。

　　然而，如果你在核心發力的狀況下進行前平舉測試依然感到疼痛，代表你的身體極度地負重不耐，對於舉起任何重量的物品都難以忍受。這表示你必須停止重量訓練，在日常生活中也要避免搬重物（如移動家具、採買時一次拎起好幾袋日用品等等），好讓背痛的狀況趨緩。

　　最後一項測試稱為腳跟重放檢測，檢測目的是在於檢測身體如何處理突然施加的重量。[55] 從站姿開始，讓腹部完全放鬆。踮起腳尖，接著將腳跟快速踩回地面。踩回地面的重量應該要和你在進行爆發式抓舉或上膊時相同。進行這個檢測兩次，一次以雙腳、一次以單腳。

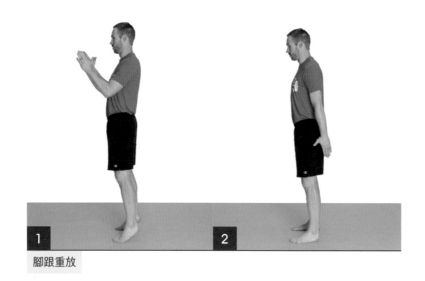

腳跟重放

這項對脊椎造成振動的動作是否讓你感到疼痛呢？如果是，代表你有負重不耐的問題。造成這項問題的原因可能是對脊椎過度施力或脊椎的不穩定（由於周圍肌肉無法有效穩定快速施加的力而導致的脊柱微動）。

現在，試著讓核心稍微發力，再進行一次這項測試。感受是否不同了呢？

如果進行這項測試時繃緊核心能夠消除疼痛感，恭喜你，你找到了一個在跳箱、上膊、抓舉或跑步時，感到疼痛的可能原因。你的核心並沒有在身體快速承受重量時好好穩定脊椎，這導致了微動發生並引發疼痛。你應該做的是在進行快節奏的動作時，啟動核心以加強脊椎的穩定性。

然而，如果在進行腳跟重放測試時啟動核心，卻仍感到疼痛，表示你因為對脊椎過度施力而有動態負重不耐的問題，你的終板可能已有骨折的狀況。如果你不能無痛地進行腳跟重放測試，你必須停止一切槓鈴訓練和跑步等動態活動，好讓脊椎休息、復原。這絕對是你該停止訓練的時間點，因為持續訓練有時會加重背傷。

髖關節伸直協調運動

你有聽過「**臀肌失憶**」這個詞嗎？幾十年前，有位名為弗拉迪米爾・揚達（Vladimir Janda）的名醫發現病人的背痛問題中似乎有某些規律。他特別注意到這些病人有臀部肌肉被抑制而變弱的症狀。當時尚未有足夠的理論解釋為什麼這樣的抑制狀況會發生，但如今的研究已經可以告訴我們，疼痛會抑制臀部肌肉的啟動程度。[56]

在 2013 年，斯圖亞特・麥吉爾與他的團隊開始即時觀察這項抑制問題。[57] 他們觀察受試者進行臀橋式時臀部肌肉的啟動度，接著進行一種稱為「**囊狀關節造影**」的治療程序。這項治療程序會暫時在臀部造成極大的痛感，隨即再馬上進行一次臀橋式。他們發現感到疼痛的那一側臀大肌的啟動度大量減少。麥吉爾博士稱這個現象為「臀肌失憶」。[58] 當這個現象發生，臀部並不是完全不工作，而是大腦為了應對疼痛而減少神經驅動，並抑制臀部肌肉（這個現象稱為「**關節原性的神經抑制**」）。

接下來的這項檢測可以讓你檢視自己是否有臀肌失憶的症狀。檢測目的是要檢視你的身體如何協調臀部伸直。舉凡從深蹲姿勢站起來、將槓鈴從地上拉起，或是衝刺時將身體向前推進，這些髖關節的動作都會讓臀部伸直。如果你想在舉起重物的同時保持背部健康，你的臀部必須能夠在適當時產生適當的力量（稱為「**最佳動力驅動模式**」）。這項檢測能夠觀察並評估你臀部周圍的肌肉（特別是臀大肌）如何與下背分工合作。

首先仰躺在地，雙膝彎曲。接著一隻腳伸直並抬離地面，用在地上的那隻腳做單腳的臀橋式。維持臀部離地 10 秒，並感受哪部分的肌肉在維持這個動作時出最多力，以及這個動作是否會讓身體感到疼痛。

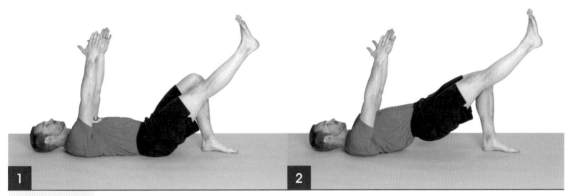

單腳臀橋式檢測

在進行這個動作時，哪部分的肌肉出力最多呢？如果答案不是臀部（屁股的肌肉），代表你在臀部伸直時有協調的問題（就是臀肌失憶）。

這個動作會讓你感到疼痛嗎？當你以單腳進行橋式，如果背部受力不均，就會產生疼痛。而背部受力不均又是源於臀部無法產生適當的力以支持臀部伸直，這也表示為了達成動作，下背的豎脊肌必須出雙倍的力。當這個現象發生時，脊椎會承受大量的壓力，導致疼痛產生。

如果你有這樣的狀況，請試試看做一個雙腳的臀橋式。抬起臀部時將雙腳踩向地面並夾緊臀部。記得一定不能讓下背過度彎曲，也不要將臀部抬得太高。疼痛是否減少了呢？如果疼痛確實減少，代表你需要將臀部運動加入你的復健計畫中。

想要重新建立適當的肌肉發力模式，你必須加強並重新協調臀部力量，讓你能在做單腳臀橋式時保持臀部肌肉的活躍。

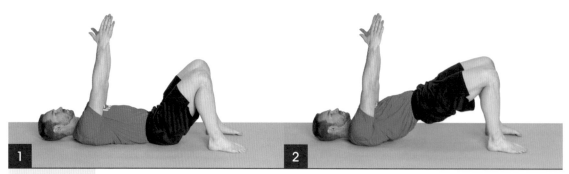

雙腳臀橋式檢測

髖關節活動度檢測

僵硬的髖關節會間接影響在它之上的關節——下背。髖關節活動度不佳或不平均，會讓你的下背在舉起重物時，脫離理想的中立脊椎排列。正因如此，一套完整的背痛評估中必須涵蓋髖關節活動度測試。

研究顯示髖關節的扭轉（尤其是左右不平均時）是造成背痛的高風險因素。[59] 如果一名運動員很明顯無法轉向身體的其中一側，那麼當他在進行深蹲、上膊或抓舉時蹲到最低點的動作都會使他的下背必須承受不平均的施力。

想要檢測自己是否能順利進行髖關節扭轉，請先仰躺，讓一位朋友抓住你的腳、彎曲你的膝蓋，並將你的大腿舉起，與地面或板凳形成 60 度的夾角。

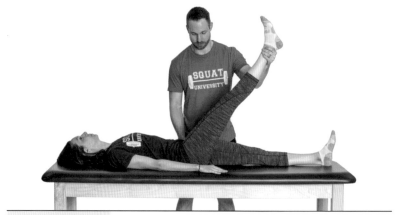

髖關節屈曲至 60 度

在這樣的姿勢中，請朋友將你的小腿遠離身體中線旋轉，測試髖關節向內扭轉的程度；再將小腿接近身體中線旋轉，測試臀部可以向外旋轉的程度。兩隻腳都要進行上述的測試。如果在同一方向的旋轉中，兩隻腳可以旋轉的程度落差達到數公分，就表示你在左右向的旋轉明顯不同。

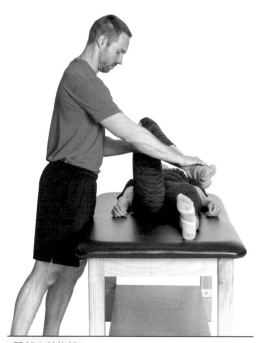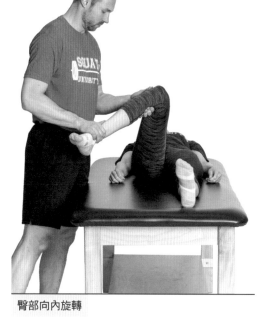

臀部向外旋轉　　　　　　　　　　　　　　　　臀部向內旋轉

當你發現身體有左右不平衡的問題，可以透過用彈力帶進行的**關節鬆動術**重新找回活動度。首先將一條長彈力帶繞過大腿，盡量靠近髖關節。接著單膝跪地，讓你想訓練的那側的腳掌踩地。在彈性帶上施加大量的力，而這道力應該要往你的側面向外拉開。

當你進入單跪姿的姿勢，用手將腳掌踩地的那側膝蓋往身體中線拉，再往回推回起始位置。在這個動作維持幾秒後，再膝蓋往側邊打開並夾緊臀側。進行這一連串的動作時記得要讓腳掌踩穩地板，別讓腳板左右翻動！

一套完整的動作應如下：將膝蓋向內推，停留幾秒鐘，再向外推，同時夾緊臀側。總共做 20 下，再重新測試髖關節活動度。一定要在進行完動作後直接測試，才能知道這套動作是否能有效帶來你想要的改變。

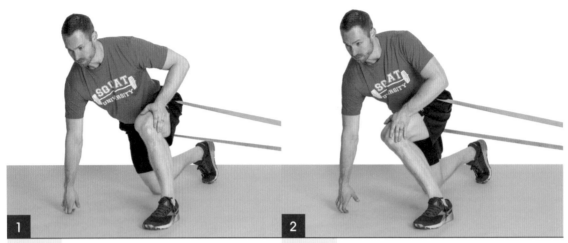

1 預備動作　　　　2 向內推進

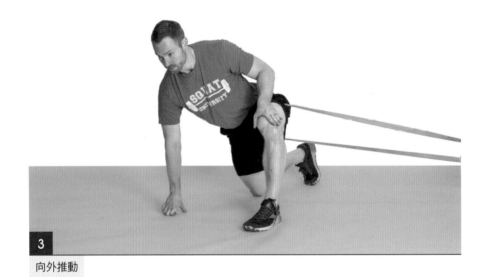

3 向外推動

　　下一步，請跳轉到第二章，進行湯瑪斯檢測（見第 152 頁）和 FABER 檢測（見第 150 頁）。發現並解決任何潛在的髖關節活動度問題，才能使你的復健計畫完整。

胸椎活動度測試

　　就如同髖關節活動度不足會導致下背需要承受過多的壓力，胸椎（背的中段）或肩膀的活動度不足也會對下背造成壓力。在進行需將雙手高舉過頭的動作，舉凡將物品放置到書架頂端、將槓鈴上推或進行抓舉時，下背得增加移動程度來代償腰椎或肩膀的活動度不足。如果你認為你的背痛是屬於「伸直不耐」這個種類，建議進行下列的檢測。

在沒有專業醫師的幫助下，評估胸椎伸直程度可能會很棘手。你可以使用坐姿扭轉測試來自我檢測，讓你了解背部的動作情況。

用膠帶在地上貼一個「X」，兩條直線應構成 90 度的夾角。請坐在這個「X」的中心，讓你前面的膠帶形成一個「V」。將 PVC 的水管抱在鎖骨前，身體向左右轉動。理想狀況下，你的胸椎應該往左右兩邊都能扭轉 45 度，讓你胸前的水管可以與地上的膠帶對齊。[60] 無論是向外還是向內，如果你的胸椎沒辦法扭轉至少 45 度，或是兩個方向能夠旋轉的程度有明顯的落差，你就找到了一個可能造成背痛的成因了。

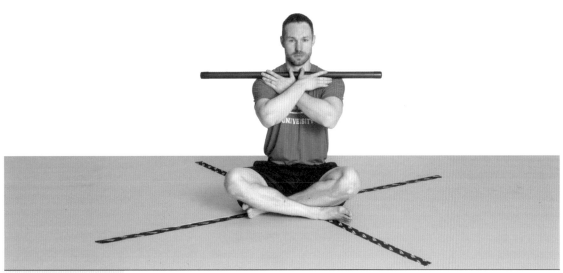

胸椎檢測的預備動作
將 PVC 水管抱在胸前

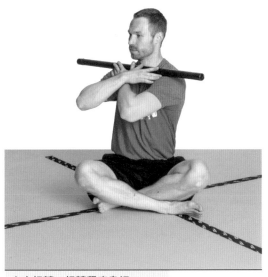

向右扭轉：扭轉程度良好

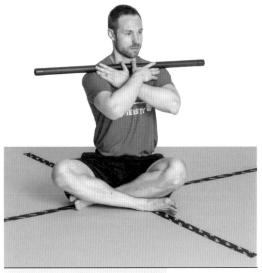

向左扭轉：扭轉程度不佳

想評估肩關節活動度，請靠著牆坐下。你的頭、上背與臀部都應該靠著牆，而你的下背應該處於中立位，不需要硬將下背貼在牆上。

先將雙手向前伸直，手心向下，再雙手高舉過頭，盡量往上舉。如果你想，也可以用進行上膊與挺舉或肩推時握槓的方式握著水管，進行測試。執行此動作時，保持核心收緊，肋骨不要向外張開。

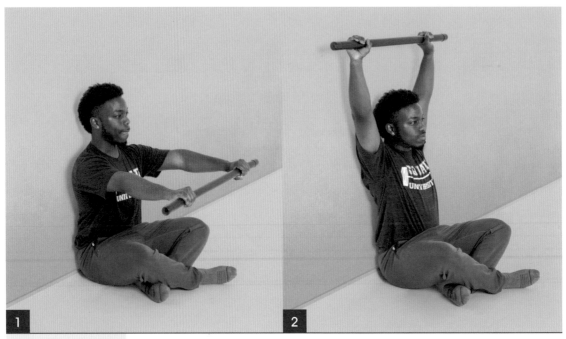

手握水管進行靠牆檢測

理想狀況下，你應該能讓雙臂舉到耳旁，此時雙臂的位置會很像以窄握進行肩推的位置。你應該要能夠輕鬆完成這個動作。如果你成功通過檢測，恭喜你，你有足夠的過頭肩關節活動度。如果你無法輕鬆進行，代表你成功發現另一項造成背痛的可能因素。

如果經過上述的測試，發現你有活動度不足的問題，可以利用滾筒進行祈禱式伸展來加強雙臂的過頭活動度。首先雙膝跪地，將雙手放置在滾筒上。臀部坐向腳跟，並將雙手向前推（如圖所示，雙臂平行，或雙手交疊）。下一步，讓胸部放鬆，往地板下沉。在這個姿勢裡慢慢吐氣，同時持續讓雙臂過頂伸展。

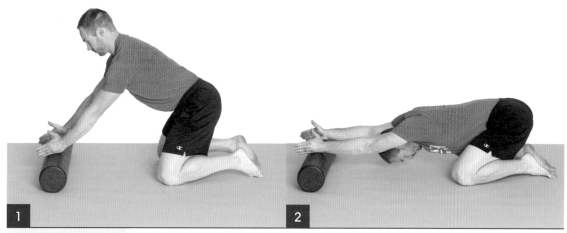

以滾筒進行祈禱式伸展

　　這個動作能有效伸展僵硬的背部中段。闊背肌柔軟度較差的人能夠在這個動作中感受到背部側邊的肌肉伸展開來，因為闊背肌就是分布在背部側邊並延伸出去，大概在腋下的地方與手臂下側連接。我建議做 3-4 組，每次都在伸展姿勢停留 30 秒（大概是 5 次深呼吸的長度）。

為你的背痛分類

　　雖然有些在醫學領域的人並不贊同，但事實是這世界上並沒有「不明確性背痛」這回事。讀到這裡，我希望你已經找到造成自己背痛的成因。了解背痛為什麼發生能夠幫助你進一步釐清該如何進行復健，並知道短時間內該避免做哪些動作以減少疼痛的症狀。

　　藉由矯正運動的姿勢，幾乎所有的背痛症狀都能夠獲得控制與改善。然而，治療疼痛的方式因症狀不同而異，沒有萬用款。每個人治療疼痛的方式都會不同，對某些人來說能夠減輕疼痛的方式可會讓另一些人的症狀加劇。不過在進行上述的檢測後，你應該已經能分辨出特定姿勢（也就是特定的脊椎姿勢）、動作和負重會使你的疼痛加劇。基於你從檢測中得到的資訊，你需要調整日常的動作習慣以降低疼痛指數。[61]

舉例來說，如果你在脊椎彎曲，或在脊椎彎曲時負重的姿勢裡感到疼痛（也就是有屈曲不耐的問題），你可以透過在動作中增加髖關節的動作（如進行羅馬尼亞硬舉時），或是在需要從地上撿起東西時以跪地取代彎腰，來減少疼痛。如果你在進行腳跟重放測試時，透過核心發力減輕了疼痛感（這種疼痛屬於因核心不穩造成的負重不耐），那麼降低疼痛指數的第一步就是學會在日常與訓練時，維持足夠的身體穩定性。在此期間，調整或減少造成背痛的特定動作、姿勢，或是負重重量，以讓身體舒服的方式取代這些會引起疼痛的因素，是減少疼痛的第一步。簡單來說，就是要改變日常行動的方式。

久而久之，你會發現身體逐漸有更長時間處於無痛狀態。請記住這樣的改變並不會在一夜之間發生，因為傷痛會透過讓大腦的神經過度反應，以提高對疼痛的敏感度。[62]想想看當你踢到大拇趾時的感覺：你的大拇趾會對施加在上的力變得更敏感，因此踢到後走的每一步都會讓你超級痛。這種情況在那些患有慢性背痛的人身上發生的程度更大，所以彎腰撿起一袋雜貨或在床上翻身這種微小動作，也可能會引發巨大的疼痛。而透過上文所述的檢測找出疼痛的起因，能夠幫助你踏上解決背痛的正確道路。

不幸的是，有些人認為這麼做會讓人對特定的動作產生畏懼。這個觀念完全錯誤！事實上，我發現教導並展示客戶特定動作如何影響他的疼痛，客戶反而能夠更加了解自己的身體，最終掌握自己的疼痛狀況。透過上述的檢測，你等於是掌握了主導權，疼痛感是否存在全看你如何使用身體。

斯圖亞特・麥吉爾曾告訴過我：「在復健過程中，『**選擇不做**』哪些事往往和『**選擇做**』哪些事一樣重要。」你開始踏上這趟消除疼痛以重返訓練場的旅程時，不妨將這句座右銘銘記在心。接著，我根據你可能有的不同動作診斷，列出了一些建議。這些只是一般準則，不是硬性規範。

屈曲不耐

跡象 & 症狀：

當你的脊椎屈曲或準備進入屈曲狀態時，會感受到疼痛。

建議：

臥姿：起床時不要直接從床上坐起。請翻身側躺，以手掌撐起身體來起床。如果趴睡對你而言是舒服的，可以花幾分鐘停留在這個姿勢裡，一天做 2-3 次。

坐姿：將一條小毛巾捲起來放在下背後，以防止背部彎曲。切記抬頭挺胸，不要駝背！

站姿：時時檢視自己是否抬頭挺胸、不彎腰駝背。

拾起東西：當你要從地上拾起東西（如從洗衣籃中拿起衣物）時，請用跪姿取代彎腰，來防止背部彎曲。也請學著在屈髖時，保持脊椎在中立位置，以避免你在前傾撿起東西時屈曲過度。

伸直不耐

跡象 & 症狀：

當你的脊椎過度向後彎曲或伸直時，會感受到疼痛。

建議：

臥姿：如果你習慣趴睡，請在腹部下墊一個枕頭；如果你習慣仰睡，請在膝蓋下墊一個枕頭。這兩個方法都能夠減少下背伸直的程度，讓你睡得更舒適。

坐姿：放鬆並讓背部自然靠向椅背。不要坐在椅子的前緣，因為這會讓你的背部過度向後彎曲。

站姿：請照鏡子檢查你的站姿（從側面看）。確定你的下背處於中立位，不要過度向後彎曲。

拾起東西：動作時，盡量移動臀部而非下背部（強調髖關節伸直而非下背伸直）。以跪姿或蹲下撿起東西也有助於改善。

身體扭轉時伸直不耐

跡象 & 症狀：

當脊椎在伸直狀態下扭轉時，下背會出現疼痛。

建議：

臥姿：如果你習慣側睡，請將枕頭放在雙腿之間，以防止脊椎和臀部過度旋轉。當你要翻身起床時，請記得雙腿和軀幹要同步轉向。

坐姿：盡量不要蹺腳，並盡量避免將重量都壓在單邊的臀部上。

站姿：以正常的站姿站立，注意將重心平均分配在雙腳上。如果站立時一隻腳在前、一隻腳在後，可能會造成脊椎或髖關節不必要的扭轉。

拾起東西：限制軀幹的扭轉程度，避免過度扭轉。盡量用臀部或腿來動作，而避免使用到背部。

負重不耐（動態或擠壓）

跡象 & 症狀：

當你在舉起重物，或是進行重量會突然加壓到脊椎上的訓練，例如奧林匹克舉重或是跑步時，會感到疼痛。

建議：

避免從事跑步等任何會對身體施加壓力或震動身體的運動。

這段期間，應避免在訓練中舉起重物，而以不會造成疼痛的運動代替。不要強迫自己忍耐疼痛，硬撐下去只會離恢復健康的日子越來越遠。

我可以繼續訓練嗎？

在接下來的幾週，甚至幾個月裡，你應該考慮限制大重量訓練，並以不會造成疼痛的動作運動。疼痛不僅是一件芒刺在背的事，它也會改變你的動作模式。[63]

這表示你正在經歷的疼痛會讓你在訓練時無法發揮最佳技巧。疼痛不僅會影響到你的運動表現，如果你在疼痛的狀態下訓練，並因疼痛只能以不甚正確的姿勢載重，只會使你的傷勢更加嚴重。

我曾有許多運動員客戶在治療背痛的同時仍持續高強度訓練，想當然耳，治療成果並不好。如果你想消除背痛，再次展現高水準的運動表現，就必須在現階段停止任何會造成疼痛的訓練。然而，這不代表你應該停止運動！你該做的是改變現階段的訓練方式，讓治療過程也能同步進行。

什麼時候該去就醫？

如果上文提到的檢測與治療策略都無法改善你的疼痛狀況，或甚至疼痛不斷加劇，請向專業的治療師求助（物理治療師、脊醫師，或是專門治療背痛的骨科醫生）。如果你近期出現非計畫性的體重下降、失禁、骨盆底疼痛或失去知覺，那麼我強烈建議你尋求醫師的協助。

重建過程

現在你應該已經很清楚造成背痛的原因是什麼，也應該已經掌握自己在哪些姿勢、哪些動作不會感到疼痛。現在，先讓我們一起了解在背痛成因中，往往被人忽視的一項弱點：核心不穩定。

回想你上次預約家庭醫師看診，抱怨你的疼痛問題。我想家庭醫師很可能說了這樣的話：「我建議你在接下來的幾週都不要做重量訓練。」或諸如此類的建議。許多人在遵從醫師建議後的確發現症狀獲得短期的紓解。這些建議看起來也很合理，如果硬舉會造成背痛，不練習硬舉自然能減輕疼痛，問題解決，對吧？

大錯特錯。

有很大的機率是，疼痛會在接下來的其他訓練中重新出現，因為你並沒有從**根本**上解決造成疼痛的問題。

避免那些造成你疼痛的動作、姿勢或負重，僅僅是治療疼痛這場戰役的序曲罷了。任何人都可以給你「不要做會讓你痛的動作」這樣的建議。但是，消除症狀並鍛鍊你的身體，使身體更能抵禦傷害，需要另一種更積極的治療方法。

在開始這項積極治療方法前，先讓我們認識核心，以及它是怎麼影響下背的疼痛與痠癒吧！

核心穩定性

以交響樂團為比喻，在交響樂團中，無論節奏和音量如何改變，所有演奏者都應該互相配合、繼續演奏。你的身體就像一個交響樂團，必須協調各部位的肌肉以安全地進行動作。

脊椎周圍的肌肉有：前側與身側的腹肌、背部的豎脊肌，以及如闊背肌與腰大肌等涵蓋多個關節的大肌肉，這些都是所謂的「核心」，甚至連臀大肌也算是核心的一部分（這一點在之後會有更詳盡的介紹）！這些肌肉得同心協力、一起工作，才能增加脊椎的穩定。

麥吉爾博士已發展出一套定義與測量核心穩定程度的方法，概念如下：肌肉收縮時，會變得堅硬並產生一股力量。這股堅硬帶出的力量對於核心穩定來說相當重要。脊椎就像是一支有彈性的竿子，想要承受負重就必須要先固定，而肌肉的功能就是要支撐脊椎、讓脊椎變得固定。在麥吉爾博士的研究中，他觀察了那些無法協調肌肉活躍度以維持適度肌肉僵硬的運動員，以及隨之而來的傷勢與疼痛。

我們還必須理解，身體的運作有賴各部位互相協調，僅是移動身體遠端的動作也需要靠近核心的近端穩定才能達成。舉例來說，快速晃動手指，這個動作也需要手腕的穩定才能達成，否則整隻手都會跟著搖動。以此類推，我們走路時，與脊椎相連的骨盆也應保持穩定，否則當左腳向前邁進時，左臀也會跟著往前甩。想要好好走路，核心必須保持穩定。身體各部位的肌肉都需要互相協調才能成功地完成動作，而想要移動、奔跑乃至於深蹲，就要有僵硬的脊椎並穩定核心。

就如同交響樂團中有人走音或是趕拍時，樂團的整體表現都會受到影響，當核心不能滿足訓練動作對於身體穩定性的要求時，部分脊椎將因過度受力導致受傷風險增加，並影響到整體運動表現。每一條包圍脊椎或與脊椎連接的肌肉都必須分工合作，才能完成安全、有效且有力的動作。

該從何開始？

有兩種方法可以解決核心問題。第一種較為常見（你大概在全世界的健身俱樂部都見過這種方法），即是捲腹、背部伸直、俄羅斯扭轉等等動態強化運動。一直以來，教練和醫療專業人員都推薦這些透過動作強健核心的運動，並灌輸這樣的觀念：核心越強，脊椎就越不會在受力撐開時屈曲或斷裂。

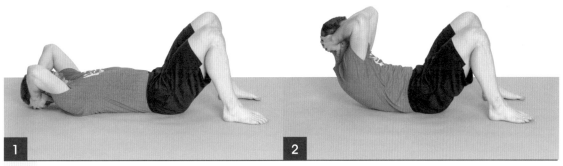

捲腹

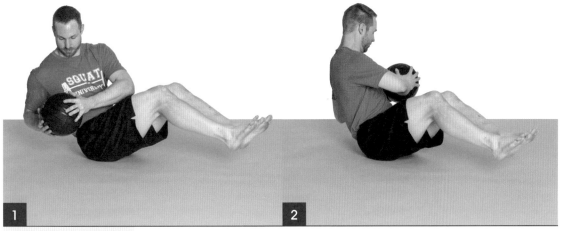

拿著球進行的俄羅斯扭轉

某程度來說，這個觀念是對的。圍繞在脊椎周圍的每條肌肉的確需要足夠的力量收縮、啟動。附近的肌群收縮時，核心就會繃緊。如同連接並支撐無線電塔的拉線，脊柱周圍的每一塊肌肉都必須提供一定的張力和剛性，以保持整個脊柱的強度，防止脊椎屈曲和受傷。

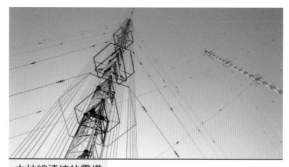

由拉線連接的電塔

核心肌群的解剖圖

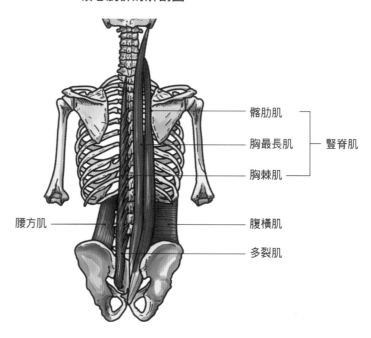

髂肋肌
胸最長肌 ｝豎脊肌
胸棘肌

腰方肌

腹橫肌

多裂肌

然而，很多人不知的是，許多有背痛問題的人，其實背部已經非常強壯了！[64] 像俄羅斯扭轉、仰臥起坐以及用 GHD 臀腿訓練器進行背部伸直等運動，雖然可以增加背部的肌力，卻很難提升核心剛性。[65]

想提升核心剛性，你必須採用另一種方式來訓練。這就有賴於第二種運動方法——等長運動，來加強肌肉的耐力與協調性。

等長運動是指當一塊肌肉或一群肌肉處於啟動或收縮狀態，但是它們所橫跨的關節並沒有改變。舉例來說，在側棒式時，腹外斜肌與腰方肌就處於啟動狀態，但是脊椎和臀部都維持不動、保持穩定。研究發現，比起動態強化運動，等長運動更能增加肌耐力並鞏固脊椎剛性和穩定性，因此等長運動非常適合加進背痛的復健和增進運動表現的訓練中。[66]

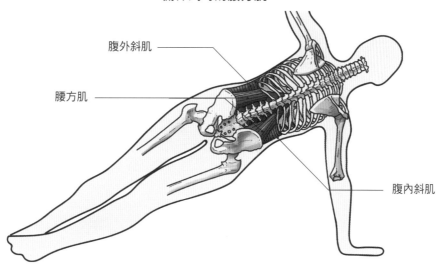

側棒式時的腰方肌

腹外斜肌

腰方肌

腹內斜肌

　　你是否曾在進行一組大量的深蹲練習時努力將身體推向極限，最終卻沒有辦法做完呢？在我的訓練生涯中倒是有多次這樣的經驗，情況大概如下：你累了，在身體疲累的狀態下，你試著再多舉個兩、三下，卻再也無力進行動作，只能任由槓鈴掉回地面。聽起來是否似曾相識呢？如果你也有過這樣的經驗，請回過頭檢視一下這一組動作。但與其放大剖析沒有舉起來的那一下，我們應該要檢查的是失敗前的那一下。通常，你會發現的問題正是核心的不穩定——你在站起來的過程無意間放鬆了身體，即使只有一點點，脊椎也因此輕微彎曲，或是臀部往側邊移動了一些。

　　你的大腦察覺到核心開始不穩定，就會停止傳送到肌肉神經驅動，讓「再做一下」變得難如登天。在核心無法如常運作的狀態下，你的身體有兩種選擇：一種是以錯誤的方法硬撐完最後一次的動作，但如此一來脊椎可能彎曲得更嚴重，臀部的位移程度也會更大。雖然你得以「做完」動作，但受傷的風險卻會大幅增加。身體的另一種選擇是：放棄完成最後一組動作，丟下槓鈴，改天再蹲吧。

　　核心無法如常運作時，大腦會失去下一次動作能發多少力的判斷能力來保護身體。該如何訓練身體，讓身體能在這樣的狀況下依舊讓大腦維持到肌肉的高度神經傳輸呢？答案是正面對決，直球解決讓大腦失去判斷機制的根本原因：加強核心的耐力，以維持核心穩定。

　　「穩定」的定義是，核心限制幅度過大或多於動作的能力。由此看來，傳統健身界與復健界多年來用以增強核心的方法，實際上無法增進核心的穩定。所以有些人雖然有明顯的六塊腹肌，卻常常在硬舉或深蹲時技術崩潰，難以繼續做下去。

核心的每一塊肌肉必須協力合作，以固定軀幹並減少過大的動作。**核心正確發力時，就能產生和舉重腰帶一樣的功能。**這層自然的舉重腰帶不僅使脊椎穩定，保障你在進行硬舉或深蹲時，能夠安全地舉起大重量的槓鈴，也能夠幫助力量在體內傳遞。舉例來說，一名舉重選手在進行上挺時，就需要足夠的核心穩定性，才能將雙腿產生的力量一路向上傳遞，舉起槓鈴。

集體訓練，缺一不可

就如同我們之前提過的交響樂團比喻，核心中每一塊肌肉都是不可或缺的一分子，且同等重要。正因如此，正確的核心穩定性訓練不應該只專注在某一塊肌肉。過去的數十年來，醫生們學習到錯誤的觀念，認為應該將肌肉區分開來，並專注在如腹橫肌、多裂肌、腰方肌等等的單一區塊肌肉，以加強核心的穩定。事實上，因為下列的原因，專注訓練單一肌肉的方法並不可行。

首先，研究顯示一個人不可能只啟動核心某一特定區域的肌肉。無論你的物理治療師或醫生是怎麼告訴你的，想單獨訓練腹橫肌、多裂肌或腰方肌，都是不可能的。

腹橫肌

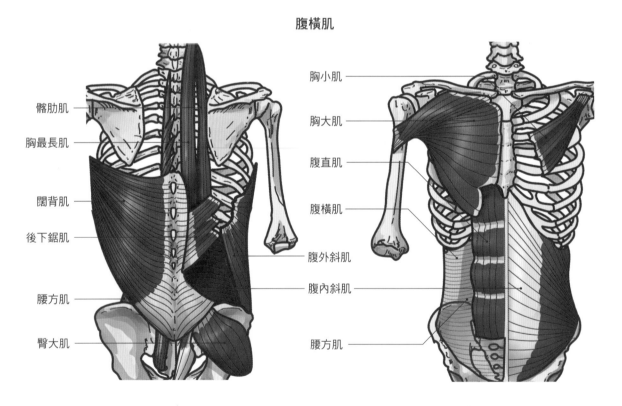

即使真的可以針對特定的核心肌肉進行訓練（像是有些人會說真空腹訓練就是訓練單一的核心肌肉），研究也顯示，就提升核心穩定性而言，這些針對單一肌肉的訓練，效果遠比不上控制整體腹壁肌群繃緊的訓練。[67]

三巨頭

　　既然已經掌握了哪種型態的動作對於修復背痛的效果更為顯著，現在就讓我們來探討，應該從什麼動作開始做起吧！因為沒有哪一種核心運動是能夠同時訓練到所有圍繞脊椎的肌肉的，所以我們必須透過一系列的動作來練習有效訓練核心肌群。

　　技術上來說，我們在進行一項動作時如果有維持足夠的脊椎穩定，這項動作就能夠稱為是「核心」動作。因此，想做什麼動作全看訓練目標與個人需求。想透過運動修復受傷的背部，有一項必須記得的重點是，在做這項運動應該要能夠增加穩定性，但同時施加在脊椎上的壓力要降到最低。

　　深耕於脊椎研究多年的麥吉爾博士發現，有三種動作能夠有效訓練核心，而不會對那些被傷勢刺激的部位過度施壓。這三種運動被稱為「三巨頭」：

- 捲腹
- 側棒式
- 鳥狗式

活動度第一

　　在你開始訓練核心的穩定性之前，我建議先解決髖關節和胸椎活動度受限的問題。

　　如果你的髖關節或是胸椎活動度受限，可能會在運動時，造成代償作用發生在下背部。舉例來說，如果你想做深蹲，但是髖關節的活動度不足，就會導致骨盆被往後拉（骨盆後傾），造成下背彎曲，離開中立位。

　　因此，如果在開始這些增加核心穩定性的訓練前，沒有先解決腰椎上下的關節明顯的活動度問題，原本固定好的脊椎又會被影響，導致訓練白費。

　　解決了腰椎周圍的關節活動度問題後，麥吉爾博士也建議在做三巨頭系列動作前先進行貓牛式，以避免下背僵硬並增加脊椎的活動。相比於其他會對脊椎造成破壞性壓迫的伸直運動，貓牛式是提升活動度很棒的動作，也相當能夠保護脊椎。

　　貓牛式由四足跪姿開始。在不會感到疼痛的前提下，將整個脊椎加上髖關節部位彎曲，背部向上拱起，越高越好，到頭部朝向地面為止。這是貓牛式中的拱背姿勢（牛）。在這個姿勢裡停留幾秒鐘，再將背部下沉，到頭能夠向上看的位置（貓）。無論是背部向上彎曲還是向下彎曲的姿勢，都在停留的動作裡伸展一下，但前提是不要讓脊椎感到疼痛。

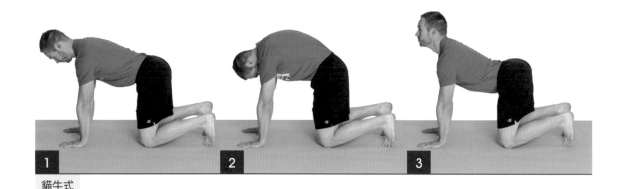

貓牛式

一次拱背加上一次背部下沉為 1 下，執行 5-6 下，然後再進入三巨頭運動，從捲腹開始。[68]

捲腹

多數人在做所謂的捲腹時，會試圖將胸部往膝蓋靠攏，過程中整條脊椎會受到彎曲或屈曲。捲腹固然能夠大幅啟動前側的核心肌肉（特別是腹直肌，也就是六塊肌），但這個「捲」的動作其實對於想治療背痛問題的人來說並不是那麼友善。

首先，傳統的捲腹會對脊椎造成很大的壓力，有可能讓有「負重不耐」症狀的朋友疼痛的症狀加劇。[69]

其次，這個「捲」的動作會讓背部稍微向前彎曲，脫離中立位置，等於脊椎不再是放鬆時的輕微向後彎曲狀態。如果你的疼痛感在彎腰時會加劇（即屈曲不耐），那麼現階段你也不適合做捲腹。

傳統的捲動也十分仰賴髖關節前側的腰大肌，以將軀幹拉向大腿。所以說，當你以為自己可以透過一直做捲腹單獨訓練、雕塑你性感的六塊肌，其實真正訓練到的是髖部屈肌。[70]

我們可以透過變化版的捲腹，更有效加強前側核心肌肉的穩定性。

第一步：仰躺在地，一隻腳彎曲，一隻腳伸直。如果你感到疼痛在其中一隻腳蔓延，就讓那隻腳伸直並平放在地。將你的雙手放在下背後（如此一來，你的脊椎就會在下個步驟中保持自然的微微彎曲狀態）。

第二步：將你的頭抬起，離地約 2.5 公分，並在這個姿勢裡停留 10 秒。如果你把頭靠在枕頭上，把頭抬到不會觸碰到枕頭的程度就好。[71] 這個動作的目標是在不移動下背的狀態下進行捲腹，如果你將頭部或肩膀抬得太高（像是傳統的捲腹那樣），就會彎曲到下背，導致過多的力量轉移到脊椎，讓疼痛加劇。

第三步：在抬頭的姿勢裡停留 10 秒後，讓頭部放鬆，回到一開始的姿勢裡休息。

熟悉這個動作後，你可以將難度升級，在每次抬頭前先收緊腹部，或是將手肘抬離地面以提升穩定性的挑戰。[72]

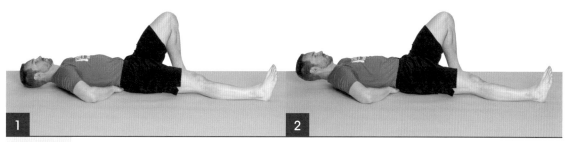

麥吉爾捲腹

與純粹的肌力或爆發力訓練不同，身體必須重複多下的反覆次數，才能看出穩定性是否進步。麥吉爾博士因此呼籲以「在動作中停留 10 秒」進行遞減式金字塔訓練法，來增強穩定性，而不會使身體疲勞或過度勞累。

舉例來說，你可以先進行一組 5 下的動作，下一組做 3 下，最後做 1 下（當中每個動作都停留 8-10 秒）。每一組動作之間休息 20-30 秒。你發現自己可以輕鬆通過上述的遞減式重複訓練，想要增加訓練強度時，可以增加反覆次數，而非增加在動作裡停留的時間，這樣既能增加肌耐力，又能避免抽筋。[73] 增加的次數可以視個人當下的耐力程度而定，舉例來說，可以變成 6、4、2 循環或是 8、6、4 循環。

停留在動作中的 10 秒鐘裡，請將專注力放在呼吸上。放慢吸與吐的速度，每個停留中大約做 5 次吸氣與呼氣。在你呼吸時，腹部肌肉依然要保持收縮的狀態。假裝自己正透過吸管呼吸那樣，保持每次的吸和吐都只有一小口。學會如何「少量的」呼與吸，你就能夠在日常生活的移動中保持足夠的核心穩定性。必須學會如何在呼吸時仍保持核心的穩定，是因為你在爬樓梯或是做 10 次深蹲之間並不會憋氣。因此，想要改善下背痛的症狀，學習呼吸時保持核心穩定是至關重要的一步。

每一位透過麥吉爾的「三巨頭」改善下背痛問題的客戶都認為這項物理治療方法非常有效。我也發現，做為一名舉重運動員，三巨頭對我的訓練也很有幫助。每次開始訓練時，我都會先做這套「三巨頭」。

側棒式

　　了解如何強化前側的核心肌肉後，接下來，讓我們把焦點移到側邊。麥吉爾的「三巨頭」中，要進行的第二項是側棒式。這個動作能在對脊柱施加最小力的情況下，啟動身側的腹外斜肌與腰方肌，是改善穩定性弱點的絕佳運動。同時，側棒式也會訓練到臀中肌這項髖側非常重要的穩定肌群。[74]

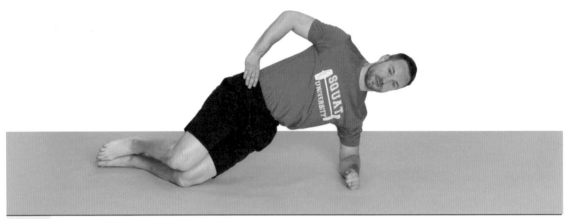

側棒式

　　第一步：側躺，雙膝彎曲，再用手肘撐起上半身。將不用支撐身體的那隻手放在該側的腰或是對側的肩膀上。

　　第二步：將臀部抬起，讓身體的重量交給膝蓋和手臂支撐。當你將身體抬離地面時，以「深蹲站起來」的方式將臀部往前推。

　　第三步：在這個姿勢中停留 10 秒，再讓臀部放回地面，以「深蹲蹲下去」的方式讓臀部回到原先的位置。以遞減式訓練進行側棒式練習，身體的兩側都要訓練到。

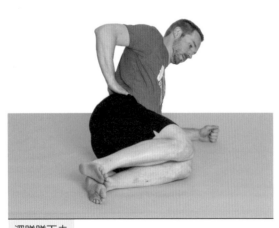

深蹲蹲下去

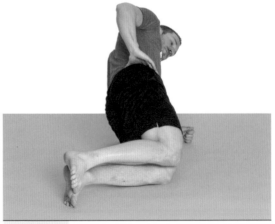

深蹲站起來

熟悉之後，會有很多進階的方法。例如：將不用支撐身體的那隻手從對側的肩膀移動到該側的腰上，甚至可以進入完全的側棒式，也就是將體重完全交給手臂與腳來支撐。

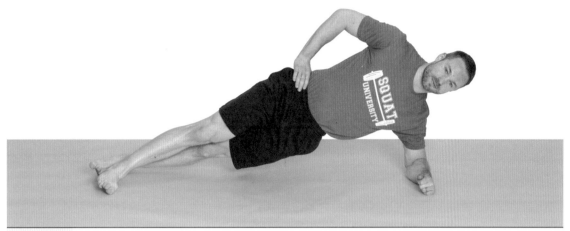

完全側棒式

　　如果你光是做初階版的側棒式（也就是雙膝可以放在地上的版本），都會感到肩膀或手臂疼痛，你可以先嘗試側躺抬腿。一樣先側臥，以適當的力氣收緊核心，再將兩條腿一起抬離地面，維持 8-10 秒，再放回地面。

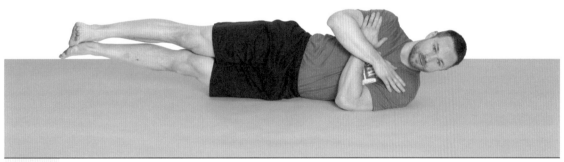

側躺抬腿

鳥狗式

　　麥吉爾的「三巨頭」中，最後一項是鳥狗式。這個動作能夠幫助核心在周圍關節移動的狀況下，依然能夠保持穩定。在鳥狗式中，髖與肩膀都會移動，但同時下背必須保持固定。透過鳥狗式這樣的訓練，我們之後在做日常生活中的動作或健身房裡的訓練，都能因此而有更穩定的核心。

第一步：進入四足跪姿，並讓背處於中立位。請記得，脊椎處在中立位時會稍微彎曲，而不是完全平坦。

第二步：在保持下背部完全不動的狀態下，將一隻腿向後踢，同時抬起另一側的手臂，直到腿和手臂都是處於打直並平行地面的狀態。在將腿向後踢時，可以在心中想著是將腳跟直直向後踢，這樣能夠防止背部過度彎曲。如果你在進行動作時將抬起的那隻手握拳，且收緊手臂肌肉，這樣做也能夠更進一步啟動核心肌群，特別是豎脊肌。

如果你無法在無痛的狀態下同時舉起手臂與腿，或是沒辦法在動作進行時保持平衡，可以先試試簡化版，只抬腿不抬手。

第三步：在抬腿抬手的姿勢中停留 10 秒鐘，再回到四足跪姿，這樣是一個完整的動作。回到四足跪姿時，也可以將手臂與腿稍微往內收，再回到原本的姿勢放下。但要記得，內收時下背一樣不可以彎曲，應維持脊椎在中立位，只讓髖關節與肩膀移動。就如同前兩個動作一樣，以遞減式的方式練習。如果想進階，可以將伸出的手畫一個正方形再收回，或甚至讓抬起的腳一同畫方形，再收回來。

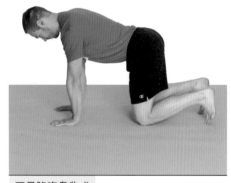

四足跪姿鳥狗式

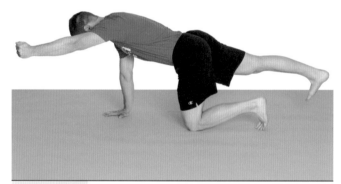

進階版鳥狗式

在進行鳥狗式時，手腳移動的同時要特別將注意力放在背部。研究顯示，有下背痛問題的人觀察到脊椎移動的能力會減弱（本體感覺較弱）。[75] 因此我們在進行鳥狗式時，一定要記得先將核心繃緊再開始移動四肢。將專注力放在呼吸上，在停留的 10 秒鐘裡以及四肢移動時，注意腹部有沒有收緊。

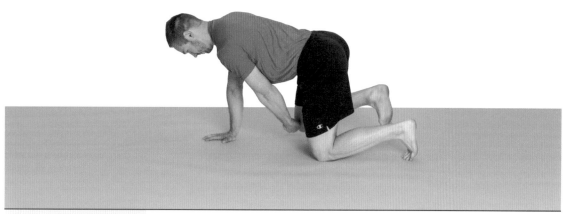

將手腳收回並讓手輕觸膝蓋

那背部伸展呢？

不知道你有沒有注意到，上述這些初步的復健動作中並沒有任何背部伸展動作。在我剛成為物理治療師的那段時期，常常要有背痛問題的病人做些背部伸展，例如仰躺在地，並將膝蓋抱在胸前。

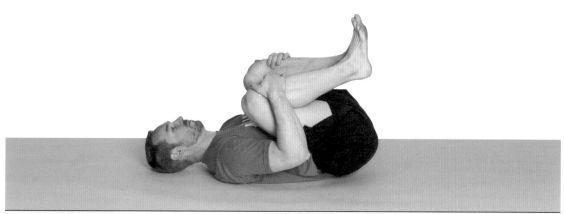

將膝蓋抱在胸前伸展

當時看來，這個動作是很合理的治療建議。那些無法久站或平躺在地的病人，在屈曲的姿勢裡通常會感到比較舒服。許多感到下背僵硬或是疼痛的病人，在做這些伸展動作後都表示疼痛獲得立即舒緩。

然而，在深度了解了麥吉爾博士的研究後，我發現對很多人來說，這樣的舒緩只是暫時的。伸展下背會對伸展部位的深層肌肉造成刺激，讓人覺得疼痛感獲得舒緩，也不再那麼僵硬。

通常病人會感到背部疼痛或僵硬，是因為脊椎深層受傷且**發炎**（例如有突出的椎間盤或是脊椎小面關節炎等問題）。[76] 這些深層的傷勢就是造成脊椎周遭肌肉繼發性收縮或痙攣的原因。

因此，多數的運動員都應該增加核心的穩定性，並提升訓練動作品質，以從背傷中復原。伸展背部只能緩解疼痛的感覺，但對於根治背痛並沒有幫助。

喚醒沉睡的臀大肌！

很多有背痛問題的運動員不知道如何啟動臀大肌，以及讓臀大肌參與到肌肉分工。簡單來說，他們的臀大肌睡著了。[77] 如果臀大肌沒有在工作，身體自然就會讓大腿後肌和下背肌肉出更多力來幫助髖關節伸直，而這就會導致動作效率不佳，且對脊椎造成過多的壓力。[78]

如果做完單腳臀橋式檢測（請參閱第 59 頁）後，你發現身體在肌肉分工協調上出現問題，且無法啟動臀大肌，那麼下面這個動作應該能幫助你。

橋式

第一步：仰躺在地，雙膝彎曲，雙腳踩地。

第二步：**先**夾緊臀部，**再**將臀從地上抬起。用最大的力氣夾臀 5 秒，再將臀部放回地面。如果可以的話，將夾臀的時間延長到 10 秒。

如果在進行橋式時你的大腿後肌會抽筋，可以用下列兩種變化動作改善。第一，是讓腳跟盡量往臀部靠近。這麼做會縮短大腿後肌的長度，並增加大腿後肌出力的難度（就是讓肌肉「**主動不足**」的概念）。[79] 第二個，則是將腳趾用力踩向地面，並想著要將雙腳往臀部的反方向推。這麼做會稍微喚醒股四頭肌，讓大腿後肌減少出力（這個概念稱為「**交互抑制**」）。如此一來，唯一能夠和大腿後肌一起進行臀部伸直的肌肉就只剩下——沒錯，你答對了——臀大肌！

建議組數 / 次數：2 組 20 下，在每一下的動作中停留 5 秒。

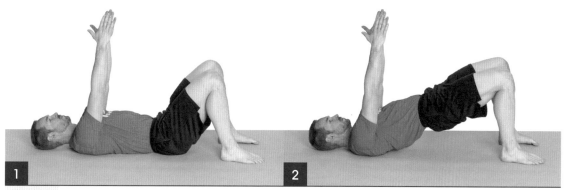

雙腿橋式

　　如果按照上述的指示進行橋式，你依然會感到背痛，那麼再試試下面這項變化動作吧。讓你的頭靠著牆躺下，並且在進行橋式前先推牆。推牆會讓核心出力，因此能夠增加接下來橋式喚醒核心的效果，並降低疼痛。

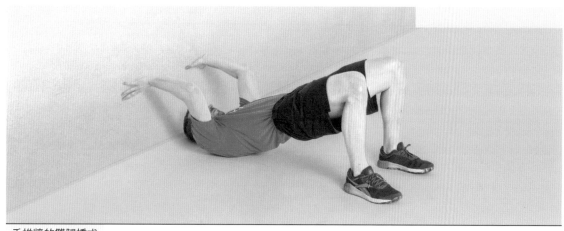

手推牆的雙腿橋式

等長暫停深蹲

　　第一步：在身前舉起一個重量，並做一個高腳杯式深蹲。

　　第二步：在蹲到最底時核心發力，將膝蓋推向兩側，同時維持腳的足弓。這樣能夠喚醒臀部外側的肌肉，即臀中肌。

　　第三步：稍微往上站起，並用力地夾緊臀部。在這個動作中停留 5 秒，再回到第二步的姿勢。這個動作能將你先前做的臀部啟動，轉換成真正提升深蹲品質的技術。但只有在你不會感到疼痛的狀況下，才可以練習這項運動。

　　建議組數 / 次數：1-2 組 5 下，每次暫停 5 秒。

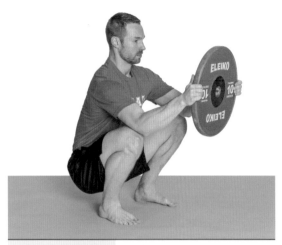

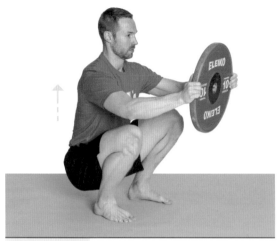

手握槓片深蹲伸展　　　　　　　　等長暫停深蹲

上述這些動作不僅可以用於治療背痛的復健，我也很推薦你融入常規訓練當中，以預防在未來背傷復發。[80] 你可以每天都做這些動作來讓背痛恢復，但不建議早上一起床就進行，因為剛起床時是椎間盤裡水分最多的時候，這時候特別容易受傷。[81]

早期復健計畫

現在你已經了解了造成自己背痛的成因，也熟悉了麥吉爾博士的「三巨頭」，接下來，你就結合所學，開始為自己制定復健計畫了。

麥吉爾博士建議將規律步行與「三巨頭」搭配，每天進行。[82] 可別小看步行的重要性，日常生活中的走動對於維持脊椎的健康以及基礎體能大有幫助，特別是對於因背痛而在訓練上感到挫折的人而言。你可以先從 5-10 分鐘的快走開始，以可以讓雙手自然擺動的速度進行。最終的目標是能夠一次快走 10-15 分鐘，每天 3 次。

在復健計畫的前幾週，建議每天都做三巨頭。進行幾週後，可以在總運動量不變的狀況下，將三巨頭分成一天兩回。舉例來說，可以在復健的一開始每天進行三巨頭運動，以每組 6 下、4 下、2 下的遞減式訓練法練習。習慣之後，再將訓練變成每組 3 下、2 下、1 下，且在每次動作中停留 10 秒鐘，一天做兩回。

銜接：早期復健到恢復運動表現

解決任何疼痛症狀，都會經歷三個階段。首先，你得先根除造成疼痛的原因以降低疼痛的發生，並讓身體休息，進行自然修復。這表示你必須不計代價地避免任何會引發疼痛的動作！這一步看起來簡單，但對許多運動員來說卻很難做到。很多時候我建議一名運動員先暫停練習深蹲或硬舉，他們都會說：「若現在停止訓練，就前功盡棄了！」

試著將眼光放長遠些吧，短時間的休息並**不會**讓你先前的所有努力都白費。如果你不願意停止已經讓你感到疼痛的訓練，任何的復健計畫或矯正運動都沒辦法根除疼痛、修復身體。如果某些舉重的動作會讓你疼痛，就先暫時不要做。要相信自己傷癒後一樣可以達到現在的水準。

復健的第二步是改善身體的弱點，因為這些弱點正是造成傷害的根本原因。在這一階段，你可以進行的復健運動非常全面，包括：在不對背部造成壓力的狀況下增加核心穩定性的動作（如麥吉爾博士的三巨頭）、增加關節活動度與柔軟度的動作，以及矯正不良的動作模式。

學習髖關節鉸鏈動作

一項常見的背痛原因是無法適當使用髖關節。[83] 無論是彎腰從地板上撿起掉落的筆還是從地上抓起沉重的槓鈴，許多有背痛問題的人都是因為不會移動髖關節，而導致腰椎必須離開中立位，過度移動。因此，學會如何移動髖關節，好讓脊椎固定（這樣的動作就稱為**髖關節鉸鏈**），對復健來說是至關重要的一步。這對於有「屈曲不耐」問題的人來說更是關鍵。

正確的髖關節鉸鏈該怎麼做呢？首先將雙臂向前直直伸出，雙腳抓地（大拇趾要用力踩向地面），並將全身的重量平均分配到整隻腳掌上。接著將雙膝往兩邊打開，以喚醒臀部側邊肌群，在做這個動作時，雙腳依然要維持緊貼地面。在剛開始學習髖關節鉸鏈時，可以在膝蓋周圍環繞一個小的彈力帶，好讓身體學習如何在臀部外側肌肉中產生足夠的張力。

站穩之後，將臀部往後推，並將胸部向前帶（切記不要移動到背部），雙臂向前伸直與地面平行。向前伸的雙手會幫助身體在臀部後推時保持平衡。再往下蹲幾公分，注意膝蓋不要往前移動，並在這個姿勢裡停留幾秒鐘。如果沒有做錯，你的臀大肌與大腿後肌會感受到一股張力。

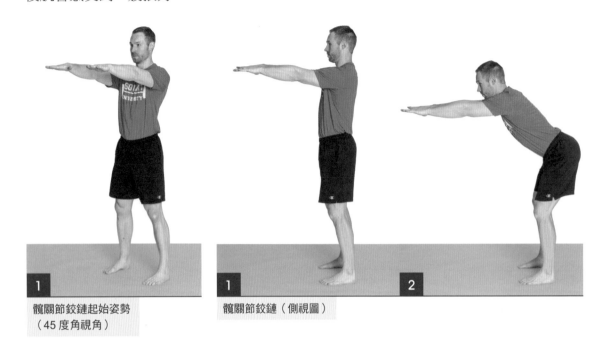

髖關節鉸鏈起始姿勢
（45 度角視角）

髖關節鉸鏈（側視圖）

　　如果你在做這個動作時，很難保持膝蓋不往前（就像是在做一般的深蹲那樣），請在你的腳趾前放置一個箱子。如此一來，只要你的膝蓋移動，就會撞到箱子，所以你一**定得讓髖關節起床工作！**

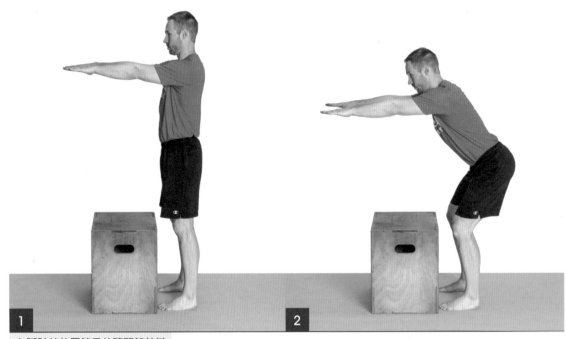

在腳趾前放置箱子的髖關節鉸鏈

如果你在進行這個動作時會感到背痛，請將雙手放在大腿上。當你將臀部向後推、胸部向前推時，將雙手從大腿滑向膝蓋。藉由將雙手撐在大腿上，上半身就能固定，而如果正確進行，你在這個動作中應該不會感到疼痛。

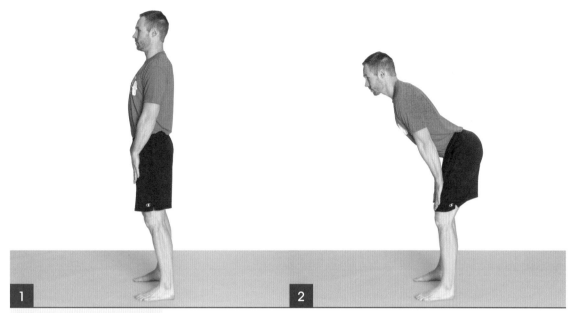

雙手放在大腿上的髖關節鉸鏈

另一項可以幫助髖關節鉸鏈的工具是槓片。請將槓片抵在臀後，想像身後有一道牆，將臀部向後推向那道牆，並在下蹲時微彎膝蓋。進行動作時，必須注意脊椎需要全程保持在中立位，如果正確進行，你的臀大肌與大腿後肌會感受到一股張力。

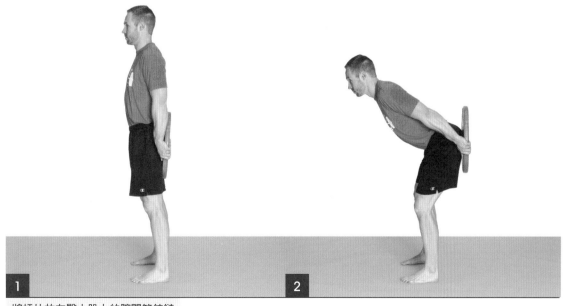

將槓片放在臀大肌上的髖關節鉸鏈

無論雙手是否放在大腿上，髖關節鉸鏈都能幫助你在向前彎曲時不感到疼痛，這表示，每次你伸手撈出放在冰箱深處的食物，或是從地上撿起襪子，都應該讓臀部工作，以髖關節鉸鏈帶動動作。

奠定基礎

假使到目前為止，你都正確地進行動作，那現在你的身體應該一點疼痛症狀都沒有。那麼，該是時候進入復健的第三階段，重新建立身體的強度，以應付槓鈴訓練與競賽對身體的高要求。很可惜，這個世界上沒有任何一個動作可以一次就對脊椎周圍的肌肉進行強度相同的訓練。因此，我們需要做的是制定一套完整的訓練計畫，透過各種會運用到不同動作平面與模式的訓練，來建立足夠的核心穩定性。在這個階段裡的訓練動作可以分為四種：

推：深蹲、推雪橇
拉：硬舉、反式划船
行走：公事包行走
抗扭轉：胸前抗旋推、單臂划船

從這四個種類出發，制定運動計畫，能夠幫助你發現並加強身體的「弱點」，檢視自己的訓練是否面面俱到，而不偏廢一方。例如：一名健力運動員的訓練計畫中，通常都充滿了推、拉、抗旋轉等種類的練習（像是深蹲、硬舉和臥推等），但是如果沒有加上任何行走類的動作，這名健力運動員等於是將身體暴露在受傷的風險中，因為他缺少從額狀面刺激核心穩定性的運動。

當開始從背傷恢復，進入復健的第三階段，請謹慎選擇能幫助脊椎更快速恢復，卻不會造成過度負擔而導致疼痛的動作。舉例來說，在能夠肩負輕度重量並深蹲前，最好不要進行抗旋轉類型的運動。因為比起單純的屈曲或伸直運動，在負重相同的情況下進行如胸前抗旋推等造成身體扭轉的運動，會對脊椎帶來高達四倍左右的力量。[84]

以下是穩定性練習的合理進階模式。首先透過矢狀面（屈曲／伸直扭矩），然後是額狀面（橫向扭矩），最後透過水平面（扭轉扭矩）對身體施加壓力。雖然對於任何復健計畫來說，沒有一套完美的動作，但這些動作可以成為跳板，以制定最適合身體和目標的計畫。

在進行復健計畫中的任何一項動作的同時，要注意加重的速度。有效率的復健計畫應該是能讓你慢慢增加負重。如果加重的速度太慢，就無法有效提升身體強度；但太快又會導致身體來不及適應，讓疼痛再度出現。因此我們要切記，復健過程中應傾聽身體的聲音，不要求好心切，被自尊心打亂計畫。

深蹲

如果你可以在無痛的狀態下進行髖關節鉸鏈，就可以嘗試恢復深蹲訓練。先不要在身體上加任何載重，看看自己能在無痛的狀態下徒手深蹲到多深。每個人的傷勢程度不同，恢復到能無痛進行一個完整的深蹲可能需要幾個禮拜。當你能成功進行完整的深蹲，就可以嘗試加重。

將重量放在身體的哪個部位（肩膀或是背上）以及重量的多寡，都會決定有多少力量會施加在脊椎上。舉例來說，將 15 公斤重的壺鈴舉在胸前進行酒杯式深蹲，對脊椎施加的力量會小於以 60 公斤重的槓鈴進行前蹲舉時對脊椎造成的力量。同樣的，用 60 公斤的槓鈴進行前蹲舉時在腰椎產生的力矩，會比相同重量的高背槓深蹲時產生的力矩要短。與高背槓深蹲相對傾斜的軀幹相比，在前蹲舉期間，為保持平衡而採取的更垂直的軀幹創造了更短的力矩（從將槓鈴往下拉的垂直重力線到腰椎關節的距離）。[85]

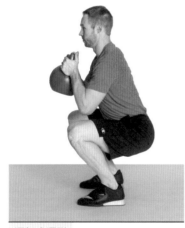 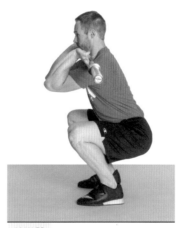 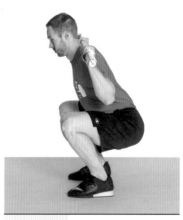

酒杯式深蹲　　　　　　　　前蹲舉　　　　　　　　高背槓深蹲

我建議進行深蹲的順序是從酒杯式深蹲開始（負重在胸前），下一個進行前蹲舉，最後才是高背槓深蹲。轉換動作模式和加重時都要謹慎一些，太急切地想回到先前的運度強度通常會導致再度受傷。我有許多非常強壯的健力選手客戶，他們在從背傷復原的復健過程中，也是先從 14-18 公斤的重量開始進行酒杯式深蹲，花了數週適應，才再度回歸高負重的槓鈴訓練。

當你開始回歸高負重的訓練，請記得關注呼吸。舉起的重量非常重時，僅是收緊核心是不夠的，你也必須學習如何正確呼吸。

與許多醫生或健身專家所倡導的相反，「下蹲時吸氣、站起時吐氣」對於大重量訓練時穩定脊椎並沒有幫助。 想像一下，如果按照這句口號做，那一名菁英健力選手在背部負重 450 公斤時把氣完全吐掉，他的脊椎會發生什麼事！

進行大重量訓練時，我建議深吸一口氣，並在動作全程都憋著那口氣。當你將憋氣的力量與收緊核心的力量結合，你的身體馬上就能變得更加穩定，並能承受較大的重量。這就是創造天然「舉重腰帶」的方法。

想要將這股壓力留在腹部，並保持脊椎的高穩定性，你必須憋好這口氣，而這樣憋氣的行為又稱為「伐式操作」。吐氣時，僅讓雙唇間產生一個小孔緩緩吐氣，發出「嘶嘶」聲，則可以讓你在吐氣時維持足夠的核心穩定性，並保證脊椎的安全。[86]

但是，憋氣的時間也不宜太長，以免血壓增高，甚至暈倒。進行任何一種訓練方式時，憋氣的時間都不應該超過幾秒鐘。如果你有任何心血管疾病的病史，在進行這項憋氣的訓練方法前請與醫師討論。但對於健康的人而言，血壓暫時上升不會對健康有害。

推雪橇

想要成功推動放著槓片的雪橇，必須從腿部產生力量，再經由穩定的核心將這股力量傳送到雙臂再到雪橇。如果你沒辦法產生足夠的核心穩定性，你的脊椎會離開中立位，導致這股由腿部產生的巨大力量中途流失。

首先將雙手握在雪橇握把的上端。在開始推動雪橇前，用力抓緊握把，同時雙腳用力向地面踩，再收緊核心。這幾個動作會幫助你固定住脊椎，保證推動雪橇的力量可以順利傳送，同時保障背部的安全。

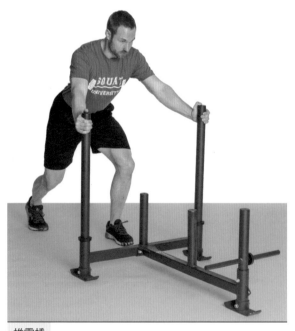

推雪橇

硬舉

當硬舉重新回到訓練計畫裡，你會希望以對脊椎不會造成疼痛的方式進行訓練。與從地面拉動槓鈴相比，從一組架高的箱子或一疊槓片上抬起槓鈴，對下背部施加的剪力會更小。

如果我們從側面分析硬舉，並在開始拉動的那一刻「定格」動作，我們可以透過力臂的長度來計算施加在下背部的扭矩量。（從地心引力拉槓鈴的垂直重力線到關節的距離，也就是腰椎）

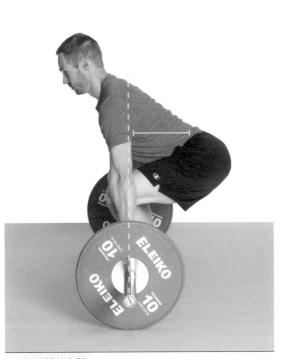 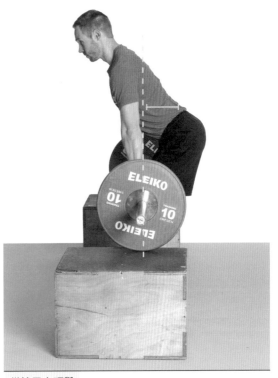

一般硬舉的力臂　　　　　　　　　　　從箱子上硬舉

比起從箱子上拉起槓鈴，從地面上拉起槓鈴時，身體自然會呈現一個軀幹更往前傾的姿勢。軀幹越往前傾，所產生的從關節到重力線的力臂就越長，因此對脊椎施加的壓力就越大。如果將起始的姿勢升高，改成從膝蓋或再更高一點的位置上拉槓鈴，對下背造成的壓力就會更小。

執行硬舉（無論是在健力競賽中，還是像許多舉重選手一樣僅是作為輔助訓練）最重要的就是找到將身體重量往地板推與將槓鈴往上拉的平衡。許多運動員會在練習硬舉時產生背痛，就是因為他們沒有用足夠的腿力，反而過度使用背部。當你下蹲到硬舉的起始動作時，將手肘鎖住，並將雙臂往肋骨的方向緊緊夾往腋下。這樣一來，強而有力的闊背肌就能被喚醒，固定住核心並為上半身創造巨大的穩定性。

下一步，往上拉槓鈴，讓上半身都參與到動作中。但這時候還沒有要真的從地面上抬起槓鈴，而是讓身體與槓鈴之間產生一股張力，好像要做「信任跌落」時往後傾的感覺。如果你的動作進行正確，你會發現槓鈴的把杆是充滿張力的，呈現輕微向上彎曲的狀態。這個動作稱為「喚醒槓鈴」。

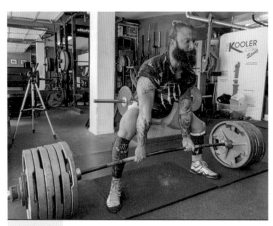 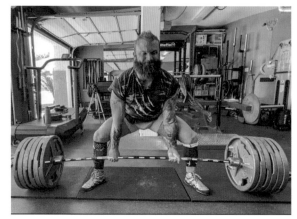

喚醒槓鈴 米卡·馬里亞諾（Micah Mariano）做硬舉

當你在上半身創造張力的同時，要記得下半身要往反方向創造張力。這表示你的臀大肌與大腿後肌應該也要產生一股巨大的張力，同時將雙腳用力踩向地面。在向上拉槓鈴與向下踩地的力中找到平衡，能夠進一步保障背部的安全。你也可以調整各項元素，例如增加重量或是降低箱子的高度，來增加動作難度。

就短期而言，修改硬舉的技巧也可以增加復健的進展。舉例來說，因為軀幹彎曲的角度更小，相撲硬舉相比於傳統的硬舉，對於下背造成的負擔較小。又因為相撲硬舉的站距更開，身體與槓鈴之間的距離更近，並能在動作進行時讓軀幹保持更加挺直的姿勢。這兩個原因都讓從腰椎關節到下拉重力線的力臂更短，因此整體施加在脊椎上的力更小。[87]

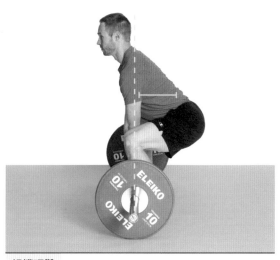

相撲硬舉

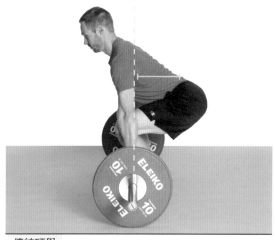

傳統硬舉

反式划船

經研究證明，以懸吊訓練繩或是吊環進行訓練的反式划船，能夠在對脊椎施壓最小的狀況下，大幅度啟動上背部與中背部的肌肉[88]。因此，反式划船這項由划船（row）演變而來的訓練，非常適合用於背傷的早期復健。記得在進行這項訓練時，要把注意力放在呼吸上。深吸一口氣並收緊核心，再開始動作。

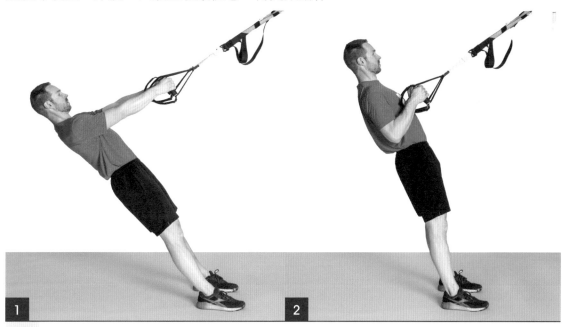

划船

進行划船運動時，整個過程裡，你的背應該要保持繃緊在中立位置。你越做越熟悉後，可以越來越往前站，讓身體與地面的距離更近。最終目標是要讓你的身體與地面盡量平行，雙腳離地放在凳子或箱子上，如下圖所示。

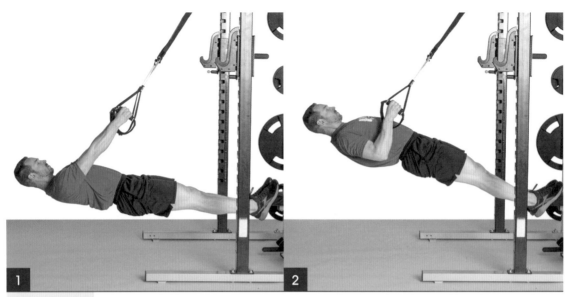

雙腳離地的划船

公事包農夫走路

　　大部分在重訓室裡的動作都發生在矢狀面：你以近乎垂直的移動方向舉起槓鈴，兩腳扎根踩向地面。運動員花了大量的時間來進行這類訓練，就容易導致其他運動平面上應發展的力量與穩定性不足。

　　舉例來說，在進行如硬舉、蹲舉，甚至是更為動態的奧林匹克抓舉等較為常見的舉重訓練時，核心外側的肌群（腰方肌與斜肌）的訓練會稍嫌不足。如果你無法有效啟動這些肌肉，以在不同的運動平面穩定身體，受傷的機率就會增加。我們一起來看看下列兩個例子。

　　想完成一次大重量的深蹲，你扛起槓鈴後會退幾步離架子遠一點，再站穩腳步進入姿勢。進行大重量的抓舉或挺舉時，舉重選手也許會在舉起槓鈴時將一隻腳往前踩，以保持平衡。而無論這步維持平衡的腳步是往前踩還是往後踩，都代表這名運動員是在額狀面上移動。

　　公事包農夫走路可以加強身體在額狀面裡移動時的核心穩定性，並改善發生在許多運動員身上的不平衡狀況。公事包農夫走路該如何進行呢？用單手抓起重量較輕的壺鈴或啞鈴，先以約 5-10 公斤左右重開始，並且讓重量保持在身側。核心收緊，並夾緊手臂以啟動闊背肌，想著「讓腋下的空間消失」，讓上半身的張力出來，並盡量握緊壺鈴的把手。開始走動後，將注意力放在減少身體向側邊的傾斜。

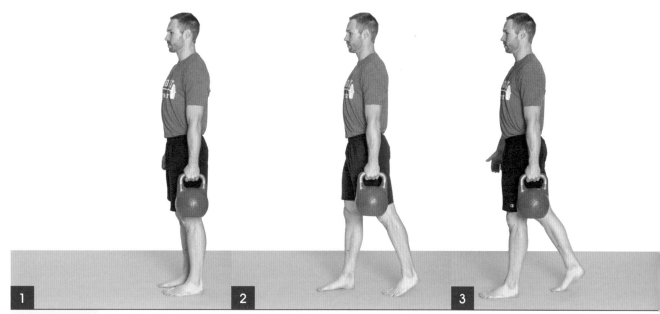

公事包農夫走路

以單手進行公事包農夫走路，比以雙手進行困難許多，對核心的要求也更高。事實上，研究顯示，與用一隻手拿著一個 30 公斤的壺鈴相比，兩隻手各拿著一個 30 公斤的壺鈴對脊柱造成的壓力要小得多。[89] 這是因為要平衡身體、消除因僅有一側拿著重量所對脊椎造成的不平衡，對身體造成的挑戰更大。

你可以倒提壺鈴來增加對於核心穩定性的訓練與挑戰。收緊核心再開始往前走。如果你想要再提高訓練強度，可以讓自己在行走時大腿抬得更高，並放慢前進的速度。

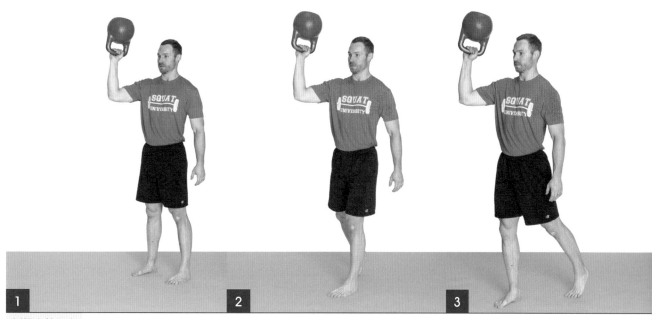

倒提壺鈴行走

倒提壺鈴行走是公事包農夫走路最有挑戰性的版本。如果你在進行動作時壺鈴一直搖晃，很難拿穩，你可能會覺得是因為手部的握力不夠。然而，這其實是代表你的核心穩定性不足，才會導致在走動時，無法保持重量的固定。

　　研究顯示，背痛會降低對脊椎位置的察覺力以及對脊椎姿勢的掌控。[90] 你越能保持核心的穩定，就越能拿穩壺鈴。因此，你要做的不是將注意力放在壺鈴上，而是專注在保持核心的收緊。

站姿核心抗旋轉

　　站姿核心抗旋轉能夠挑戰身體的抗旋轉能力，可以為很少在槓鈴訓練中遇到旋轉外力的力量型運動員測試身體的抗旋轉能力。

　　以站姿開始動作，雙手握住彈力帶或纜繩，靠近腹部，彈力帶的平面應該要與你的身體垂直。收緊核心，並將雙手往前推離身體。在這個動作中停留 5 秒鐘，並保持身體穩定不旋轉。

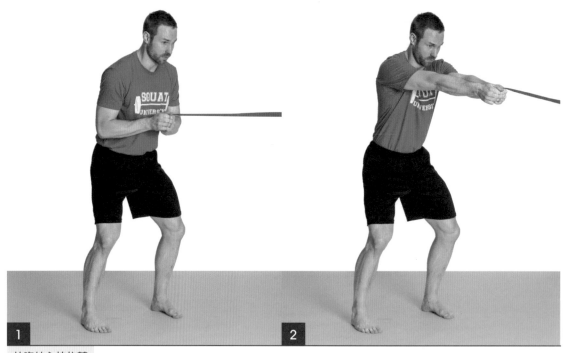

站姿核心抗旋轉

你可以透過微調姿勢來增加這項運動的挑戰性，例如單膝跪地、雙膝跪地，甚至是弓箭步；你也可以在一次動作後加上其他訓練動作。另一種進階方式是以深蹲姿勢進行這個動作，你可以透過蹲下深度的不同，來以不同角度訓練自己的核心與臀部。

建議組數 / 次數：兩側各做 2-3 組 10 下。

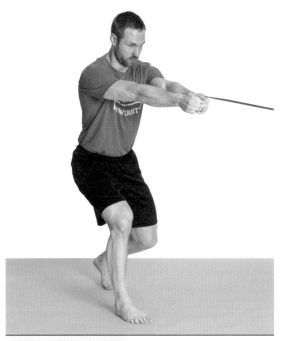 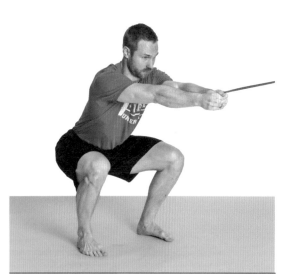

弓箭步站姿核心抗旋轉　　　　　　　　深蹲站姿核心抗旋轉

單臂划船

許多人看到單臂划船的第一眼（以彈力帶或滑輪機訓練），會認為這應該是加強上背與肩膀後側肌群的肩膀穩定性動作。這樣的分類沒有錯，但單臂划船的功效不僅如此，更能作為訓練抗旋轉力的核心穩定性運動。[91]

面對滑輪機站著，或將彈力帶固定在堅固的物體上。以單手進行動作時，注意讓脊椎保持在中立位置，切記不要讓身體轉動。在動作中停留 2 秒，再將雙手伸展回到起始姿勢（動作示意圖在下一頁）。

你可以用各種姿勢進行這項動作，例如弓箭步或跪姿。

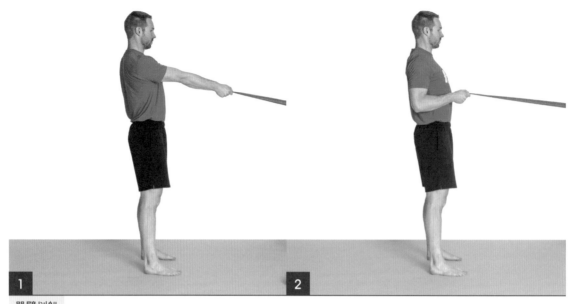

1 單臂划船   **2**

建議組數 / 次數：2-3 組 10 下。

恢復良好運動表現

你已經成功根除疼痛感，並恢復先前的訓練強度，接下來你要做的是維持新訓練起來的核心強度。這表示，最好每週進行麥吉爾的「三巨頭」或是其他在前文提過能增進核心力量的運動。訓練菜單的安排沒有對錯之分，但我建議將訓練到不同運動平面的練習都放進菜單中，綜合訓練。

如果你是一名想將運動表現發揮到極致的力量型運動員，我建議你將核心訓練更升級，並將下列的進階動作放入菜單中。

奧林匹克舉重

在復健計畫的最後階段，我們可以將奧林匹克舉重（抓舉和挺舉）加入訓練菜單。

然而，由於它們的複雜性和對速度的要求，直到你可以輕鬆、無痛地進行一組蹲舉與一組硬舉，且負重達受傷前的 70%，才可以重新開始練習這些動作。

至於硬舉，你重新恢復訓練時，可以先用箱子輔助，減少施加在下背的壓力。你所使用的箱子高度應該能夠讓槓鈴放在比膝蓋高的位置，大約在大腿中段或下方接近膝蓋的位置。研究顯示，當你舉起槓鈴，從膝蓋前通過時，越能保持身體的垂直，在進行整個抓舉或挺舉的過程中施加在下背的壓力也就越小（意思是，直接從地上舉起槓鈴對脊椎施加的力是最大的）。[92]

掌握動作後，你可以透過增加重量或降低箱子的高度來變化，以增加運動強度。

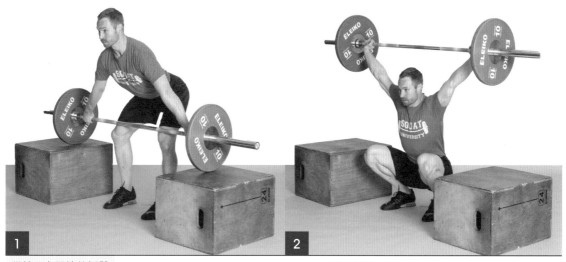

從箱子上開始的抓舉

暫停式硬舉

暫停式硬舉對於訓練正確的硬舉動作技巧而言非常有效。如何進行暫停式硬舉呢？起始姿勢與進行一般硬舉的姿勢一樣，深吸一口氣，收緊核心，再慢慢地從地上拉起槓鈴。你可以調整槓鈴放置的高度以增加訓練強度，比如小腿中段、膝下或是膝蓋以上，並且在動作中停留 2-5 秒鐘。你也可以在放下槓鈴到膝蓋高度時做一個停留，以增加訓練的挑戰性。在停留時，你應該會感受到雙腿產生用力往地板推的力。如果你藉由憋氣和收緊核心產生足夠的核心穩定力，下背就不會感受到任何傷勢復發的痛楚。建議每組最多做 3 下。

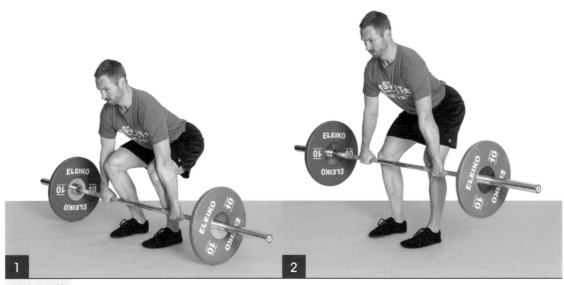

暫停式硬舉

殭屍前蹲舉

在做前蹲舉或是上膊時，軀幹越能保持直立越好。但是運動員常常下蹲的姿勢正確，卻無法在站起來時保持上半身穩定，而讓背部過度的屈曲。想解決這個問題，雙手不握槓的殭屍前蹲舉是個不錯的練習方式。

首先將槓鈴舉握在胸前，就跟要做前蹲舉時一樣。將雙手往前舉，讓槓鈴的重量交給肩膀與上胸支撐。雙腳踩穩地面，可以用腳趾抓地。深吸一口氣，收緊核心，開始下蹲。如果不希望槓鈴掉下來，你就必須保持上半身的直立！一開始，你可以先以較輕的槓鈴練習，一組做 1-3 次，確保姿勢都不會受重量影響後，再將槓鈴的重量往上加。

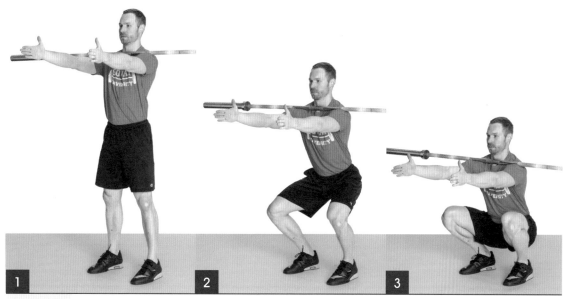

殭屍前蹲舉

鐵鏈深蹲

　　自從西部槓鈴（Westside Barbell）的創始人路易・西蒙斯（Louie Simmons）開始將鐵鏈用於輔助訓練，這樣的訓練方法就開始在健力圈中廣為流傳。[93] 這套訓練方法背後的理論是「**力量－速度曲線**」。這套理論能夠說明身體如何回應變動阻力。

　　舉例來說，大家應該都能想像一名運動員有辦法承載著很重的重量做 1/4 蹲，但絕對無法負荷著相同的重量完成一次完整的深蹲。這是因為身體在站直時，能夠產生的力比在蹲低時能產生的力要大。

　　假設一名運動員蹲舉的最大重量是 136 公斤，就可以用 100 公斤的槓鈴訓練，並在兩端各加上 2 條約 9 公斤的鐵鏈輔助。這樣一來，整體負重就是這名運動員的最大重量 136 公斤。這名運動員下蹲到最低，鐵鏈會接觸到地面，重量可以由地板分擔掉。因此，當這名運動員站到最高點時，整體的負重是 136 公斤，但當他蹲到最低，負重只剩下 100 公斤。當他從下蹲姿勢站起來時，重量會逐漸加到槓鈴上，稱為「**變動阻力**」。

　　對大部分的人來說，蹲舉最難的部分是蹲到底的時候。你離站直越近，上來的動力會越大。用鐵鏈輔助可以讓你在站直時所舉的重量比蹲下時要更大，並降低你在蹲下時支撐不住而失敗的風險。示意圖見下頁。

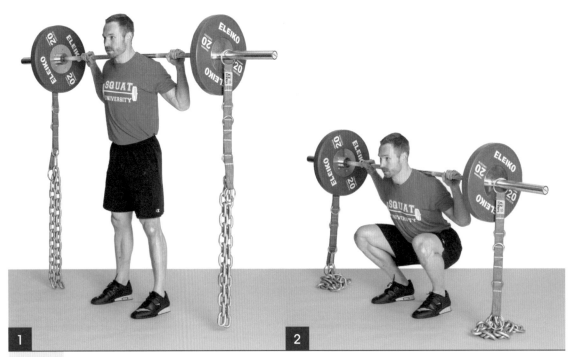

鐵鏈深蹲

這代表，使用鐵鏈輔助訓練能夠讓這項動作符合人體的力量─速度曲線，幫助運動員在站起來的障礙點時，提升速度與爆發力。

另一項鐵鏈用於深蹲等訓練時比較少提及的好處，以及為什麼我會推薦這項動作給有背痛史的運動員，是因為這項運動可以加強本體感覺（即對脊椎位置的感知），進而增進核心穩定性。掛在槓鈴上的鐵鏈只要輕微晃動，就會對運動員造成不穩定、不規律的刺激，就和節律性穩定運動一樣，可以增加對神經肌肉的控制。想要創造這股不穩定刺激，就得確認當你站直時，鐵鏈不會拖地。

記得，你必須從頭到尾完成動作，從將槓鈴抬離架子到恢復起始姿勢，且全神貫注。這對於想要從背痛中復原的人來說更是重要。當你將槓鈴抬起，離開架子時，晃動的鐵鏈就會立刻讓你知道核心收緊的程度是否足夠！

該使用腰帶嗎？

我曾經有一名客戶是健力選手，他正努力從最近一次的背痛發病中復原。在一次的會診中，我們要重新將槓鈴背蹲舉加回訓練菜單中，他問我是否可以穿腰帶。在他的觀念裡，每次用槓鈴訓練都要穿腰帶，才能保護背部安全。穿上腰帶就能保證他在進行大重量的深蹲時，背部能維持在中立位不會位移。

我接下來說的話可能會顛覆你的所知。我發現很多運動員與教練都無法正確使用腰帶，且很多時候，都是為了錯誤的目的使用腰帶。請見下文的解釋。

為什麼要使用腰帶

在我開始講述腰帶是如何幫助背傷患者之前，我們先來談談為什麼有些人會想要穿腰帶吧。研究顯示，藉由支撐核心肌肉，腰帶可以增加下背的穩定性。[94]

舉起大重量的槓鈴時，你必須深吸一口氣，同時收緊軀幹的肌肉，才不會被槓鈴的重量壓成兩段。這個吸氣並收緊核心的動作會增加腹腔內的壓力，創造出巨大的穩定性。你在吸氣時，可以在腦中想著「填滿軀幹」。如果你做得正確，你會感覺到自己的腹部隨著呼吸上升、下降，而不是胸腔，且在動作全程都憋著這口氣。

你深吸一口氣時，身體的腹腔容積會增加。如果你將這樣核心的擴張與收緊軀幹肌肉的動作一起做，腹腔內的壓力就會增加，因為體積無法再擴張。這就是腹內壓（IAP）產生的方式。

將腹內壓想成是一個沒有開過的易開罐。如果你把一個沒有開過的易開罐放在地上並踩上去，因為裡面的壓力支撐著，它並不會被你的體重壓扁。

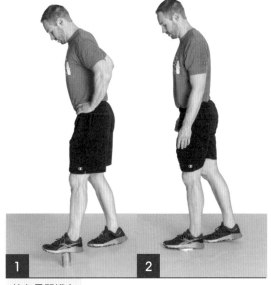

站在易開罐上

我們很常聽到教練在我們呼吸時，告訴我們要「下去時吸氣，上來時吐氣」。如果我們想練習大重量訓練，那麼這個指令其實並不合適。

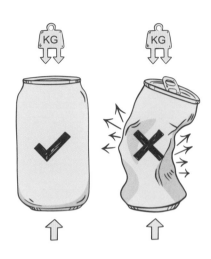

一名健力選手在深蹲負重約 400 公斤以上時，無論是在蹲下或站起時吐氣，後果都將不堪設想。如果在站起時吐氣吐得太快（或是一開始蹲下時吸的氣不夠大口），你等於已經讓你的軀幹「漏氣」了，最終將導致核心的穩定流失，後果就會跟站在一罐已經打開了的易開罐上一樣。

可想而知，失去壓力的易開罐一旦受力，就會馬上被擠壓變形。如果想要維持身體的穩定性，可以憋氣直到過了站起的障礙點（通常是在站起來的過程中，3/4 的位置），再緩緩將氣吐出。

訓練時適當的呼吸與收緊核心肌肉，可以幫助啟動身體自然的腰帶。因此，腰帶僅是在軀幹的外圍再多加了一層防護而已。腰帶並不能取代你的核心肌群，而是做為額外的支撐。如果你想舉起巨大的重量，那麼穿腰帶幫助非常大。事實上，研究證實當你在使用腰帶的同時，也正確的收緊核心、做好憋氣，腹內壓將能夠上升 20-40%，為軀幹創造更多的穩定性。[95]

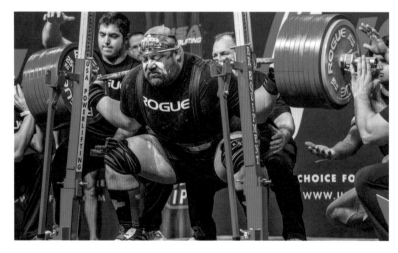

穿著腰帶進行深蹲
布萊恩・桑姆納（Blaine Sumner）

如何使用腰帶

大部分的人都沒有正確使用腰帶。試問你是否常見到以下的情景？當你望向深蹲架看到有運動員努力想束緊腰帶、越緊越好，活像他們生活在 18 世紀，在穿馬甲一樣。

可別以為把腰帶繫得很緊就是正確使用方式。想讓腰帶發揮功能，你得讓呼吸「吸進腰帶裡」。如果只是把腰帶束緊，是無法讓腰帶發揮功用的。你應該做的是讓裝滿空氣的腹部往腰帶的方向膨脹，再出力收緊，和腰帶的束力產生抗衡。

研究顯示，正確使用腰帶的運動員能夠擁有更大的爆發力來舉起更重的重量。他們在必須多次重複進行訓練動作時（例如一組做 8 下）時，也能夠保持軀幹的固定，以進行更多下動作。[96]

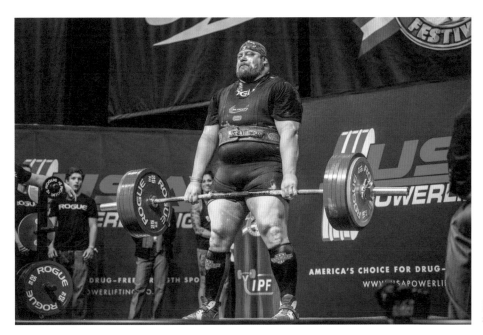

穿著腰帶進行硬舉
布萊恩・桑姆納

什麼時候該穿腰帶

許多運動員是基於以下的原因而開始穿腰帶：

- 他們觀察到一些菁英選手在穿腰帶，所以覺得自己也該穿
- 他們想舉起更重的重量
- 他們的背出現痠痛問題，並覺得穿腰帶可以幫助解決問題

看到投入大量時間在訓練與競賽上的菁英選手使用腰帶，並不代表你也需要開始使用。首先你得問問自己：「我所從事的運動和舉重或健力一樣嗎？」如果你的答案是肯定的，我強烈建議你在從事該項運動的頭幾年應該在沒有腰帶的幫助下進行訓練。在接受訓練的前幾年，磨練正確的動作技巧十分重要。你應該把握這段時間訓練自己，熟悉形成「天然腰帶」的方法。掌握了這項技巧，你等於為身體穩定性打下穩固基礎。當你之後想要舉起更重的重量，才有更好的技巧應對。

如果你對於舉重或健力並不感興趣，只是利用重訓增進在其他運動上的運動表現，例如美式足球、棒球或籃球，那麼我建議你能不用腰帶就不用。你在進行上述這些運動時並不會使用腰帶，所以在重訓時，與其使用腰帶輔助，不如花些時間在建立穩定的軀幹上，並用最基本的方式進行重訓。

　　想要舉起更大的重量並沒有什麼不對，但前提是不能因此犧牲了技術。雖然穿腰帶在進行大重量訓練時很有幫助，但長久下來，如果在**所有**動作都使用腰帶，會帶來負面影響。如果你總是使用腰帶，你身體會開始依賴腰帶的支撐，導致核心力量流失。因此，你最應該做的是學會如何收緊核心，靠自己的力量創造身體穩定性。對於積極訓練的運動員，我建議你可以在每天的訓練中都加入穿著腰帶與不穿腰帶的練習，以此來維持舉起大重量時身體的穩定性。

　　絕對不能是因為要消除疼痛或痠痛而使用腰帶，這麼做就像是用封箱膠帶去修補車輪上的破洞，也許短期內是有用的，但絕對無法根除問題。簡單來說，腰帶對於治療背痛完全沒有幫助。只有在透過適當的復健過程消除背痛問題，且你已經有足夠的技術與穩定性來舉起適當的重量時，才適合使用腰帶。

　　我們應該確保訓練中每個動作都在安全狀態下，以最佳技術進行。腰帶可以幫助我們達到安全的前提，特別是我們想舉起大重量時。但是有些運動員在試圖舉起大重量時，仍選擇不使用腰帶。只要你能夠確保自己的技術到位，這當然沒有問題。相反的，如果你要使用腰帶，就應該學會正確的使用方式。

進行下背痛復健時應注意的動作

　　在進行一些對於力量型運動員來說很常見的動作時，應保持謹慎，特別是當你正在從背傷中復原。我想簡單提出其中兩種動作，讓你更了解它們的功效：

- 俯臥直腿後擺機（reverse hyper）
- 背部伸直機或羅馬椅

俯臥直腿後擺機

俯臥直腿後擺機是由著名的健力教練 、來自西部槓鈴的路易·西蒙斯發明。許多人學到的是，在抬起與放下雙腳的同時，背部也應該隨著動作屈曲或伸直。這麼做的時候，造成腿部擺動的其實是在伸直臀部或腰椎時，大腿後肌與臀大肌的收縮，以及下背的上升。

雖然按照上述的方式使用俯臥直腿後擺機能加強臀部伸直的力量，發生在下背的肌肉收縮卻會因此對脊椎產生極大的剪力。對某些人而言（像是那些有伸直不耐的人），這樣的運動可能會引發背痛。然而，我不認為我們就該因此妄下結論，認為俯臥直腿後擺機會對所有使用者帶來負面影響，或只要有背痛就該避免使用俯臥直腿後擺機。我們應該做的，是進一步地了解這項運動，知道何時做、怎麼做，才能讓這個動作發揮最大效益。

舉例而言，為了加強身體後側肌群，並從背傷中復原，世界健力冠軍布萊恩·桑姆納（Blaine Sumner）就將這項訓練改良，好讓脊椎負擔更小。他並不是腹部向下的平趴在機器上，而是用手肘將上半身撐起。藉由這一項改變，他發現自己能夠減少對下背的移動，讓臀部作為主要運動的部位。

當你在俯臥直腿後擺機上固定好上半身時，雙手請盡量抓緊把手，以創造手部與肩膀的張力。你的骨盆應該剛好在平台的邊緣，而你的脊椎應該處於中立位。接著收緊核心並固定好軀幹，讓臀部作為唯一移動的部位。在軀幹受到平台支撐的狀態下直腿後擺可以加強訓練伸髖肌（臀大肌與大腿後肌），同時降低對下背造成的負擔。你可以一次後擺雙腿，當然也可以一次只動一隻腿。

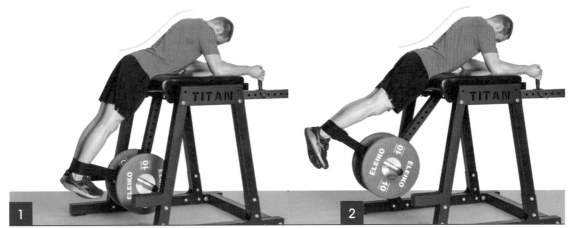

俯臥直腿後擺機：姿勢正確的使用方法

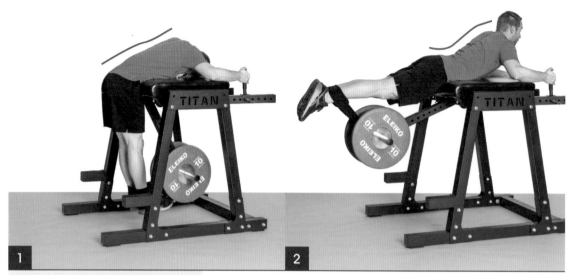

俯臥直腿後擺機：姿勢錯誤的使用方法

　　如果沒有機會使用俯臥直腿後擺機，也可以用壺鈴擺盪這項著重訓練大範圍臀部伸直且具圓周性的動作，作為復健末期的訓練。壺鈴擺盪不但可以訓練身體後側鏈，更可以同時加強全身的協調性。在身體中所有「動力鏈」的「連結」──在地上踩穩的雙腳、有力工作的脊椎以及固定不動的脊椎，都必須互相協調、相互配合，才能夠做出標準的擺動路徑。

　　想進行壺鈴擺盪，首先呈運動員站姿（athletic stance），雙腳與肩同寬，並讓腳尖指向前方。如果條件允許，你可以脫掉鞋襪並讓腳趾抓緊地面，以創造巨大的穩定性，防止前傾或後仰。

　　將壺鈴放置在腳趾前面一點點的地方，進入臀部鉸鏈動作（臀部向後，胸部向前），並讓身體壓低，好像準備要硬舉的動作。你的肩膀應該要比臀部再高一點，雙眼平視前方而非向下盯著壺鈴。在脊椎處於中立位的前提下，收緊核心。

　　下一步，雙腳踩向地板，並鎖住雙臂好讓整個身體在移動前就先有一股張力。上述的這些準備過程就和以往你要從地上舉起槓鈴時的準備過程一樣。

　　從雙腿之間拉起壺鈴前深吸一口氣（就像一名美式足球員要從中場傳球到四分衛手上那樣）。深呼吸時，你應該感覺到身體後側的肌肉群，也就是臀大肌與大腿後肌，像橡皮筋被拉開那樣繃緊。接著再以有力的、爆發性的方式向前推動你的臀部，釋放「橡皮筋」的張力。將壺鈴用力擺向前，就像拳擊手快速向前出拳，同時吐氣。

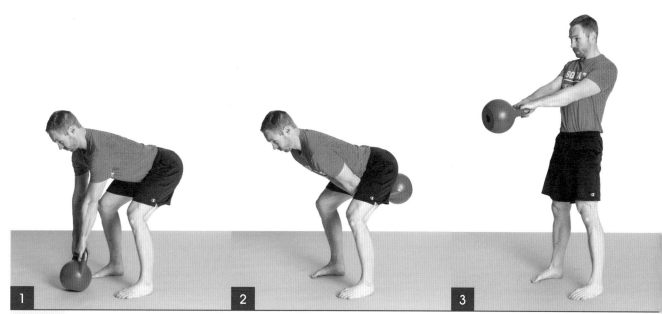

壺鈴擺盪

　　不要想著用雙臂的力量舉起壺鈴，而是應該專注在下半身，特別是臀大肌，讓下半身作為產生力量的主要部位。如果你的動作正確，壺鈴向前擺盪時的幅度會大約與胸部一樣高。進行動作的同時，務必要檢查核心是否全程收緊。如果你的肩膀感到疲勞，代表你可能過於依賴雙臂來創造擺盪的動作，而不是透過髖關節伸直創造力量。

　　壺鈴開始向下擺動時，再次吸氣。保持肘關節固定，髖關節也一樣維持屈髖動作，讓壺鈴的重量往雙腿間盪去。如果在這個過程中，你的膝蓋過度彎曲，產生的力就會類似於蹲舉，而我們應該避免這樣的現象發生。如果你進行得正確，你會感覺到身體後側鏈的張力上升，「橡皮筋」再次被拉緊，準備好進行下一次的擺動。

　　一開始可以讓壺鈴擺盪的高度與肩同高，熟悉動作後可以依照自己的喜好再增高擺盪的高度。想知道更多關於如何利用壺鈴輔助訓練的資訊，我強烈建議參閱帕維爾·塔索林（Pavel Tsatsouline）的著作。

背部伸直機或羅馬椅

以羅馬椅進行的背部伸直運動能夠強化背部的豎脊肌。早在幾十年前就有專業人士透過這項器材增進訓練，羅馬椅在如舉重等等的槓鈴運動中也是一項很常見的器材。知名前蘇聯舉重選手瓦西里·阿列克謝耶夫（Vasily Alekseyev），在 1970 年代創下八十多項世界紀錄，我就曾在影片中看過他將使用羅馬椅作為訓練的主要內容。

另一項與羅馬椅相似的器械是 GHD 臀腿訓練器，又稱反式勾腿訓練機器。從名稱聽起來，臀腿訓練器好像是著重訓練後側鏈的器材，許多使用者都因此用錯誤的方式使用這項器材，用豎脊肌作為主要發力的肌群來進行訓練。

然而，不管是使用羅馬椅還是 GHD 臀腿訓練器，都應該保持謹慎，特別是從背傷中復原的人。進行背部伸直運動對豎脊肌的負擔很大，且幾乎不會使用到其餘的核心肌肉幫忙。[97] 因此，與使用俯臥直腿後擺機相同，使用羅馬椅或 GHD 臀腿訓練器進行訓練也可能會引發訓練者的背痛。

為了減少對背部的負擔，我建議將臀部作為支點進行背部伸直運動。首先調整機器，讓你的骨盆上緣能夠稍微超過支撐的墊子，這麼作能夠讓你的背在訓練進行過程中全程保持在中立位，並讓你的大腿後肌與臀大肌發力以抬起軀幹。

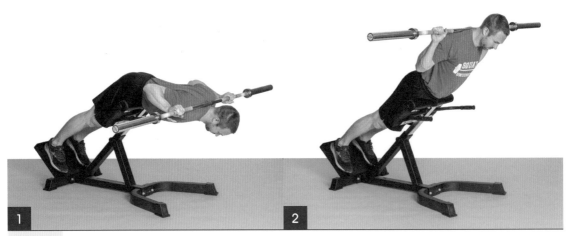

背部伸直

為什麼在這項訓練中，減少背部的移動很重要？

研究顯示，有背痛問題的患者，通常在進行需要屈曲和伸直軀幹的動作時會改變肌肉的徵召模式。[98]

讓一個沒有傷病困擾的人彎腰後再站起（屈曲後再伸直），這個動作很大部分是由髖關節帶動、完成的。[99]

然而，有背痛問題的人通常都是用脊椎主導動作，和健康的人相比，在做軀幹伸直的動作時過度倚賴下背。[100] 因此，有下背痛問題的患者，不應該進行需要從屈曲姿勢出發的脊椎伸直運動，畢竟如果再加上負重，只會強化錯誤的動作模式。但是如果你可以在這項運動中減少下背部的移動，就能夠打破這樣的惡性循環，並訓練身體學會以髖關節主導的方式來執行動作。

如果你沒有機會使用羅馬椅或 GHD 臀腿訓練器，也可以透過羅馬尼亞硬舉來達到相似的訓練成效。在站姿中，雙手將槓鈴或是壺鈴舉到髖關節的高度，雙腳抓緊地面，收緊核心以為身體創造出足夠的張力。雙膝微彎，在放下槓鈴時屈髖。盡可能屈髖讓身體降低，但是過程中仍要讓下背維持自然的曲線。到達最低點後，重新再站起時要切記只能移動髖關節。

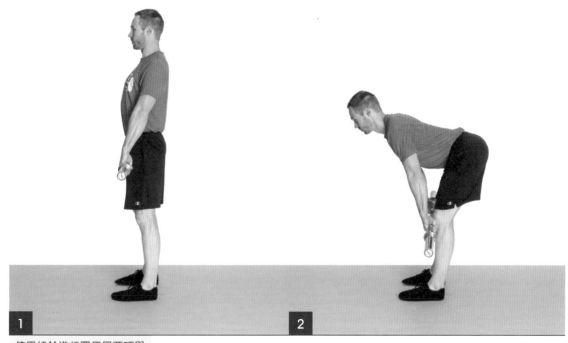

使用槓鈴進行羅馬尼亞硬舉

這些動作就像是工具箱中的工具，如果你想為復健或更好的運動表現設計出一套適合的訓練計畫，需要選擇最能夠幫助你達成個人目標的工具。雖然下背的肌肉也應該強而有力，特別是對那些試著重返大重量訓驗的人而言，我仍然建議從背傷中恢復的人不應該進行任何會造成脊椎負擔或移動的動作。

伸展大腿後肌能改善下背部疼痛嗎？

我已經聽過太多病人這樣跟我說過：「醫生囑咐我做一些伸展大腿後肌的動作，因為大腿後肌太緊正是導致我下背疼痛的原因。」在醫界和物治界有許多專家都認為，下背痛的起因是大腿後肌太緊，而伸展大腿後肌就是解決下背痛的方法。乍看之下，這項說法立論有據。如果你在 Google 上很快地搜尋一下，可以找到很多指出下背痛與過緊的大腿後肌有關的研究。[101]

然而，即使許多下背痛患者都有大腿後肌太緊的問題，在我多年的物治生涯中，我發現大腿後肌太緊並不是導致下背痛的直接原因。因此，許多上門求診的下背痛患者都認為應該要伸展大腿後肌，這個想法是錯誤的，我會逐步解析原因。

我們用以評估大腿後肌「過緊」的方式是什麼？

被動式直膝抬腿（SLR）是一項醫生常使用的大腿後肌柔軟度測驗，進行方式如下：

仰臥在地，全身放鬆，讓一位朋友將你的一隻腿在伸直的狀態下往上抬起。如果你可以在不感到疼痛的狀態下將腿抬高到 80 度以上，就代表你大腿後肌的柔軟度沒有問題。[102] 但是，如果你沒辦法在大腿後側無痛的狀態下，將腿往上舉到超過 80 度，就代表你的大腿後肌過緊或是柔軟度不夠。

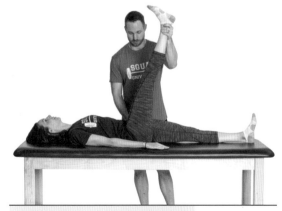

直膝抬腿測試：大腿後肌柔軟度正常

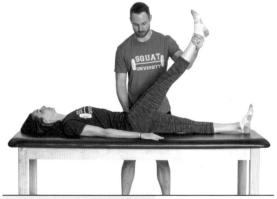

直膝抬腿測試：大腿後肌過緊

為什麼要伸展？

　　伸展的目的是增加柔軟度。在學習物理治療時，老師教導我們，伸展僵硬或過短的肌肉可以幫助肌肉恢復到正常的柔軟度。在肌力體能和健身界，伸展可以提升動作的品質、增進運動表現和減少受傷的風險。過去的幾十年來，醫界與肌力體能界都發表了大量的研究成果，顯示伸展的好處。[103] 但是伸展的原理到底是什麼呢？

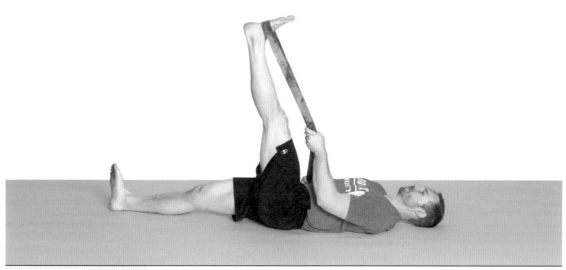

用彈力帶進行大腿後肌伸展

　　當你在伸展單一肌肉或肌群（像是大腿後肌）──比如你仰躺在地讓朋友將你的一條腿推向空中時，會發生一些短期的變化。最明顯的當然就是柔軟度增加，你的動作範圍會變大，並且在下一次伸展時可以將腿舉得更高。但是，這些變化不一定可以長期維持。

　　舉例來說，一項研究顯示，經過五輪的伸展運動，大腿後肌所增加的柔軟度只能維持 6 分鐘！[104] 在停止伸展的 32 分鐘後，肌肉就會恢復到伸展前的長度。其他更加激烈的伸展運動顯示，所增加的延展性可以維持 60-90 分鐘。[105] 這表示，進行伸展運動的時間與在伸展動作中停留的時間，會影響短期間增進的柔軟度能維持多久。但無論如何，成效往往都是短期的，無法持久。

　　理論上有兩種方式可以增加柔軟度。第一種是根據力學原理，立論觀點如下：如果伸展後動作的範圍變大，原因可能是肌肉長度增加或是肌肉的僵硬程度減少。

肌肉是很有彈性，所以當外力施加在肌肉上，肌肉就會拉長；外力消失，肌肉又會恢復原本的長度，就像橡皮筋一樣。我們可以用兩種方式測量肌肉的彈性：

延展性是指肌肉伸長的能力。通常延展性的定義是將肌肉伸展到極限的能力（所謂的「極限」通常是指一個人能夠在無痛的狀態下伸展的最大程度）。我們可以透過觀察關節能夠移動的角度來測量延展性，就像在直膝抬腿測試中觀察髖關節一樣。

剛性是指在伸展肌肉時，要花多少力才能拉長肌肉。要定義剛性可能有點困難，多數人現在使用這項詞的方式也是錯的，因為只要伸展的速度和關節的角度不同，對剛性的評估結果也會不一樣。

多數討論伸展的醫學書籍都指出，柔軟度增加是來自力學理論的模型，並且在伸展時，肌肉本身真的被拉長。通常你會看到這些書提到以下三項理論證明柔軟度的變化真實存在：

黏性變形：這是一種用來說明肌肉具備像橡皮筋一樣的彈性與像蜂蜜般的黏性的好聽說法。用這項理論證明肌肉延展性與力學原理有關的人認為，你在伸展時，伸展的力會讓肌肉放鬆，柔軟度也就因此增加。但是研究很快就證明這項理論是錯誤的，因為黏性變形而產生的改變通常都是短期的。舉例來說，一項研究顯示，先伸展大腿後肌 45 秒，在 30 秒後再次伸展，延展性就沒有顯著的提升。[106] 如果肌肉真的會變形並保持在變形後的狀態，那麼在這項研究中，研究者應該要能夠觀察到明顯的改變。

塑性變形：另一項常見的理論則認為，伸展過後，柔軟度確實會增加，因為組成肌肉的結締組織被伸展到了一定程度後就無法恢復原狀。然而，支持這項論點的研究非常少。[107]

持續增加肌小節：第三種理論認為，組成肌肉的基本單位（稱為「**肌小節**」）會因為伸展而增加數量。你可以把肌小節想成一塊塊樂高，肌肉是由數以萬計的肌肉纖維組成的，而每一條肌肉纖維又都是由一長條相連的肌小節所組成。根據一些動物實驗，研究人員發現如果長期處於伸展的姿勢（用石膏固定關節，讓肌肉連續數週處於伸展狀態），身體就會製造更多的肌小節（肌肉纖維中相連的肌小節數量變多），增加的幅度是 20%。[108] 總而言之，就是每一條肌肉纖維中的肌小節長鏈伸展到一定程度後，身體就會決定要在長鏈中增加更多單位的肌小節，以恢復先前「正常狀態」下的平衡。然而關於這項身體改變，許多人沒有發現的是肌肉的整體長度是**不變**的！雖然長鏈中的肌小節增加，每一單位的肌小節卻會變短，也就是肌小節縮水啦！同時，這項改變也不是永久性的改變，在幾週之內，肌小節的數量就會回到伸展前的數量。[109] 所以，雖然上述提到的幾項動物實驗的確顯示，固定關節、伸展肌肉長達四週後肌肉構造的確會改變，但如果伸展狀態間斷，則不會發生同樣的改變。

關於伸展如何增進柔軟度，第二種理論（同時也是較為可能的一項理論）是伸展會造成感受的改變。最新研究顯示，許多短期柔軟度增加其實是因為對伸展的忍耐度（或說對疼痛的忍耐度）變大了，而**不是肌肉變長了**！[110] 基本上，在以幾組 30 秒的伸展動作伸展完大腿後肌後，你的柔軟度會增加是因為你對於伸展極限的忍耐度也增加了。

長期進行伸展運動會有什麼影響？

不幸的是，幾乎所有關於伸展所帶來的影響的研究，實驗時間都介於三到八週之間。在這些短期的運動計畫中所觀察到的進步，都只是因為對肌肉伸展的忍耐度增加的緣故。研究顯示，肌肉纖維實際上並沒有增長。[111]

到目前為止，我們還不知道長期而言，伸展能夠帶來什麼影響。所以一個人如果嚴格執行伸展計畫長達數年，他的肌肉延展性確實有可能會改變。關於持續數月至數年的長期伸展會帶來什麼影響，未來幾年內，研究人員可能就能告訴我們確切答案。

如果你希望單一肌肉或肌群的柔軟度能夠顯著提升，就一定要持續性地伸展。如果你好幾天才伸展一次，就會很容易因為沒什麼進展而喪氣。就像我前面提到的，一次伸展過後所觀察到的成效往往在幾小時或甚至幾分鐘內就會消失。如果想挖掘自己進步的潛力，最好每天花 5-10 分鐘伸展以突破極限。

背痛與大腿後肌的關聯

我們先來討論為什麼許多運動員都認為自己應該多伸展大腿後肌，特別是有背痛問題的運動員。以下是要評估患者背痛問題時，許多醫界人士腦海中的思考過程：

在評估患者的直膝抬腿測試結果時，他們無法將腿舉到超過 70 度，根據學校教的，就代表這名患者的大腿後肌過緊或過短。又根據研究顯示，通常過短的大腿後肌都和下背痛的產生有關聯，因此伸展大腿後肌就應該加入復健計畫中，作為減少背痛的方法。

聽起來是否很熟悉呢？

在 2000 年，一組荷蘭的研究人員組織了一場實驗。在這場實驗中，研究人員將受試者分為三組觀察：大腿後肌柔軟度佳的、大腿後肌過緊的，以及有背痛問題的。[112] 以下是他們的研究成果：

• 有下背痛問題的組別在直膝抬腿測試中，髖關節能夠移動的程度最小（甚至比大腿後肌過緊的組別還小）。研究人員表示，移動程度的減少不牽涉任何骨盆前傾或是背部活動度的問題，僅與大腿後肌有關。

• 無論是大腿後肌延展性佳的組別還是大腿後肌過緊的組別，在伸展時，大腿後肌都會出現「防禦性反應」。腿部伸展的程度越大，大腿後肌裡面的電流就越活躍。但是，有下背痛問題的組別卻無法產生正常的「防禦性反應」，且大腿後肌的電流反應也不會都在同一時間產生。同時，研究人員在這個組別裡記錄到的電流反應並沒有像其他沒有下背痛問題的組別那樣，以循序漸進的速度增加。這樣的差異得歸因於有背痛問題的人，對於進行動作有較高的敏感性。

• 大腿後肌過緊的組別與有下背痛的組別之間，肌肉的僵硬程度沒有差別。

• 有背痛問題的人，大腿後肌的柔軟度比大腿後肌過緊的人還要差。但是肌肉剛性並沒有比較高。

而這項實驗的結論如下：有下背痛問題、大腿後肌柔軟度又不佳，根源是**神經系統無法正常運作**。大腿後肌無法正常反應，進而影響一個人對於伸展的忍耐程度。

治療計畫

既然我們已經知道，有背痛問題的人是因為肌肉神經問題導致大腿後肌柔軟度不佳，那麼被動伸展就無法作為解決的方案。所以，我們應該採取怎麼樣的方法應對呢？

治療背痛的三步驟如下：

1. 避免會引發疼痛的動作、姿勢和負重，以舒緩疼痛感。這個階段要做到什麼程度對每個人而言都不同，需要足夠的檢測才會知道。

2. 在疼痛部位的周圍增加核心穩定性與關節活動度。

3. 增加動作的品質：學著讓動作發生在髖關節，而不是下背，並重新啟動臀大肌。[113]

從全新的角度看大腿後肌

既然我們已經知道大腿後肌並不是影響背痛的因素，我們就該改變對於如何與何時提高大腿後肌柔軟度的看法。首先，我們要先釐清柔軟度與活動度的差異。我們可以透過第 112 和 113 頁提到的直膝抬腿來測試柔軟度與大腿後肌的長度。活動度則不同，它指的是身體運用柔軟度的能力、肌肉的張力與品質，以及神經系統（也就是運動控制）如何分工合作，而這些都是需要透過動作來展現。

我們必須先評估活動度，之後才考慮柔軟度。以金（Jim）的例子來看吧！金是一名國家級的奧林匹克舉重選手，金的髖關節活動度佳、核心穩定性高，且核心與後側鏈肌群的協調性也很好。當進行上膊和抓舉時，呈現出來的技巧也相當賞心悅目。如果要求他肢體前彎用手摸腳趾，他的姿勢看起來會像是要進行沒有拿槓鈴的羅馬尼亞硬舉，因為他已經習慣要從髖關節出發進行動作。

但是，如果不論金的動作質量，而是直接要金進行直膝抬腿測試，你可能會發現他無法將腿抬起超過 80 度，大腿後肌「過緊」。難道這就代表他應該將大腿後肌伸展排入訓練計畫嗎？

你可能不知道的是，比起一項待解決的問題，對某些運動員來說，較緊的大腿後肌反而是一項優勢。肌肉就像彈簧，承受一定的張力時，肌肉就能夠產生爆發力，增進身體的運動表現。

二十多年前，長時間的伸展曾經風靡一時，因為研究人員相信在運動前後進行靜態伸展可以減少肌肉拉傷的風險。[114] 所以說放在那個年代，如果金去進行物理治療，他的物理治療師會囑咐他進行長時間（超過 1 分鐘）的靜態伸展，仰臥在地上並將雙腳朝天伸展，以伸展大腿後肌。

如今卻有越來越多的研究顯示，在運動前進行這種類型的伸展可能會導致肌力、爆發力和速度的流失，進而限制了運動表現。[115] 這也是為什麼美國運動醫學院（American College of Sports Medicine）和歐洲運動科學學院（European College of Sports Sciences）開始抵制將持續性的靜態伸展作為暖身運動的一部分！[116]

然而，這是否表示我們以後都不應該再做伸展運動了呢？並不是這樣。有些運動員反而能夠透過適度的伸展增進身體的柔軟度，讓動作品質提升，並在訓練和比賽中更有效率地移動。如果你想要在訓練時間或比賽前伸展，我建議你進行短時間的伸展（持續時間不超過 30 秒），因為就目前的研究成果，短期的伸展並不會對肌肉的表現造成負面影響。[117] 除非伸展進行的時間**超過** 45 秒，否則對於肌力、爆發力和速度等運動表現是不會有影響的。目前仍有許多教練會要求學員進行持續時間長的伸展，但事實上研究顯示，長時間伸展會讓肌肉製造的力量減少，受影響的持續時間會達到 30 分鐘。[118]

那麼還會有運動員需要長時間伸展嗎？當然，而我也不會要他們從今以後就不能再伸展了，不過他們的伸展運動必須符合個人的需求，並增加柔軟度以提升動作品質。如果只是「為了伸展而伸展」，那麼你其實已經辜負了客戶的信任。同時我也建議，如果你想將伸展加入自己的訓練計畫，應該在運動後進行，且不能馬上接在訓練之後，而應該另選一個時段，甚至安排在不同天。

值得注意的是，如果你已經習慣在訓練之前進行伸展，且運動表現並沒有下降，那麼請你繼續進行這樣的運動程序。許多體操選手在上場前會進行持續時間長的伸展，身體仍然能產生足夠的力量。我就不會再更動他的暖身程序，因為很顯然伸展已經是暖身程序中根深蒂固的一部分。

你也許不知道，但是不靠伸展也可以增加身體的柔軟度！是的，你沒有看錯。研究顯示，透過動態熱身，可以降低肌肉的僵硬程度，並增加肌肉的彈性與柔軟度。藉由慢跑、快走、跳躍、跨步或徒手深蹲等動作提高肌肉的溫度，我們可以讓肌肉更加柔軟，並提高運動的能力。[119]

你在暖身時感受到的變化稱為「觸變效應」（thixotropic effect）。**觸變**是指組織在活動過後呈現較為柔韌、接近液體的狀態，而在休息時又恢復較硬的凝膠狀的能力。總而言之，活動可以降低肌肉的僵硬程度。所以在整天的久坐後，你會覺得下背與雙腿很僵硬，但站起來走動幾分鐘後又覺得僵硬獲得舒緩。

回想一下打開一罐優格的場景。你打開優格的蓋子，有時候會發現裡面的優格已經結塊了。將湯匙放進去攪拌過後，優格又會恢復濃稠的糊狀，這就是觸變效應的一個例子。身體也是一樣，當你暖身過後，肌肉也就不會那麼僵硬，而更能夠參與動作。

只要是能夠提升心率、刺激血液流向肌肉的暖身運動，都很適合運動員在訓練或比賽前進行，來產生觸變效應。如果你是一名槓鈴運動員，你可以在暖身運動中加入弓步走、腿或手臂的擺動或快走。

進行這樣一般的暖身之後，你應該再進行能夠符合自身運動需求的專項暖身。比方說，如果你的訓練包括挺舉，你可以用空槓進行快速聳肩、高拉和完整深度的前蹲舉，再進行加上重量的訓練。一般暖身與專項暖身的組合對於增進柔軟度、活動度和動作質量來說至關重要，能夠讓你拿出最佳運動表現，同時安全完成動作。

大腿後肌伸展的最後注意事項

訓練或復健的每一個面向都有其目的。無論如何，你必須明白自己進行各項運動的**目的**為何，包括伸展。

一直以來，我們都被灌輸「如果肌肉很緊，就應該伸展，好讓肌肉恢復到教科書中被定義為『正常』狀態」的概念。

我希望你現在已經明白，對於有背痛問題的人而言，他們的大腿後肌沒有所謂「正常」的柔軟度。他們的身體會因為疼痛或傷勢而產生不同的反應，看起來就好像是「肌肉緊繃」的人會有的反應。[120] 因此，有背痛問題的人沒有辦法靠伸展改善大腿後肌柔軟度不足的問題。

此外，大腿後肌過緊並不代表背痛會伴隨著發生。[121] 事實上，有許多運動員有較短或是較僵硬的大腿後肌，而這正成為了他們的優勢。請記得，肌肉長度的測試是很久以前就有的，而這項測試的出現是因為當時的人認為肌肉的長度應該有「正常」或「理想」值，才能表現出最理想和最安全的動作。如果只是因為選手的大腿後肌數據顯示「不正常」，就一味要求選手進行長時間的伸展來降低大腿後肌的僵硬程度，並不是正確的做法。我這麼說吧：**大多數的運動員都有非比尋常的特質，正因為這項特質，他們才能達到許多我們這些「正常人」無法達成的目標。**

因此，我會更希望你能夠拋開過往研究的侷限，用不同的方式解決你在選手身上發現的問題。對於有背痛問題的選手，找到背痛的原因並對症下藥。你必須知道，大腿後肌「過緊」是背痛導致的現象而非成因。而我們必須找到穩定下背的方法，啟動臀大肌，並改變導致疼痛的錯誤動作，好讓疼痛不再復發。對於大腿後肌過緊的選手，你可以為他制定合適的暖身程序，包括動態暖身和持續時間短的伸展運動（如果有必要的話），好增加身體的活動度和動作的品質，而又不損害運動表現。我希望上述的內容能夠幫助你，讓你在未來面臨何時伸展、是否伸展的問題時，能夠做出正確的選擇。

第一章 參考文獻

1. T. E. Dreisinger and B. Nelson, "Management of back pain in athletes," *Sports Medicine* 21, no. 4 (1996): 313–20.

2. G. B. Andersson, "Epidemiological features of chronic low-back pain," *Lancet* 354, no. 9178 (1999): 581–5.

3. T. J. Chandler and M. H. Stone, "The squat exercise in athletic conditioning: a review of the literature," *National Strength and Conditioning Association Journal* 13, no. 5 (1991): 51–8.

4. G. Calhoon and A. C. Fry, "Injury rates and profiles of elite competitive weightlifters," *Journal of Athletic Training* 34, no. 3 (1999): 232–8; E. W. Brown and R. G. Kimball, "Medical history associated with adolescent powerlifting," *Pediatrics* 72, no. 5 (1983): 636–44; J. Keogh, P. A. Hume, and S. Pearson, "Retrospective injury epidemiology of one hundred one competitive Oceania power lifters: the effects of age, body mass, competitive standard, and gender," *Journal of Strength and Conditioning Research* 20, no. 3 (2006): 672–81; Dreisinger and Nelson, "Management of back pain in athletes" (see note 1 above); J. W. Keogh and P. W. Winwood, "The epidemiology of injuries across the weight training sports: a systematic review," *Sports Medicine* 47, no. 3 (2016): 479–501.

5. A. Babińska, W. Wawrzynek, E. Czech, J. Skupiński, J. Szczygieł, and B. Łabuz-Roszak, "No association between MRI changes in the lumbar spine and intensity of pain, quality of life, depressive and anxiety symptoms in patients with low back pain," *Neurologia I Neurochirurgia Polska* 53, no. 1 (2019): 74–82.

6. W. Brinjikji, P. H. Luetmer, B. Comstock, B. W. Bresnahan, L. E. Chen, R. A. Deyo, S. Halabi, et al., "Systematic literature review of imaging features of spinal degeneration in asymptomatic populations," *American Journal of Neuroradiology* 36, no. 4 (2015): 811–6.

7. E. Carragee, T. Alamin, I. Cheng, T. Franklin, E. van den Haak, and E. L. Hurwitz, "Are first-time episodes of serious LBP associated with new MRI findings?" *Spine* 6, no. 6 (2006): 624–35.

8. M. C. Jensen, M. N. Brant-Zawadzki, N. Obuchowski, M. T. Modic, D. Malkasian, and J. S. Ross, "Magnetic resonance imaging of the lumbar spine in people without back pain," *New England Journal of Medicine* 331, no. 2 (1994): 69–73; Carragee, Alamin, Cheng, Franklin, van den Haak, and Hurwitz, "Are first-time episodes of serious LBP associated with new MRI findings?" (see note 7 above); K. Fukuda and G. Kawakami, "Proper use of MR imaging for evaluation of low back pain (radiologist's view)," *Seminars in Musculoskeletal Radiology* 5, no. 2 (2001): 133–6.

9. K. Singh, D. K. Park, J. Shah, and F. M. Phillips, "The biomechanics and biology of the spinal degenerative cascade," *Seminars in Spine Surgery* 17, no. 3 (2005): 128–36.

10. P. M. Ludewig, D. H. Kamonseki, J. L. Staker, R. L. Lawrence, P. R. Camargo, and J. P. Braman, "Changing our diagnostic paradigm: movement system diagnostic classification," *International Journal of Sports Physical Therapy* 12, no. 6 (2017): 884–93.

11. U. Aasa, V. Bengtsson, L. Berglund, and F. Ohberg, "Variability of lumbar spinal alignment among power- and weightlifters during the deadlift and barbell back squat," *Sports Biomechanics* 13 (2019): 1–17.

12. S. Sahrmann, D. C. Azevedo, and L. Van Dillen, "Diagnosis and treatment of movement system impairment syndromes," *Brazilian Journal of Physical Therapy* 21, no. 6 (2017): 391–9.

13. S. M. McGill, *Ultimate Back Fitness and Performance*, 4th Edition (Waterloo, Canada: BackfitproInc., 2009).

14. P. D'Ambrosia, K. King, B. Davidson, B. H. Zhou, Y. Lu, and M. Solomonow, "Pro-inflammatory cytokines expression increases following low- and high-magnitude cyclic loading of lumbar ligaments," *European Spine Journal* 19, no. 8 (2010): 1330–9.

15. S. M. McGill, "The biomechanics of low back injury: implications on current practice in industry and the clinic," *Journal of Biomechanics* 30, no. 5 (1997): 465–75; K. R. Wade, P. A. Robertson, A. Thambyah, and N. D. Broom, "How healthy discs herniate: a biomechanical and microstructural study investigating the combined effects of compression rate and flexion," *Spine* 39, no. 13 (2017): 1018–28; J. P. Callaghan and S. M. McGill, "Intervertebral

disc herniation: studies on a porcine model exposed to highly repetitive flexion/extension motion with compressive force," *Clinical Biomechanics* 16, no. 1 (2001): 28–37.

16. Wade, Robertson, Thambyah, and Broom, "How healthy discs herniate" (see note 15 above); Callaghan and McGill, "Intervertebral disc herniation" (see note 15 above); J. L. Gunning, J. P. Callaghan, and S. M. McGill, "Spinal posture and prior loading history modulate compressive strength and type of failure in the spine: a biomechanical study using a porcine cervical spine model," *Clinical Biomechanics* 16, no. 6 (2001): 471–80.

17. Wade, Robertson, Thambyah, and Broom, "How healthy discs herniate" (see note 15 above); C. Tampier, J. D. Drake, J. P. Callaghan, and S. M. McGill, "Progressive disc herniation: an investigation of the mechanism using radiologic, histochemical, and microscopic dissection techniques on a porcine model," *Spine* 32, no. 25 (2007): 2869–74; L. W. Marshall and S. M. McGill, "The role of axial torque in disc herniation," *Clinical Biomechanics* 25, no. 1 (2010): 6–9; S. P. Veres, P. A. Robertson, and N. D. Broom, "The morphology of acute disc herniation: a clinically relevant model defining the role of flexion," *Spine* 34, no. 21 (2009): 2288–96.

18. S. M. McGill, "Spine flexion exercise: myths, truths and issues affecting health and performance," Backfitpro, accessed March 10, 2018, https://www.backfitpro.com/documents/ Spine-flexion-myths-truths-and-issues.pdf; A. G. Robling and C. H. Turner, "Mechanical signaling for bone modeling and remodeling," *Critical Reviews in Eukaryotic Gene Expression* 19, no. 4 (2009): 319–38.

19. K. Spencer and M. Croiss, "The effect of increased loading on powerlifting movement form during the squat and deadlift," *Journal of Human Sport and Exercise* 10, no. 3 (2015): 764–74.

20. J. Cholewicki, S. M. McGill, and R. W. Norman, "Lumbar spine loads during the lifting of extremely heavy weights," *Medicine & Science in Sports & Exercise* 23, no. 10 (1991): 1179–86.

21. S. M. McGill, personal communication, March 28, 2019.

22. Cholewicki, McGill, and Norman, "Lumbar spine loads during the lifting of extremely heavy weights" (see note 20 above); J. Cholewicki and S. M. McGill, "Lumbar posterior ligament involvement during extremely heavy lifts estimated from fluoroscopic measurements," *Journal of Biomechanics* 25, no. 2 (1992): 17–28.

23. Cholewicki, McGill, and Norman, "Lumbar spine loads during the lifting of extremely heavy weights" (see note 20 above).

24. R. Oftadeh, M. Perez-Viloria, J. C. Villa-Camacho, A. Vaziri, and A. Nazarian, "Biomechanics and mechanobiology of trabecular bone: a review," *Journal of Biomechanical Engineering* 137, no. 1 (2015): 0108021–215.

25. J. H. van Dieen, H. Weinans, and H. M. Toussaint, "Fractures of the lumbar vertebral endplate in the etiology of low back pain: a hypothesis on the causative role of spinal compression in aspecific low back pain," *Medical Hypotheses* 53, no. 3 (1999): 246–52.

26. Oftadeh, Perez-Viloria, Villa-Camacho, Vaziri, and Nazarian, "Biomechanics and mechanobiology of trabecular bone" (see note 24 above).

27. R. D. Dickerman, R. Pertusi, and G. H. Smith, "The upper range of lumbar spine bone mineral density? An examination of the current world record holder in the squat lift," *International Journal of Sports Medicine* 21, no. 7 (2000): 469–70; H. Granhed, R. Jonson, and T. Hansson, "The loads on the lumbar spine during extreme weight lifting," *Spine* 12, no. 2 (1987): 146–9; P. H. Walters, J. J. Jezequel, and M. B. Grove, "Case study: bone mineral density of two elite senior female powerlifters," *Journal of Strength and Conditioning Research* 26, no. 3 (2012): 867–72; Cholewicki, McGill, and Norman, "Lumbar spine loads during the lifting of extremely heavy weights" (see note 20 above).

28. Robling and Turner, "Mechanical signaling for bone modeling and remodeling" (see note 18 above).

29. S. M. McGill and B. Carroll, *Gift of Injury* (Waterloo, Canada: Backfitpro Inc., 2017).

30. J. C. Lotz, A. J. Fields, and E. C. Liebenberg, "The role of the vertebral end plate in low back pain," *Global Spine Journal* 3, no. 3 (2013): 153–64.

31. van Dieën, Weinans, and Toussaint, "Fractures of the lumbar vertebral endplate in the etiology of low back pain" (see note 25 above); Lotz, Fields, and Liebenberg, "The role of the vertebral end plate in low back pain" (see note 30 above).

32. L. Manchikanti, J. A. Hirsch, F. J. Falco, and M. V. Boswell, "Management of lumbar zygapophysial (facet) joint pain," *World Journal of Orthopedics* 7, no. 5 (2016): 315–37.

33. S. J. Dreyer and P. H. Dreyfuss, "Low back pain and the zygapophysial (facet) joints," *Archives of Physical Medicine and Rehabilitation* 77, no. 3 (1996): 290–300.

34. Dreyer and Dreyfuss, "Low back pain and the zygapophysial (facet) joints" (see note 33 above).

35. S. P. Cohen and S. N. Raja, "Pathogenesis, diagnosis, and treatment of lumbar zygapophysial (facet) joint pain," *Anesthesiology* 106 (2007): 591–614.

36. Dreyer and Dreyfuss, "Low back pain and the zygapophysial (facet) joints" (see note 33 above).

37. Cohen and Raja, "Pathogenesis, diagnosis, and treatment of lumbar zygapophysial (facet) joint pain" (see note 35 above).

38. P. T. Katani, N. Ichikawa, W. Wakabayashi, T. Yoshii, and M. Koshimune, "Studies of spondylolysis found among weightlifters," *British Journal of Sports Medicine* 6, no. 1 (1971): 4–8; C. J. Dangles and D. L. Spencer, "Spondylolysis in competitive weightlifters," *Journal of Sports Medicine* 15 (1987): 634–5.

39. Katani, Ichikawa, Wakabayashi, Yoshii, and Koshimune, "Studies of spondylolysis found among weightlifters" (see note 38 above).

40. Dangles and Spencer, "Spondylolysis in competitive weightlifters" (see note 38 above).

41. T. R. Yochum and L. J. Rowe, "The natural history of spondylolysis and spondylolysthesis," in *Essentials of Skeletal Radiology* (Philadelphia, PA: Lipincott, Williams & Wilkins, 2005): 433–84.

42. M. H. Stone, A. C. Fry, M. Ritchie, L. Stoessel-Ross, and J. L. Marsit, "Injury potential and safety aspects of weightlifting movements," *Strength and Conditioning* 15, no. 3 (1994): 15–21.

43. A. F. Reynolds, P. R. Weinstein, and R. D. Wachter, "Lumbar monoradiculopathy due to unilateral facet hypertrophy," *Neurosurgery* 10, no. 4 (1982): 480–6; G. P. Wilde, E. T. Szypryt, and R. C. Mulholland, "Unilateral lumbar facet hypertrophy causing nerve root irritation," *Annals of Royal College of Surgeons of England* 70, no. 5 (1988): 307–10.

44. S. M. McGill, Back Mechanic: *The Step by Step McGill Method to Fix Back Pain* (Waterloo, Canada: Backfitpro Inc., 2015); W. R. Frontera, J. K. Silver, and T. D. Rizzo, Jr., *Essentials of Physical Medicine and Rehabilitation: Musculoskeletal Disorders, Pain and Rehabilitation*, 3rd Edition (Philadelphia: Saunders, 2014).

45. A. Indahl, A. Kaigle, O. Reikeras, and S. Holm, "Electromyographic response of the porcine multifidus musculature after nerve stimulation," *Spine* 20, no. 24 (1995): 2652–8; Cohen and Raja, "Pathogenesis, diagnosis, and treatment of lumbar zygapophysial (facet) joint pain" (see note 35 above); M. W. Olson, L. Li, and M. Solomonow, "Flexion-relaxation response to cyclic lumbar flexion," *Clinical Biomechanics* (Bristol, Avon) 19, no. 8 (2004): 769–76.

46. McGill, Back Mechanic (see note 44 above); Frontera, Silver, and Rizzo, Jr., *Essentials of Physical Medicine and Rehabilitation* (see note 44 above).

47. McGill, "The biomechanics of low back injury" (see note 15 above).

48. Sahrmann, Azevedo, and Van Dillen, "Diagnosis and treatment of movement system impairment syndromes" (see note 12 above); L. R. Van Dillen, S. A. Sahrmann, B. J. Norton, C. A. Caldwell, M. K. McDonnell, and N. J. Bloom, "Movement system impairment-based categories for low back pain: stage 1 validation," *Journal of Orthopaedic & Sports Physical Therapy* 33, no. 3 (2003): 126–42.

49. Sahrmann, Azevedo, and Van Dillen, "Diagnosis and treatment of movement system impairment syndromes" (see note 12 above).

50. Sahrmann, Azevedo, and Van Dillen, "Diagnosis and treatment of movement system impairment syndromes" (see

note 12 above).

51. Sahrmann, Azevedo, and Van Dillen, "Diagnosis and treatment of movement system impairment syndromes" (see note 12 above).

52. M. R. McKean, P. K. Dunn, and B. J. Burkett, "The lumbar and sacrum movement pattern during the back squat exercise," *Journal of Strength & Conditioning Research* 24, no. 10 (2010): 2731–41; R. List, T. Gulay, M. Stoop, and S. Lorenzetti, "Kinematics of the trunk and the lower extremities during restricted and unrestricted squats," *Journal of Strength & Conditioning Research* 27, no. 6 (2013): 1529–38; M. H. Campos, L. I. Furtado Aleman, A. A. Seffrin-Neto, C. A. Vieira, M. Costa de Paula, and C. A. Barbosa de Lira, "The geometric curvature of the lumbar spine during restricted and unrestricted squats," *Journal of Sports Medicine and Physical Fitness* 57, no. 6 (2017): 773–81.

53. K. Bennell, R. Talbot, H. Wajswelner, W. Techovanich, and D. Kelly, "Intra-rater and inter-rater reliability of a weight-bearing lunge measure of ankle dorsiflexion," *Australian Journal of Physiotherapy* 44, no. 3 (1998): 175–80.

54. McGill, *Back Mechanic* (see note 44 above).

55. McGill, *Back Mechanic* (see note 44 above); D. Hertling and R. M. Kessler, *Management of Common Musculoskeletal Disorders: Physical Therapy Principles and Methods* (Philadelphia: J. B. Lippincott, 1996); H. S. Robinson, J. I. Brox, R. Robinson, E. Bjelland, S. Solem, and T. Telje, "The reliability of selected motion- and pain provocation tests for the sacroiliac joint," *Manual Therapy* 12, no. 1 (2007): 72–9.

56. S. Freeman, A. Mascia, and S. M. McGill, "Arthrogenic neuromuscular inhibition: a foundational investigation of existence in the hip joint," *Clinical Biomechanics* 28, no. 2 (2013): 171–7; J. E. Bullock-Saxton, V. Janda, and M. I. Bullock, "Reflex activation of gluteal muscles in walking. An approach to restoration of muscle function for patients with low-back pain," Spine 18, no. 6 (1993): 704–8; V. Leinonen, M. Kankaanpaa, O. Airaksinen, and O. Hannien, "Back and hip extensor activities during trunk flexion/extension: effects of low back pain and rehabilitation," *Archives of Physical Medicine and Rehabilitation* 81, no. 1 (2008): 32–7; E. Nelson-Wong, B. Alex, D. Csepe, D. Lancaster, and J. P. Callaghan, "Altered muscle recruitment during extension from trunk flexion in low back pain developers," *Clinical Biomechanics* 27, no. 10 (2012): 994–8.

57. Freeman, Mascia, and McGill, "Arthrogenic neuromuscular inhibition" (see note 56 above).

58. McGill, *Ultimate Back Fitness and Performance* (see note 13 above).

59. M. Sadeghisani, F. D. Manshadi, K. K. Kalantari, A. Rahimi, N. Namnik, M. Taghi Karimi, and A. E. Oskouei, "Correlation between hip range-of-motion impairment and low back pain: a literature review," *Orthopedia, Traumatologia, Rehabilitacja* 17, no. 5 (2015): 455–62; G. P. Leao Almeida, V. L. da Souza, S. S. Sano, M. F. Saccol, and M. Cohen, "Comparison of hip rotation range of motion in judo athletes with and without history of low back pain," *Manual Therapy* 17, no. 3 (2012): 231–5.

60. K. D. Johnson, K. M. Kim, B. K. Yu, S. A. Saliba, and T. L. Grindstaff, "Reliability of thoracic spine rotation range-of-motion measurements in healthy adults," *Journal of Athletic Training* 47, no. 1 (2012): 52–60; K. D. Johnson and T. L. Grindstaff, "Thoracic rotation measurement techniques: clinical commentary," *North American Journal of Sports Physical Therapy* 5, no. 4 (2010): 252–6.

61. D. Ikeda and S. M. McGill, "Can altering motions, postures and loads provide immediate low back pain relief: a study of four cases investigating spine load, posture and stability," *Spine* 37, no. 23 (2012): E1469–75.

62. T. Giesecke, R. H. Gracely, M. A. B. Grant, A. Nachemson, F. Petzke, D. A. Williams, and D. J. Clauw, "Evidence of augmented central pain processing in idiopathic chronic low back pain," *Arthritis & Rheumatism* 50, no. 2 (2004): 613–23.

63. P. O'Sullivan, "Diagnosis and classification of chronic low back pain disorders: maladaptive movement motor control impairments as underlying mechanism," *Manual Therapeutics* 10, no. 4 (2005): 242–55.

64. Dreisinger and Nelson, "Management of back pain in athletes" (see note 1 above).

65.	B. C. Lee and S. M. McGill, "Effect of long-term isometric training on core/torso stiffness," *Journal of Strength and Conditioning Research* 29, no. 6 (2015): 1515–26.

66.	Lee and McGill, "Effect of long-term isometric training on core/torso stiffness" (see note 65 above).

67.	S. G. Grenier and S. M. McGill, "Quantification of lumbar stability by using 2 different abdominal activation strategies," *Archives of Physical Medicine and Rehabilitation* 88, no. 1 (2007): 54–62.

68.	S. M. McGill, "Stability: from biomechanical concept to chiropractic practice," *Journal of the Canadian Chiropractic Association* 43, no. 2 (1999): 75–88.

69.	S. M. McGill, "The mechanics of torso flexion: sit-ups and standing dynamic flexion maneuvers," *Clinical Biomechanics* 10, no. 4 (1995): 184–92.

70.	D. Juker, S. M. McGill, P. Kropf, and T. Steffen, "Quantitative intramuscular myoelectric activity of lumbar portions of psoas and the abdominal wall during a wide variety of tasks," *Medicine & Science in Sports & Exercise* 30, no. 2 (1998): 301–10.

71.	McGill, *Back Mechanic* (see note 44 above).

72.	S. M. McGill, "Core training: evidence translating to better performance and injury prevention," *Strength and Conditioning Journal* 32, no. 3 (2010): 33–46.

73.	McGill, "Core training" (see note 72 above).

74.	K. Boren, C. Conrey, J. Le Coguic, L. Paprocki, M. Voight, and T. K. Robinson, "Electromyographic analysis of gluteus medius and gluteus maximus during rehabilitation exercises," *International Journal of Sports Physical Therapy* 6, no. 3 (2011): 206–23.

75.	T. M. Parkhurst and C. N. Burnett, "Injury and proprioception in the lower back," *Journal of Orthopaedic and Sports Physical Therapy* 19, no. 5 (1994): 282–95; K. P. Gill and M. J. Callaghan, "The measurement of lumbar proprioception in individuals with and without low back pain," *Spine* 23, no. 3 (1998): 371–7.

76.	Indahl, Kaigle, Reikeras, and Holm, "Electromyographic response of the porcine multifidus musculature after nerve stimulation" (see note 45 above); Cohen and Raja, "Pathogenesis, diagnosis, and treatment of lumbar zygapophysial (facet) joint pain" (see note 35 above).

77.	S. M. McGill, *Low Back Disorders: Evidence Based Prevention and Rehabilitation*, 2nd Edition (Champaign, IL: Human Kinetics Publishers, 2007).

78.	McGill, *Ultimate Back Fitness and Performance* (see note 13 above).

79.	M. Olfat, J. Perry, and H. Hislop, "Relationship between wire EMG activity, muscle length, and torque of the hamstrings," *Clinical Biomechanics* 17, no. 8 (2002): 569–79.

80.	C. J. Durall, B. E. Udermann, D. R. Johansen, B. Gibson, D. M. Reineke, and P. Reuteman, "The effect of preseason trunk muscle training of low back pain occurrence in women collegiate gymnasts," *Journal of Strength and Conditioning Research* 23, no. 1 (2009): 86–92.

81.	S. M. McGill, "Stability: from biomechanical concept to chiropractic practice," *Journal of the Canadian Chiropractic Association* 43, no. 2 (1999): 75–88.

82.	McGill, *Back Mechanic* (see note 44 above).

83.	E. Nelson-Wong, B. Alex, D. Csepe, D. Lancaster, and J. P. Callaghan, "Altered muscle recruitment during extension from trunk flexion in low back pain developers," *Clinical Biomechanics* 27, no. 10 (2012): 994–8.

84.	McGill, *Ultimate Back Fitness and Performance* (see note 13 above).

85.	D. Diggin, C. O'Regan, N. Whelan, S. Daly, V. McLoughlin, L. McNamara, and A. Reilly, "A biomechanical analysis of front versus back squat: injury implications," *Portuguese Journal of Sport Sciences* 11, Suppl 2 (2011): 643–6; H. Hartmann, K. Wirth, and M. Klusemann, "Analysis of the load on the knee joint and vertebral column with changes in squatting depth and weight load," *Sports Medicine* 43, no. 10 (2013): 993–1008.

86.	D. A. Hackett and C. M. Chow, "The Valsalva maneuver: its effect on intra-abdominal pressure and safety issues during resistance exercise," *Journal of Strength and Conditioning Research* 27, no. 8 (2013): 2338–45.

87. Cholewicki, McGill, and Norman, "Lumbar spine loads during the lifting of extremely heavy weights" (see note 20 above).

88. C. M. Fenwick, S. H. Brown, and S. M. McGill, "Comparison of different rowing exercises: trunk muscular activation and lumbar spine motion, load, and stiffness," *Journal of Strength and Conditioning Research* 23, no. 2 (2009): 350–8.

89. S. M. McGill, L. Marshall, and J. Anderson, "Low back loads while walking and carrying: comparing the load carried in one hand or in both hands," *Ergonomics* 56, no. 2 (2013): 293–302.

90. S. Luoto, H. Aalto, S. Taimela, H. Hurri, I. Pyykko, and H. Alaranta, "One-footed and externally disturbed two-footed postural control in patients with chronic low back pain and healthy control subjects. A controlled study with follow-up," *Spine* 23, no. 19 (1998): 2081–9; S. Taimela, M. Kankaanpaa, and S. Luoto, "The effect of lumbar fatigue on the ability to sense a change in lumbar position: a controlled study," *Spine* 24, no. 13 (1999): 1322–7.

91. Fenwick, Brown, and McGill, "Comparison of different rowing exercises" (see note 89 above).

92. R. M. Enoka, "The pull in Olympic weightlifting," *Medicine & Science in Sports & Exercise* 11, no. 2 (1979): 131–7.

93. Dreisinger and Nelson, "Management of back pain in athletes" (see note 1 above).

94. J. Cholewicki, K. Juluru, A. Radebold, M. M. Panjabi, and S. M. McGill, "Lumbar spine stability can be augmented with an abdominal belt and/or increased intra-abdominal pressure," *European Spine Journal* 8, no. 5 (1999): 388–95.

95. J. E. Lander, J. R. Hundley, and R. L. Simonton, "The effectiveness of weight-belts during multiple repetitions of the squat exercise," *Medicine & Science in Sports & Exercise* 24, no. 5 (1992): 603–9; J. E. Lander, R. L. Simonton, and J. K. Giacobbe, "The effectiveness of weightbelts during the squat exercise," *Medicine & Science in Sports & Exercise* 22, no. 1 (1990): 117–26; S. M. McGill, R. W. Norman, and M. T. Sharratt, "The effect of an abdominal belt on trunk muscle activity and intra-abdominal pressure during squat lifts," *Ergonomics* 33, no. 2 (1990): 147–60; E. A. Harman, R. M. Rosenstein, P. N. Frykman, and G. A. Nigro, "Effects of a belt on intra-abdominal pressure during weight lifting," *Medicine & Science in Sports & Exercise* 21, no. 12 (1989): 186–90.

96. Lander, Hundley, and Simonton, "The effectiveness of weight-belts during multiple repetitions of the squat exercise" (see note 95 above); A. J. Zink, W. C. Whiting, W. J. Vincent, and A. J. McLaine, "The effect of a weight belt on trunk and leg muscle activity and joint kinematics during the squat exercise," *Journal of Strength and Conditioning Research* 15, no. 2 (2011): 235–40.

97. B. C. Clark, T. M. Manini, J. M. Mayer, L. L. Ploutz-Snyder, and J. E. Graves, "Electromyographic activity of the lumbar and hip extensors during dynamic trunk extension exercise," *Archives o Physical Medicine and Rehabilitation* 83, no. 11 (2002): 1547–52; J. P. Callaghan, J. L. Gunning, and S. M. McGill, "The relationship between lumbar spine load and muscle activity during extensor exercises," *Physical Therapy* 78, no. 1 (1998): 8–18.

98. E. Nelson-Wong, B. Alex, D. Csepe, D. Lancaster, and J. P. Callaghan, "Altered muscle recruitment during extension from trunk flexion in low back pain developers," *Clinical Biomechanics* 27, no. 10 (2012): 994–8.

99. Andersson, "Epidemiological features of chronic low-back pain" (see note 2 above).

100. P. W. McClure, M. Esola, R. Schreier, and S. Siegler, "Kinematic analysis of lumbar and hip motion while rising from a forward, flexed position in patients with and without a history of low back pain," *Spine* 22, no. 5 (1997): 552–8; M. A. Esola, P. W. McClure, G. K. Fitzgerald, and S. Siegler, "Analysis of lumbar spine and hip motion during forward bending in subjects with and without a history of low back pain," *Spine* 21, no. 1 (1996): 71–8.

101. W. Alston, K. E. Carlson, D. J. Feldman, Z. Grimm, and E. Gerontinos, "A quantitative study of muscle factors in the chronic low back syndrome," *Journal of the American Geriatrics Society* 14, no. 10 (1966): 1041–7; G. Hultman, H. Saraste, and H. Ohlsen, "Anthropometry, spinal canal width, and flexibility of the spine and hamstring muscles in 45–55-year-old men with and without low back pain," *Journal of Spinal Disorders* 5, no. 3

(1992): 245–53; G. Mellin, "Correlations of hip mobility with degree of back pain and lumbar spinal mobility in chronic low-back pain patients," *Spine* 13, no. 6 (1988): 668–70; D. E. Feldman, I. Shrier, M. Rossignol, and L. Abenhaim, "Risk factors for the development of low back pain in adolescence," *American Journal of Epidemiology* 154, no. 1 (2001): 30–6.

102. J. P. Halbertsma and L. N. Goeken, "Stretching exercises: effect on passive extensibility and stiffness in short hamstrings of healthy subjects," *Archives of Physical Medicine and Rehabilitation* 75, no. 9 (1994): 976–81.

103. Halbertsma and Goeken, "Stretching exercises" (see note 102 above); B. S. Killen, K. L. Zelizney, and X. Ye, "Crossover effects of unilateral static stretching and foam rolling on contralateral hamstring flexibility and strength," *Journal of Sports Rehabilitation* 28, no. 6 (2018): 533–9; G. Hatano, S. Suzuki, S. Matsuo, S. Kataura, K. Yokoi, T. Fukaya, M. Fujiwara, Y. Asai, and M. Iwata, "Hamstring stiffness returns more rapidly after static stretching than range of motion, stretch tolerance, and isometric peak torque," *Journal of Sports Rehabilitation* 28, no. 4 (2017): 325–31; T. Haab and G. Wydra, "The effect of age on hamstring passive properties after a 10-week stretch training," *Journal of Physical Therapy Science* 29, no. 6 (2017): 1048–53; N. Ichihashi, H. Umegaki, T. Ikezoe, M. Nakamura, S. Nishishita, K. Fujita, J. Umehara, S. Nakao, and S. Ibuki, "The effects of a 4-week static stretching programme on the individual muscles comprising the hamstrings," *Journal of Sports Sciences* 34, no. 23 (2016): 2155–9; S. R. Freitas, B. Mendes, G. Le Sant, and R. J. Andrade, "Can chronic stretching change the muscle-tendon mechanical properties? A review," *Scandinavian Journal of Medicine & Science in Sports* 28, no. 3 (2018): 794–806; M. P. McHugh and C. H. Cosgrave, "To stretch or not to stretch: the role of stretching in injury prevention and performance," *Scandinavian Journal of Medicine & Science in Sports* 20, no. 2 (2010): 169–81; A. D. Kay and A. J. Blazevich, "Effect of acute static stretch on maximal muscle performance: a systematic review," *Medicine & Science in Sports & Exercise* 44, no. 1 (2012): 154–64; American College of Sports Medicine, *ACSM's Resource Manual for Guidelines for Exercise Testing and Prescription*, 8th Edition (Philadelphia: Lippincott, Williams & Wilkins, 2010), 173; P. Magnusson and P. Renstrom, "The European College of Sports Sciences position statement: the role of stretching exercises in sports," *European Journal of Sport Science* 6, no. 2 (2006): 87–91; D. Kundson, P. Magnusson, and M. McHugh, "Current issues in flexibility fitness," *President's Council on Physical Fitness and Sports Research Digest* 3, no. 10 (2000): 1–8.

104. S. G. Spernoga, L. H. Timothy, B. L. Arnold, and B. M. Gansneder, "Duration of maintained hamstring flexibility after one-time, modified hold-relax stretching protocol," *Journal of Athletic Training* 36, no. 1 (2001): 44–8.

105. M. Moller, J. Ekstrand, B. Oberg, and J. Gillquist, "Duration of stretching effect on range of motion in lower extremities," *Archives of Physical Medicine and Rehabilitation* 66, no. 3 (1985):171–3.

106. S. P. Magnusson, P. Aagaard, and J. J. Nielson, "Passive energy return after repeated stretches of the hamstring muscle-tendon unit," *Medicine & Science in Sports & Exercise* 32, no. 6 (2000): 1160–4.

107. C. H. Weppler and S. P. Maggnusson, "Increasing muscle extensibility: a matter of increasing length or modifying sensation?" *Physical Therapy* 90, no. 3 (2010): 438–49.

108. J. C. Tabary, C. Tabary, C. Tardieu, G. Tardieu, and G. Goldspink, "Physiological and structural changes in the cat's soleus muscle due to immobilization at different lengths by plaster casts," *Journal of Physiology* 224, no. 1 (1972): 231–44.

109. Tabary, Tabary, Tardieu, Tardieu, and Goldspink, "Physiological and structural changes in the cat's soleus muscle" (see note 108 above); M. R. Gossman, S. A. Sahrmann, and S. J. Rose, "Review of length-associated changes in muscle. Experimental evidence and clinical implications," *Physical Therapy* 62, no. 12 (1992): 1799–808.

110. K. Weimann and K. Hahn, "Influences of strength, stretching and circulatory exercises on flexibility parameters of the human hamstrings," *International Journal of Sports Medicine* 18, no. 5 (1997): 340–6; D. Knudson, "The biomechanics of stretching," *Journal of Exercise Science & Physiotherapy* 2 (2006): 3–12; S. P. Magnussson, E. B.

Simonsen, P. Aagaard, H. Sorensen, and M. Kjaer, "A mechanism for altered flexibility in human skeletal muscle," *Journal of Physiology* 497, Pt 1 (1996): 291–8; Weppler and Maggnusson, "Increasing muscle extensibility" (see note 107 above).

111.   Magnussson, Simonsen, Aagaard, Sorensen, and Kjaer, "A mechanism for altered flexibility in human skeletal muscle" (see note 110 above).

112.   J. P. Halbertsma, L. N. Goeken, A. L. Hof, J. W. Groothoff, and W. H. Eisma, "Extensibility and stiffness of the hamstrings in patients with nonspecific low back pain," *Archives of Physical Medicine and Rehabilitation* 82, no. 2 (2001): 232–8.

113.   V. Leinonen, M. Kankaanpaa, O. Airaksinen, and O. Hannien, "Back and hip extensor activities during trunk flexion/extension: effects of low back pain and rehabilitation," *Archives of Physical Medicine and Rehabilitation* 81, no. 1 (2008): 32–7; M. Kankaanpaa, S. Taimela, D. Laaksonen, O. Hanninen, O. Airaksinen, "Back and hip extensor fatigability in chronic low back pain patients and controls," *Archives of Physical Medicine and Rehabilitation* 79, no. 4 (1998): 312–7.

114.   M. P. McHugh and C. H. Cosgrave, "To stretch or not to stretch: the role of stretching in injury prevention and performance," *Scandinavian Journal of Medicine & Science in Sports* 20, no. 2 (2010): 169–81.

115.   Kay and Blazevich, "Effect of acute static stretch on maximal muscle performance" (see note 103 above); J. Kokkonen, A. G. Nelson, and A. Cornwell, "Acute muscle stretching inhibits maximal strength performance," *Research Quarterly for Exercise and Sport* 69, no. 4 (1998): 411–5.

116.   American College of Sports Medicine, *ACSM's Resource Manual for Guidelines for Exercise Testing and Prescription*, 8th Edition; Magnusson and Renstrom, "The European College of Sports Sciences position statement: the role of stretching exercises in sports" (see note 103 above).

117.   Kay and Blazevich, "Effect of acute static stretch on maximal muscle performance" (see note 103 above); W. D. Bandy, J. M. Irion, and M. Briggler, "The effect of time and frequency of static stretching on flexibility of the hamstring muscles," *Physical Therapy* 77, no. 10 (1997): 1090–6; A. D. Kay and A. J. Blazevich, "Moderate-duration static stretch reduces active and passive plantar flexor moment but not Achilles tendon stiffness or active muscle length," *Journal of Applied Physiology* 106, no. 4 (2009): 1249–56.

118.   Hatano, Suzuki, Matsuo, Kataura, Yokoi, Fukaya, Fujiwara, Asai, and Iwata, "Hamstring stiffness returns more rapidly after static stretching" (see note 103 above).

119.   Knudson, "The biomechanics of stretching" (see note 110 above).

120.   J. P. van Wingerden, A. Vleeming, G. J. Kleinrensink, and R. Stoeckart, "The role of the hamstring in pelvic and spinal function," in *Movement Stability and Low Back Pain: The Essential Role of the Pelvis*, eds. A. Vleeming, V. Mooney, T. Dorman, C. Snijders, and R. Stoeckart (New York: Churchill Livingstone, 1997), 207–10; S. M. Raftry and P. W. M. Marshall, "Does a 'tight' hamstring predict low back pain reporting during prolonged standing?" *Journal of Electromyography and Kinesiology* 22, no. 3 (2012): 407–11; M. R. Nourbakhsh and A. M. Arab, "Relationship between mechanical factors and incidence of low back pain," *Journal of Orthopaedic & Sports Physical Therapy* 32, no. 9 (2002): 447–60.

121.   A. L. Hellsing, "Tightness of hamstring and psoas major muscles. A prospective study of back pain in young men during their military service," *Upsala Journal of Medical Science* 93, no. 3 (1988): 267–76; F. Biering-Sorensen, "Physical measurements as risk indicators for low-back trouble over a one-year period," *Spine* 9, no. 2 (1984): 106–19.

髖關節疼痛

髖關節受傷是對愛練肌力的運動員而言最普遍的問題之一。儘管髖關節受傷非常常見，它仍然是最難診斷、治療的傷害之一，因為任何一種在股骨、骨盆周圍的肌肉，或是與股骨、骨盆相連的肌肉，都可能引發髖關節疼痛，如髖屈肌拉傷、鼠蹊部拉傷，以及梨狀肌症候群等。

讓情況變得更棘手的是，髖關節疼痛也會從髖關節本身引發，甚至是從背部受傷蔓延而來！因此，適當的檢測對於找到症狀成因而言至關重要，如此才能引導你走向解決疼痛的正確道路。

髖關節構造

　　要了解髖關節為何會受傷，我們必須先認識基礎的髖關節構造。髖關節是球窩關節。大腿骨（股骨）末端為圓球形，與髖關節的「凹窩」（髖臼）以較小的角度連結，使雙腳腳尖可以用相對朝前的姿勢站立、行走、深蹲。

髖關節／骨盆骨骼解剖構造

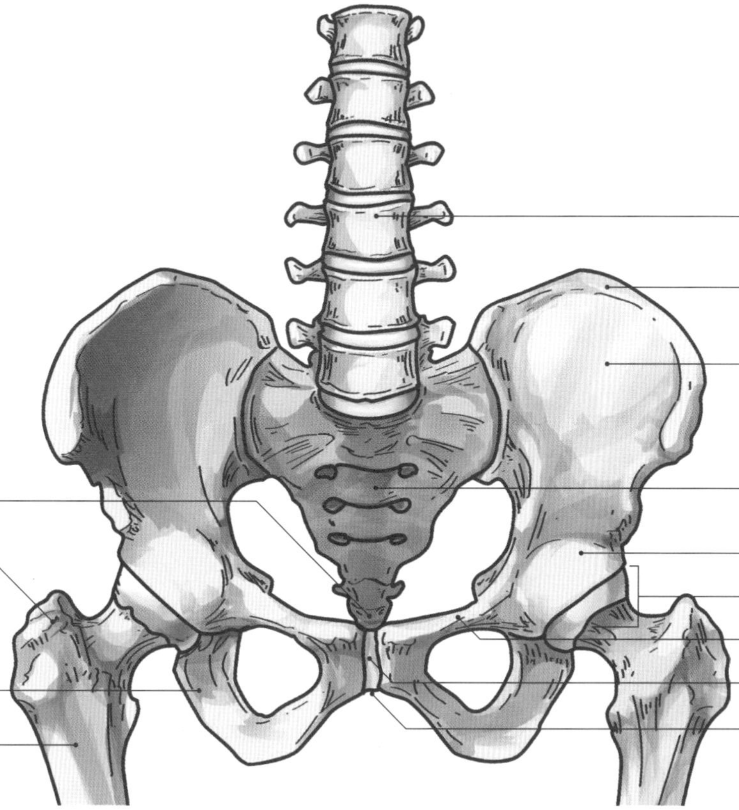

腰椎
髂嵴
髂骨
薦椎
髖臼
股骨頭
恥骨上支
恥骨聯合
恥骨弓

尾椎
股骨大轉子
坐骨
股骨

然而，並不是每個人的骨骼構造都像教科書上的一樣。髖關節構造的差異會影響我們如何移動，特別是做深蹲、硬舉，還有抓舉接槓的下蹲姿勢。由於構造上的變異可能對髖關節疼痛的形成有很大影響，這些變異必須由適當的評估找出。

　　這樣的構造變異有多普遍呢？在 2001 年，一群日本的學者針對髖關節進行詳細的研究。雖然許多受試者都有正常的髖關節凹窩，但將近 40% 的人沒有。[1] 有些人的凹窩向側邊開，有些人則較為向前。凹窩的微小差異對於身體移動的方式會有極大影響。

　　舉例來說，深蹲的時候，股骨會在凹窩內轉動，大腿會向軀幹靠近（髖關節屈曲動作），如果一個人的髖關節凹窩是向外側開的（**髖臼後傾**），他在做深蹲的時候，比起開向身體前側的髖關節凹窩，他們的股骨會更快碰到髖臼前端。

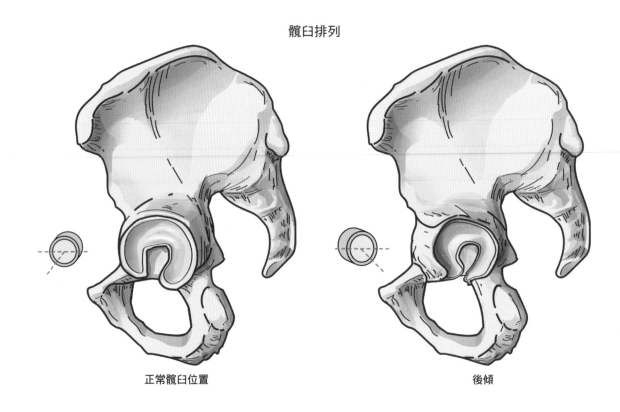

髖臼排列

正常髖臼位置　　　　　　　　　　　　　　後傾

　　有個簡單的檢測可以讓你更了解自身髖關節凹窩的排列和形狀。先仰躺著，雙手環抱單邊膝蓋，將膝蓋筆直帶向胸部，直到有卡住的感覺，並觀察大腿在感到卡住之前能移動多少。接下來做同樣的動作，但這次大腿可以稍微往外、足部稍微向內轉動（髖關節外展、向外轉動的姿勢）。

　　你發現了什麼？研究顯示，髖關節凹窩後傾的人通常要將膝蓋往身體側邊移動，才能讓膝蓋更靠近胸部。[2]

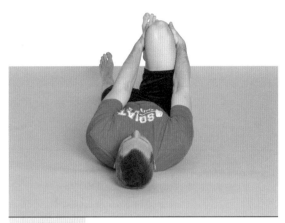

仰臥抱膝至胸

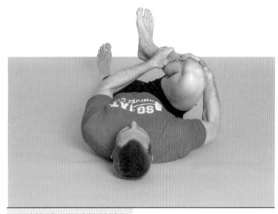

仰臥抱膝至胸（往外轉）

　　抱膝至胸的動作也可以讓你知道自己的髖關節凹窩深度。如果上述兩種抱膝姿勢（筆直或歪斜），你都無法在髖關節沒有感覺卡住的狀況下讓膝蓋非常靠近胸口，可能就有很深的髖關節凹窩。相對而言，如果你能輕易將膝蓋靠近胸口，且沒有感覺到任何擠壓的話（同時你的下背沒有離開地面），你的髖關節凹窩可能比較淺。

　　可以將股骨和髖臼之間的連接想像成裝在一個碗裡的球。如果要不碰到碗壁，這顆球（股骨頭）的移動就非常有限。但若是裝在一個盤子裡，這顆球就有更多空間可以滾動。股骨在深或淺的髖臼內移動的原理即是如此。

髖關節凹窩深度

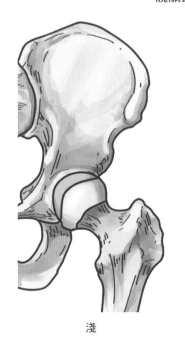

淺

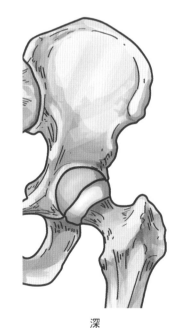

深

髖關節凹窩的深度大致上是由基因決定（你可以感謝你的父母或是責怪他們）。舉例來說，東歐的人有淺髖關節凹窩的比例較高，如保加利亞、波蘭。這也是為何這個地區的髖關節發育不良發生率是全球最高的。髖關節發育不良是一種由極淺的髖關節凹窩（髖臼形狀較像盤子）[3]所造成的過度活動病況。好巧不巧，這個地區總是會出現最好的舉重選手，某部分是因為較淺的髖關節凹窩使髖關節的活動度較高、深蹲能更低，讓舉重選手能更有效率地完成抓舉和上膊。

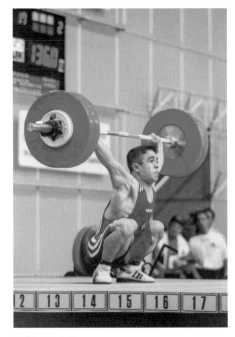

抓舉蹲低姿勢
哈利勒・穆特魯（Halil Multu），
圖片授權：Bruce Klemens

相對而言，髖關節凹窩較深的人（髖臼形狀像碗）就比較難在深蹲時蹲得很低。髖關節凹窩越深，股骨就越難移動和扭轉。研究顯示，較深的髖關節凹窩構造在西歐較為普遍，如蘇格蘭等國家。[4]這不代表所有蘇格蘭人都有很深的髖關節凹窩，或是他們都無法做出好的深蹲動作；這彰顯了在理解槓鈴舉重和潛在髖關節疼痛之間的關係時，進行身體構造評估的重要性。

有些運動員的髖關節讓他們能蹲得非常低，做站姿較寬的相撲式硬舉，有些人則不行。如果硬是要讓你的舉重技巧符合某種不適合自己身體構造的「理想」狀況，可能會有不好的後果。

有些人則是股骨的形狀、股骨和骨盆相連的構造有變異。舉例來說，有些人的股骨較為往前或往後，這樣的構造會影響股骨在髖關節的排列。股骨較為向前為髖關節前傾，而股骨角度較平則會造成髖關節後傾。[5]

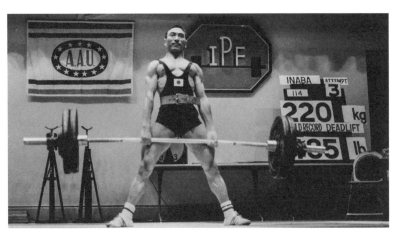

相撲式硬舉
因幡英昭（Hideaki Inaba），
圖片授權：Bruce Klemens

股骨排列

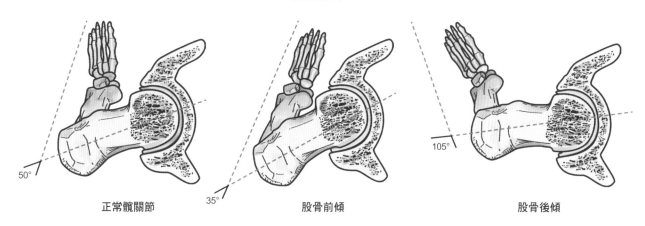

正常髖關節　　　　　　　　　股骨前傾　　　　　　　　　股骨後傾

如果你小時候喜歡 W 型跪坐或是嬰兒跪姿，你很可能現在會股骨前傾。有股骨前傾的人大部分會有內八腿，雖然可能還是有例外。要讓兩腳腳尖不要朝內，小腿骨（脛骨）可能會適應並形成往外的側旋，以彌補股骨的內旋。

如果你是外八腿，雙腳往外轉很多，你可能是有股骨後傾。不過，如同先前所說，在成長過程中脛骨可以改變形狀以隱藏這種骨骼排列，因此你還是能以腳尖向前行走。

如果你現在一頭霧水的話，不要擔心。有一種方式可以簡單地理解髖關節解剖構造：股骨前傾的人會髖關節向內旋轉幅度較大（通常大於 50 度），而髖關節向外旋轉幅度非常有限（通常小於 15 度），這是和骨盆和股骨的排列方式有關。[6] 這樣的不對稱（過度內旋和有限幅度外旋）在坐姿或俯臥時會非常明顯。相同的道理，有股骨後傾的人在坐著或趴著的時候，髖關節向外旋轉幅度可以較大、內旋幅度則有限。

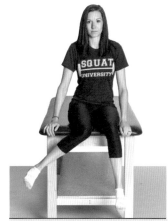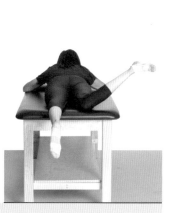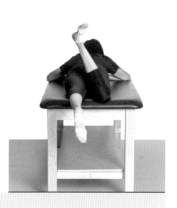

過度內旋（坐姿、俯臥姿）　　　　　　　　　有限外旋（坐姿、俯臥姿）

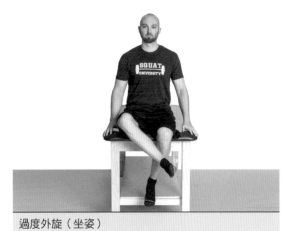

過度外旋（坐姿）

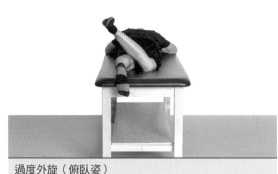

過度外旋（俯臥姿）

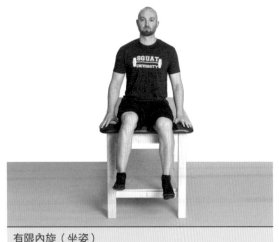

有限內旋（坐姿）

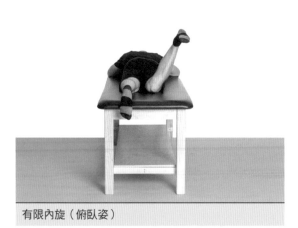

有限內旋（俯臥姿）

　　如果強迫有髖關節前傾的人以需要大幅度外旋的技巧舉重（例如在相撲式硬舉時將腳尖向外轉超過 30 度），會帶給髖關節前側過度的壓力，甚至會造成疼痛。同樣地，若要求一個有髖關節後傾的人做腳尖朝前的深蹲（此動作需要足夠的髖關節內旋角度），會使他們的股骨滑出髖關節凹窩中的最佳排列位置，最後可能造成髖關節前側及鼠蹊部的疼痛。簡而言之，在沒有了解運動員骨骼排列的狀況下就要求他們遵循某種特定動作技巧，可能會造成災難性的後果。

　　還有另外一種克雷格檢測（Craig's test）可以讓你了解自己的髖關節解剖構造。要做這個檢測，你需要一位朋友協助。

　　首先，趴在板凳或是床上，一隻腳往臀部方向彎曲 90 度。請朋友把一隻手放在你的股骨切跡上（股骨大轉子），位置是在大腿上部的外側。另一隻手向內和向外旋轉你的小腿。在移動的時候，他們會注意到股骨切跡會變得較凸，或是比較不凸。請他們在股骨切跡最凸出的時候停止移動你的腳。

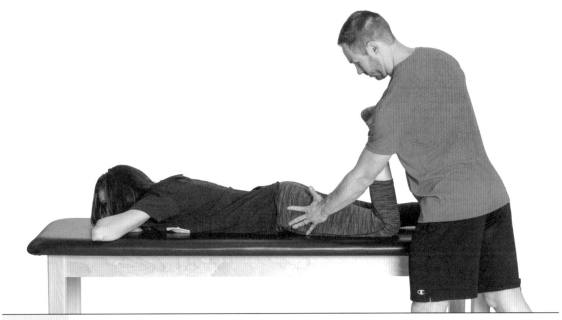

克雷格檢測

「正常」排列的狀況下，小腿只能些微往外旋轉（從垂直平面旋轉 8 到 15 度）。如果你的小腿會大幅向外，就是髖關節前傾。如果你的小腿無法向外旋轉，只能垂直平面，甚至會往內靠近身體中線，那就是髖關節後傾。研究證明這個方法信賴度極高，甚至比照 X 光還準確。[7]

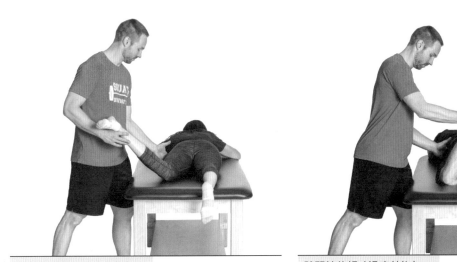

髖關節前傾（過度內旋）　　　　　　　　　　髖關節後傾（過度外旋）

克雷格檢測的結果和上述評估對了解你髖關節解剖構造來說只是第一步，別忘了要做進一步的檢測。你的身體可能有未發現的前傾或後傾狀況，也有活動度、柔軟度的限制，而若要找到最適合你身體的動作技巧，這些問題都必須妥善解決。骨骼解剖構造只是讓我們知道自己的身體是如何活動，但無法了解全貌。

解構髖關節傷害

在過去，如果你藉由傳統醫療方式尋找家庭醫師、骨科醫師，來解決你的髖關節疼痛，醫生很可能會依照某種特定的解剖構造來診斷你是否受傷。我們來看看針對力量型運動員最常見的診斷。

鼠蹊部拉傷

鼠蹊部受傷很難診斷出來，也很難治療，因為很多原因會造成這個部位的疼痛。[8]鼠蹊部的構造非常複雜，可能同時有多處受傷，但呈現出同樣的症狀。

接下來，說到「鼠蹊部拉傷」時，我會聚焦於內收肌的拉傷。拉傷是指肌肉纖維的損傷，事實上，任何內收肌的拉傷都是鼠蹊部疼痛最常見的形式之一。除了重訓以外，鼠蹊部位最常受傷的是冰上曲棍球員，因為當球員在冰上滑行、推蹬出腳時，會將大部分的力量都放在大腿內側的肌肉上，而肌肉會在受壓力的狀態下拉長，[9]這和舉起槓鈴時的肌肉動作非常相似。

內收肌

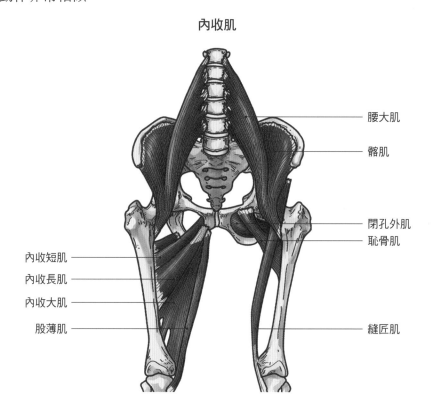

腰大肌

髂肌

閉孔外肌
恥骨肌

內收短肌
內收長肌
內收大肌
股薄肌

縫匠肌

以解剖構造而言，有六種肌肉屬於內收肌：內收大肌、內收長肌、內收短肌、股薄肌、閉孔外肌、恥骨肌。

內收大肌是大腿內側最大塊的肌肉之一。在講到重訓動作時，內收大肌是內收肌群中最常被討論到的肌肉，因為在深蹲或硬舉的上升階段時，它對於髖關節伸直的動作非常重要。[10] 然而，研究顯示，同樣是大腿內側大塊肌肉之一的內收長肌，才是此肌群最常受傷的肌肉。[11]

儘管有些特定構造也可能會產生疼痛，內收肌拉傷最常造成大腿內側上方的壓痛。[12] 視受傷嚴重情況而定，這個區域會有黑色、紫色的瘀青。

髖屈肌拉傷／肌腱炎

運動員髖關節前側疼痛時，他們都會認為那是髖屈肌拉傷。然而，在這樣認定時，很少人確切了解這個部位。

髖屈肌肌肉

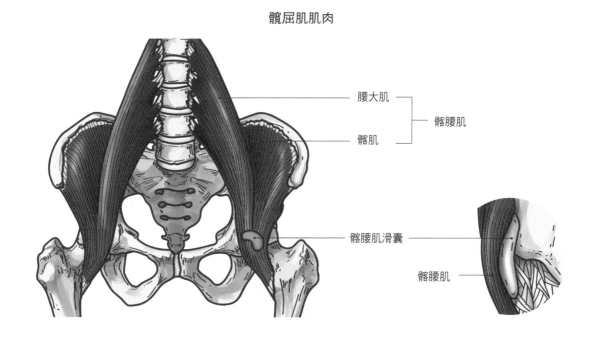

腰大肌
髂肌
髂腰肌
髂腰肌滑囊
髂腰肌

許多人說「髖屈肌」時指的是髂腰肌。髂腰肌是由腰大肌和髂肌組成。令人驚訝的是，這是唯一直接連接脊椎和下半身的肌群。髂腰肌啟動時，會幫助屈曲或側向旋轉髖關節，或是維持核心和骨盆的穩定以維持姿勢。在做仰臥起坐時，髂腰肌也可以作為原動肌，將身體向上拉動。

這個部位的疼痛可能有幾種原因。這個肌肉群如果過於緊繃就會拉傷，也可能會變得過於僵硬，壓迫到下方的滑囊，滑囊是一個裝滿液體的袋子，可以防止摩擦。這個部位的肌腱會在腿部活動時於骨頭突起處來回移動，並在髖關節前端製造出咔咔聲，甚至會出現髖屈肌肌腱常見的傷勢：**肌腱病變**。你可能聽過各式各樣針對此部位的醫學診斷，例如髖屈肌拉傷、髂腰肌症候群、彈響髖症候群等，成因通常是過度使用，而不是某次動作時受傷。內收肌拉傷的成因才通常是某次做動作時受傷。[13]

不過，我們不要太快認定髖關節前側的的疼痛就是髖屈肌拉傷。此區域的疼痛可能是源於髂腰肌，但也可能是更深處的關節問題，如關節唇撕裂、甚至是股骨髖臼夾擠症。在你覺得不對勁時，適當的檢測對於找出成因而言至關重要，如此才能採取正確的治療方式。

股骨髖臼夾擠症（FAI）

即使你按壓髖屈肌時會痛，這個壓痛也有可能不是來自肌肉，而是更深處的關節。股骨髖臼夾擠症是和髖關節有關的鼠蹊部疼痛最常見的原因之一。在做深蹲的下降階段時，若股骨和髖臼前端有接觸，就會產生刺痛。這樣的接觸如果在負重狀況下反覆發生，關節周圍的組織會被刺激並產生疼痛。

股骨髖臼夾擠症

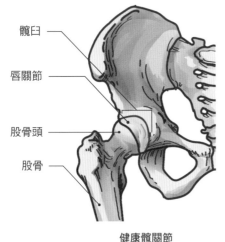
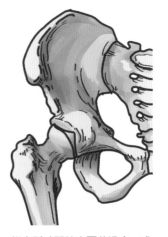

髖臼
唇關節
股骨頭
股骨

健康髖關節　　　凸輪型（股骨頭、股骨頸過大或不夠圓）　　　鉗夾型（關節窩覆蓋過多，或髖骨與股骨接觸位置太接近）

如果你忽略疼痛和症狀，周圍會形成新的骨頭來做為代償（**凸輪型**或**鉗夾型變形**）。骨骼過度生長會縮減關節能動空間，增加關節接觸，最後會導致髖關節周遭的關節唇撕裂。

運動型疝氣

「運動型疝氣」是個概括的名詞，涵蓋了許多會發生在腹股溝的傷勢，這個部位位於身體下腹部肌肉韌帶的上方，呈現「V」的形狀。雖然這種受傷很常見，但針對運動型疝氣的診斷與治療很模糊，且常常互相牴觸。事實上，「運動型疝氣」並非一種疝氣，因為腹壁並沒有撕裂或破裂。[14] 運動型疝氣實際上包含了兩種鼠蹊部的受傷，一種是鼠蹊部破裂，另一種是運動型疝氣，兩者的症狀十分相似。

雖然「運動型疝氣」不那麼精準，這個名詞仍然經常被使用。專家目前的共識是，運動型疝氣指的是深蹲時上臀部摺痕處（鼠蹊區域）、恥骨區域的長期疼痛。[15]

運動型疝氣的成因尚不清楚，可能的原因有下列幾種：

- 過量的急停和快速轉體
- 下半身肌力與腹直肌／核心肌肉失衡
- 先天異常（這是身體構造的問題）

要診斷出這樣的受傷相當困難，目前並沒有絕對準確的檢測可以使用。更糟的是，這種傷帶來的疼痛和其他鼠蹊部疼痛非常相似。舉例來說，這種受傷的疼痛和內收肌拉傷就非常類似。[16] 兩者的差別在於運動型疝氣患者在做仰臥起坐、閉氣用力抬舉重物（憋住呼吸、核心出力，使胸腹腔內的壓力升高）、咳嗽、打噴嚏時會感到疼痛。[17]

以下是研究者列出運動型疝氣的五大跡象：[18]

- 鼠蹊部深處疼痛／下腹疼痛
- 衝刺、急停、仰臥起坐等劇烈運動時疼痛加劇，而休息通常能緩解疼痛
- 恥骨支周圍區域壓痛（骨盆前方靠近鼠蹊部內側的區域）
- 髖部阻力內收動作時疼痛（本章後續會提及的檢測）
- 腹部阻力仰臥起坐動作時疼痛

如果一個運動員連續幾個月都在抱怨鼠蹊部疼痛，就連休息和傳統矯正動作都沒有幫助的話，有可能就是這類型的受傷。如果你就是這樣的人，建議你預約骨科，進行完整的檢測。

股骨大轉子滑囊炎 / 臀中肌拉傷

如果你髖關節兩側疼痛，有可能是股骨大轉子滑囊炎或臀中肌拉傷。大轉子是大腿外側上方最凸出的骨頭。這個部位的受傷會以大轉子為中心，有隱約、微弱的疼痛感。通常你可以藉由推壓大轉子來界定疼痛的區域。

股骨大轉子和臀中肌

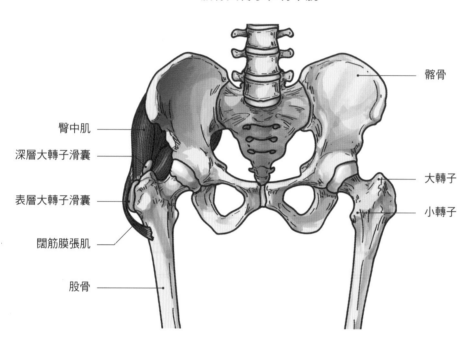

髂骨

臀中肌

深層大轉子滑囊

表層大轉子滑囊

闊筋膜張肌

大轉子

小轉子

股骨

在訓練的時候，外側髖關節可能會痛，但通常最嚴重的是晚上睡覺時，睡在患部的那一側。[19] 研究顯示，女性、有下背痛病史的人以及四十歲以上的人較有可能會受這種傷。[20]

傳統上，醫學界將這種傷稱為大轉子滑囊炎。滑囊是充滿液體的緩衝墊，提供避震，並限制骨頭和包覆骨頭的肌肉、組織之間的摩擦。然而根據 2001 年的研究，只有一小部分、大約 8% 的髖關節外側疼痛成因是滑囊發炎。[21] 目前，許多人認為髖關節外側疼痛是臀中肌和臀小肌的肌腱過度使用造成受傷，因此也是一種肌腱病變。[22]

不幸的是，即使是最厲害的醫生也很難區分出轉子滑囊炎和臀部肌腱病變的差別。事實上，這兩個問題可能同時發生，且成因相同。[23] 因此，你可能會看到髖關節外側疼痛被診斷為大轉子疼痛症候群，或是大轉子疼痛綜合症（GTPS）。[24]

我們來看看髖關節外側的構造，能讓你了解這些受傷是如何發生的。臀中肌是巨大的扇形肌肉，從骨盆的外側（髂嵴）以一條肌腱和股骨連接。[25]臀小肌是在臀中肌正後方較小塊的肌肉，也和股骨相連。

通常來說，在解剖學的課堂上，學生學到的是臀中肌和臀小肌是髖關節的主要外展肌，這兩塊肌肉啟動時，會將大腿往身體中線外側移動。然而，這並不完全正確。這樣的論述是從 1900 年代中期發展而來，當時科學家以簡易數學模型研究人體如何運作，[26]而那些模型沒有將外側臀部肌肉獨特的尺寸、形狀、作用納入考量。

髖關節外側構造

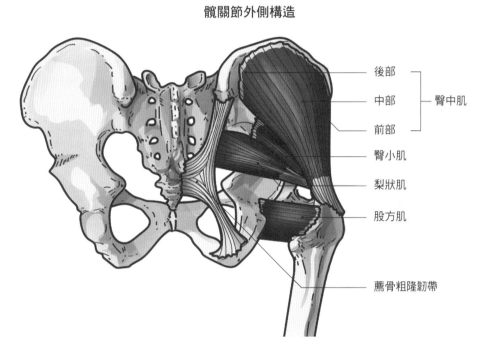

後部 ⎤
中部 ⎬ 臀中肌
前部 ⎦
臀小肌
梨狀肌
股方肌
薦骨粗隆韌帶

舉例來說，許多人覺得臀中肌是一整塊大肌肉，但研究顯示臀中肌是由三個部分組成，每個部分都有不同的作用。[27]臀中肌後部的肌肉纖維與臀小肌協同運作，將股骨拉進髖臼，以維持髖關節的穩定，也就是將圓球保持在凹窩的中間。中部和前部會共同運作，開始下肢外側的動作（外展），並由闊筋膜張肌接續完成。任何下肢外側動作開始時，臀中肌的前部肌肉纖維會帶動或限制骨盆的旋轉。

當人在站立的狀態時，這三塊肌肉的作用又會稍微不同。在跑步、跨步、深蹲時，臀中肌和臀小肌會一起運作，以穩定髖關節（限制膝關節外翻），避免骨盆傾斜、旋轉、移動到另一側。這讓大塊的肌肉（闊筋膜張肌、臀大肌、髖屈肌、大腿後肌等）能開始動作。因此，臀中肌、臀小肌在功能上近似於肩膀的旋轉肌群。這兩個肌肉群都在個別的關節作為穩定者的角色。

也許和你在解剖學課堂上學的相反，比起作為主要運動肌，外側臀部肌肉通常是作為下半身動作的穩定肌群。這樣的理解能幫助我們建立更有效的訓練、更適當的髖關節矯正動作。

如同先前所說，大部分的髖關節外側疼痛都會被認為是臀部肌腱病變的受傷。如果你跳到膝關節疼痛那一章，尤其是髕骨和股四頭肌肌腱病變的部分（請參閱第 185 至 191 頁），我會解釋這些組織過度使用和超負荷導致的肌腱受傷。這樣的傷害可能會發生在一個未經訓練卻進行高強度訓練計畫的人身上，也可能會發生在體能狀況下降的菁英運動員身上，他們可能正在放假，或是剛收假要回到正常訓練。如果身體沒有從急遽增加強度或頻率的訓練中妥善恢復，會出現「反應性肌腱」，開始演變成受傷。

通常臀部肌腱病變成因是兩類型的超負荷：過度伸展肌腱纖維（如拉扯橡皮筋）、擠壓力道太強（肌腱被壓進底下的組織或骨頭）。這些力量分別稱為**拉伸**和**橫向負載**，兩者常常一起出現，降低肌腱的肌力、使肌腱易於受傷。[28]

個人的身體構造是導致肌腱超負荷的原因之一。有些專家認為間距較寬和角度較大的骨盆排列（常見於女性）會帶給外側臀部肌肉肌腱較大的壓迫，並使肌腱受傷。[29]

間距較寬的骨盆造成臀中肌角度改變

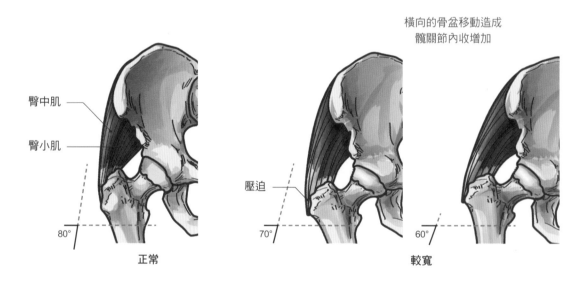

另一個常見的原因是錯誤的動作或姿勢。以深蹲時的髖關節移動來說，最常見的錯誤是深蹲時髖關節向右側移，而右大腿移往身體中線（髖關節內收動作）。為了要包覆外側大腿以保持骨盆穩定，這會加重右側髂脛束的張力狀態，將底下的臀部肌腱和相連的滑囊向股骨方向擠壓。[30]

基本上，只要大腿被拉向身體中線（無論是髖關節側移還是危險的膝關節外翻），臀中肌和臀小肌就會處於不良位置，遭受巨大的壓迫力和拉伸力，並可能會受傷。

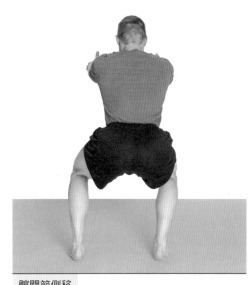

髖關節側移

梨狀肌症候群

接著，我們來到身體的背面。說到臀部深處的疼痛時，最常見的診斷就是梨狀肌症候群。

梨狀肌是髖關節深層的小塊肌肉，位於大塊的臀部肌肉（臀大肌和臀中肌）之下。梨狀肌負責外側髖關節的旋轉，也會幫助大腿伸直。梨狀肌負責預防深蹲時的膝關節外翻，還有作為骨盆底的一部分，協助穩定骨盆、控制前側骨盆傾斜。[31]

梨狀肌

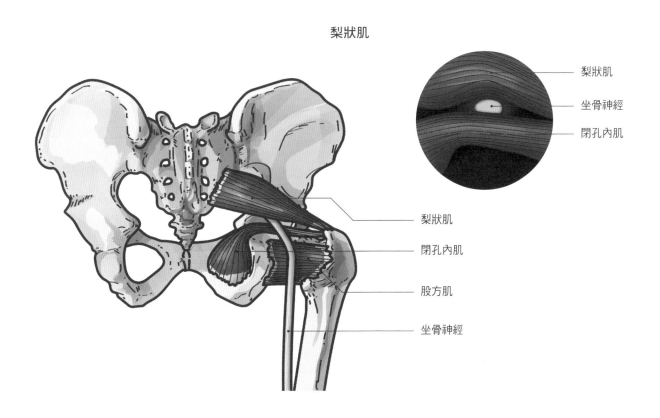

梨狀肌
坐骨神經
閉孔內肌

梨狀肌
閉孔內肌
股方肌
坐骨神經

梨狀肌症候群發生於梨狀肌遭到壓迫的時候，會刺激到坐骨神經。坐骨神經通常穿過梨狀肌下面，但有 12% 的人坐骨神經會從梨狀肌中間穿過。[32] 坐骨神經從下背一路經過大腿，並延伸到腳掌。當這條神經被刺激，會在你的臀部深處造成疼痛，腿部後側會有麻和刺痛的感覺。

過往，梨狀肌症候群的成因通常被認為是肌肉痙攣或梨狀肌過度緊繃。在收縮或痙攣時，梨狀肌會壓迫坐骨神經，產生疼痛並傳到整隻腳。然而有些專家認為，梨狀肌症候群的成因也可能是梨狀肌過度伸展或拉長。[33]

若梨狀肌處於拉長的狀態，重複的髖關節動作（如在深蹲時膝蓋外翻、舉重時骨盆嚴重前傾）會使肌肉拉傷，並在附近的坐骨神經產生摩擦，造成發炎和疼痛。[34]

因此，其實有兩種成因分別造成短和長的梨狀肌症候群，兩者需要完全不一樣的治療方法，而因為兩者症狀相似，如何分辨它們是最困難的部分：

· **短梨狀肌症候群**：短梨狀肌症候群會在久坐不動、髖關節內側旋轉有限的狀況下產生疼痛。伸展和軟組織鬆動對這種受傷有效，但以收縮的肌肉姿勢（如側身蚌殼式）進行肌力訓練會使症狀復發。

· **長梨狀肌症候群**：在坐著或是髖關節過度向內旋轉的狀況下，長梨狀肌症候群的疼痛會減少。這種受傷通常和動作技巧欠佳有關（膝蓋外翻、骨盆前傾）。因此，進行肌力訓練、重新學習動作能緩解症狀。

本章後面會講解如何檢測自己的身體，以了解你的症狀可能屬於哪一種。

大腿後肌肌腱病變

另一種可能在臀部深處造成疼痛的常見受傷是近端大腿後肌肌腱病變。在身體背面較大的臀大肌下方，大腿後肌共用一個位於骨盆的肌腱插入點，稱為**坐骨粗隆**。大腿後肌拉傷在足球、曲棍球、田徑都很常見；而肌腱受傷（病變）通常在力量型運動如健力、舉重和 CrossFit 更為常見。

當髖關節屈曲角度很大時，大腿後肌肌腱會被拉緊並壓在骨盆上。如果這樣的壓迫發生頻率過高且力道過大，肌腱就會超負荷並產生疼痛。[35]

大腿後肌和肌腱插入坐骨粗隆

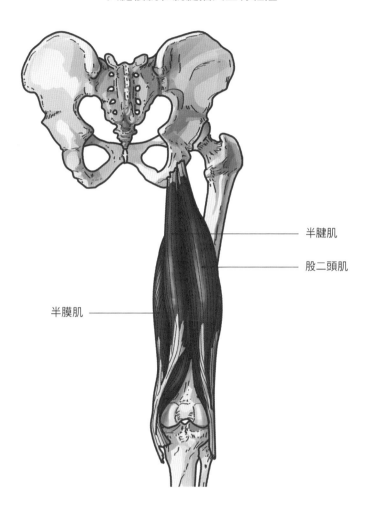

半腱肌

股二頭肌

半膜肌

　　肌腱病變的成因有許多種。第一種是在特定的一項訓練或是一組比正常強度高上許多的訓練中，出現急性超負荷。在這種情況下，肌腱承受的負荷遠比它目前能承受的負荷來得高。在運動員長時間休息（如一週的假期或養傷期）後回到相對正常的訓練時，也可能出現肌腱病變。沒有去健身房的期間會造成肌腱負荷能力的向下適應。快速回復到「正常訓練」會導致與先前相似的超負荷，並引發過度的細胞反應（稱為**反應性肌腱病變**）。

　　舉例來說，在運動員的訓練中突然加入大量衝刺、深蹲或跨欄練習，可能會導致大腿後肌肌腱的超負荷，並導致受傷。[36] 這種疼痛來自肌腱受力和遭到壓迫，因此症狀通常發生於深蹲或坐在堅硬表面時，但在平面上緩慢行走、站立或躺下則很少出現。這種受傷不會產生會沿著大腿擴散的疼痛（梨狀肌引起的坐骨神經刺激、椎間盤突出等下背受傷中會出現）。

大腿後肌拉傷

我們常常在電視上看到職業美式足球員或足球員大腿後側拉傷。依據不同的運動種類，研究顯示有 8-25% 的受傷都是大腿後肌拉傷。[37]

如果你受過這種傷，就知道這種傷很難好。事實上，一旦你受過這種傷，再受傷的機率非常高。[38] 研究顯示，運動員在第一次受傷的八週內，再次拉傷的可能性是原本的 2-6 倍。[39] 肌力體能教練艾瑞克・奎西（Eric Cressey）將大腿後肌拉傷比喻為一個喜怒無常的岳母：「在你覺得你終於贏得她信任的時候，她又會把你拉回現實，提醒你她有多喜歡你老婆的前男友多過於你。」[40]

雖然大腿後肌拉傷在舉重、健力和 CrossFit 中，不如在美式足球、足球、田徑等競技運動普遍，但這種受傷仍然會發生，且需要注意。

專家們普遍認為大腿後肌拉傷好發於衝刺時。如果你想了解原理，肌肉撕裂通常發生在跑步週期中的擺動末期，也就是當你將腿部從身體後方移動或「擺動」到前方時。[41] 在這個階段，大腿後肌的動作從減緩膝蓋向前移動，迅速轉換到讓身體準備好在腳落地後立即向前推進。一般認為，這種從離心動作（肌肉在張力下拉長）到向心動作（肌肉在張力下收縮）的快速變化是肌肉最容易受傷的時候。在擺動末期，大腿後肌在承受極大力量的同時會拉長很多。

這種受傷一旦發生，你就會馬上感覺到，會是大腿後側某個特定部分的劇烈疼痛。你會立即感受到壓痛和疼痛的確切位置，通常是肌肉和肌腱相接的地方（肌肉中較粗的繩狀部分）。

大腿後肌拉傷有三種等級：

• **一級**：只有少數肌肉或肌腱纖維撕裂，可能會有些許腫脹和不適。這通常只會帶來極少量的肌力流失，你可能在受傷後可以馬上開始走路。但衝刺的話就會引發疼痛。

• **二級**：纖維部分撕裂，會出現明顯的肌力流失和帶來劇痛。走路時會有點痛。

• **三級**：肌肉或肌腱完全斷裂，會導致肌肉功能大量流失，且通常會痛到無法行走，大腿後側會出現嚴重瘀青。

人們大多認為，主要有五項風險因素會導致大腿後肌拉傷，包括柔軟度、肌力、年紀、運動種類、受傷病史。接下來，我會快速介紹這些因素，以及這些因素是否真的會帶來風險：

- **大腿後肌柔軟度**：研究並未發現大腿後肌柔軟度是導致肌肉拉傷的重要因素。因此，無止盡的大腿後肌伸展不太可能會減少你受這種傷的機會。不過，有證據支持股四頭肌的柔軟度能幫助你減少受傷機會。

- **大腿後肌肌力**：關於大腿後肌肌力是否重要，並沒有太多研究證實。有些學者認為大腿後肌無力或肌力不平衡（大腿後肌和股四頭肌相比）可能有所影響。他們認為如果股四頭肌比大腿後肌強很多，在跑步週期的擺動期間會有很大的力量將腿推動向前，而為了要降低腿部的速度，會使相對較弱的大腿後肌增加負擔，並可能導致受傷。不幸的是，並沒有許多研究支持這個論點。不過加強大腿後肌肌力肯定沒錯。大部分的運動員過度訓練股四頭肌，而臀部肌肉和大腿後肌訓練不足。總而言之，大腿後肌肌力是否是其中一個因素還有待商榷。[42]

- **年紀**：研究已經證明年紀是引發大腿後肌拉傷的重要風險因素。[43] 研究顯示 25 歲以上的運動員受這種傷的可能性是 2.8-4.4 倍。[44] 基本上，年紀越大，受傷機率越高。

- **包含衝刺的運動**：如上所述，研究顯示絕大多數大腿後肌拉傷會在跑步時發生。[45] 因此槓鈴運動（如舉重和健力）運動員很少受這種傷。但由於 CrossFit 的流行，而訓練課程和競賽中都會需要衝刺，大腿後肌拉傷在參與 CrossFit 運動員身上很常見。

- **過去大腿後肌曾經拉傷**：和大多數的受傷一樣，大腿後肌曾經拉傷的運動員在未來再遭受拉傷的可能性高出 2-6 倍。[46] 這是目前所知影響最大的因素。

如何檢測髖關節疼痛

截至目前，你已經知道髖關節可能會受**各式各樣**的傷。雖然上一部分是為了幫助你理解這個部位可能會出現的問題，但診斷出導致髖關節疼痛的特定結構或組織並非易事，通常需要專家和昂貴的掃描儀器。更麻煩的是，常見情況是不止一個構造產生疼痛，如髖屈肌肌腱病變和受刺激的下層滑囊。

我們必須找到和疼痛相關的動作問題，而不是試圖診斷可能受傷的特定髖關節解剖構造。透過產生症狀的特定運動或動作來辨認傷勢並將受傷分類，而非找出有問題的特定解剖組織，有助於我們將重點擺在修正有問題的**動作**，避免在治療時出現見樹不見林的狀況。

該理論的架構來自**運動病理學模型**（kinesiopathologic model），簡稱 KPM。[47] 這個動作模型方法不會忽略或是假設任何特定解剖問題是疼痛的原因，而是在決策過程中將所有問題都考慮進去；治療人體動作，而不是治療這個傷。以下是一個簡短的例子，示範這個概念如何運作。布蘭登是一位 36 歲的健力運動員，他被診斷出右側髖屈肌拉傷，要轉診接受物理治療。髖屈肌是骨科醫生希望修復的特定疼痛解剖部位。經過我們的檢測，發現他的臀部肌肉協調和肌力不佳，且闊筋膜張肌（位於髖關節前側、髖屈肌外側的肌肉）緊繃、僵硬。在用按摩滾筒放鬆闊筋膜張肌，以及一些慢速自身體重深蹲（彈力帶環繞膝蓋，以啟動臀部肌肉）之後，他在深蹲和硬舉時就不會感到疼痛。

布蘭登髖屈肌所在的髖關節前方確實有感覺疼痛，但有**問題**的不是他的髖屈肌。他的疼痛是來自闊筋膜張肌僵硬和臀部肌肉協調不佳的動作問題。這些因素導致髖屈肌超負荷，最終產生疼痛。因此，沒有任何針對髖屈肌的伸展或其他治療（乾針治療或電刺激）能真正解決問題。

在閱讀本章下一部分的檢測過程之後，希望你思考下列哪一項敘述最符合自己的髖關節疼痛：

- 活動度／柔軟度有限
- 肌力不平衡／不足
- 動作／技巧不佳

疼痛的成因可能會由以上原因組合而成。每個檢測都可以幫助你制定其中一部分的受傷修復計畫。

動作檢測

對於處在疼痛狀態的運動員，我都是從他們的動作開始評估。我希望你執行以下檢測，找個朋友或自己錄影以分析你的動作。首先要進行深蹲的檢測。

以你正常的姿勢深蹲，慢慢蹲到最低，並在最低位置停留幾秒；再慢慢回到起始位置，然後進行 5 下深蹲。你有沒有注意到什麼？有感覺到疼痛嗎？如果有的話，把深蹲的哪一步驟引發疼痛及疼痛的位置寫下來。

例如，有股骨髖臼夾擠症的運動員可能要到深蹲的最低位置才會感覺到疼痛。直到他進入較深的屈曲姿勢，股骨才會跑到髖臼前方並造成疼痛。這類的問題可能起因於關節周圍肌肉的柔軟度問題、關節活動度差，或肌力不平衡。（接下來會講解如何檢測這些問題。）

分析自己的深蹲動作時，要注意腳的位置。是否有其中一隻腳比另一隻腳向外轉更多？如果想讓雙腳牢牢踩在地面上，是否有一隻腳在下降時會往外轉？在深蹲時，你的髖關節是否會側移到某側？這些動作問題都可能是造成無力或柔軟度有限的原因。

如果你很輕鬆就通過自體體重深蹲的檢測，讓我們來嘗試有挑戰性的。把你的訓練動作錄下來，記得要從不同角度拍攝，以進行最有效率的評估。從輕重量開始記錄，但也要記得評估你在舉大重量時的動作。負荷是相當好的教練，能從中發現許多傳統自體體重檢測會忽略的動作問題。

在增加重量之後，你有發現任何動作問題嗎？身體承受的負荷越大，動作問題就會越明顯。

接下來，試著單腳站立並保持平衡 30 秒。你有感覺到任何疼痛嗎？對一些人來說，長時間單腳站立會使髖關節外側的疼痛（像是股骨大轉子滑囊炎或臀中肌肌腱病變）復發。[48] 為了在單腳站立時保持平衡，你用來支撐的那隻腳會自然往身體中線略為向內移動（這種動作稱為內收），會壓迫髖關節外側組織，再次產生疼痛。

最後，做單腿的深蹲。盡可能蹲到最低，不要摔倒或使用其他東西保持平衡。感覺起來怎麼樣？如果你發現很難在沒有膝蓋外翻或臀部側移的狀況下單腿深蹲，代表你有在雙腿深蹲時沒注意到的穩定性問題。這種動作問題通常來自髖關節外側肌肉不足或不協調（例如臀中肌）。

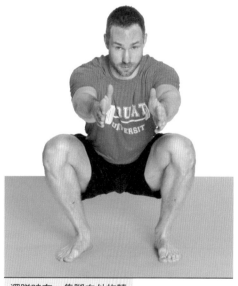

深蹲時有一隻腳向外旋轉

— 149 —

活動度評估

活動度有限會讓人無法做出最佳動作。雖然身體兩側有明顯差異（例如與左側相比，右側髖關節的內旋有限）是特定運動的常見狀況（如棒球），但這對力量型運動員來說可能問題很大。你在深蹲、硬舉、肩推，或從地面舉起阿特拉斯石的時候，你會希望下半身的活動度是對稱的。兩側活動度明顯不對稱會造成受傷，也可能是受傷的結果。進行以下檢測，看看你是否有活動度不足的問題。

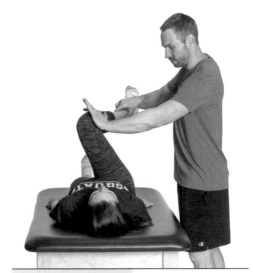

屈曲－內收－內旋檢測

仰躺著將膝蓋併攏，拉向胸前。在做這個動作時，下半身保持放鬆狀態。你注意到什麼？

臀部完全屈曲時，股骨髖臼夾擠症的患者會在髖關節前側感受到疼痛。這是因為股骨在髖臼中的移動不正確，撞到關節窩的前側並使關節周圍的組織發炎。

如果可以的話，找一個朋友來協助你進行**屈曲－內收－內旋檢測**（FADIR Test）。[49] 一開始先仰躺著，請朋友將你的大腿推向胸部，同時把一邊膝蓋推向另一邊肩膀，並將足部拉離身體中線。這是另一種常見的檢測，用來確定是否有因關節問題而產生的股骨髖臼夾擠症。

如果你在這兩個檢測中都發現髖關節前方有擠壓的痛感，請執行本章後面的彈力帶關節鬆動術。在進行關節鬆動術之後，立刻再次檢測，看看是否有所差別。這樣的重新檢測是一個簡單的方法，能確保這個矯正動作對你的身體有效。

請繼續進行接下來的下半身檢測。髖關節前側的疼痛可能單獨發生，也可能是髖屈肌肌腱病變或滑囊炎。這代表其他動作問題（如髖屈肌無力、闊筋膜張肌過度僵硬、臀部肌肉無力）也可能是引發疼痛的原因。如果你跳過這些檢測，直接進行彈力帶關節鬆動術，很可能無法完全解決疼痛。

接下來，請進行**屈曲－外展－外旋檢測**（FABER Test）。[50] 首先一樣先仰躺著，將其中一隻腳的腳踝放在另一隻腳的膝蓋上方。放鬆身體，讓膝蓋慢慢往平面下降。記得將骨盆保持在水平狀態，不要讓另一邊的髖關節在膝蓋下降時翹起來。兩側都要檢測，看看你有沒有注意到什麼。

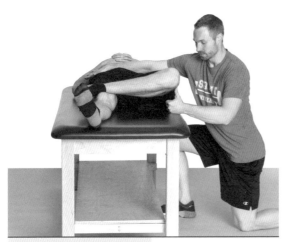
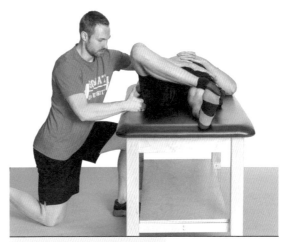

屈曲－外展－外旋檢測：佳　　　　　　　　　屈曲－外展－外旋檢測：不佳

　　你的膝蓋應該要能下降到距離平面兩個拳頭的高度。如果你發現嚴重的不對稱或是其中一側產生疼痛，則將檢測結果視為陽性。如果檢測結果是陽性，你的髖關節可能很難伸直或外旋。這樣的活動度問題可能來自關節力學受限（需要輔助飛機式等活動度運動來矯正，請參閱第 159 頁）。

　　接著要評估髖關節的內旋。先仰躺著，請朋友抓住你的腿、彎曲你的膝蓋，將大腿抬高到與地面成 60 度夾角。從這個位置開始旋轉你的小腿，讓小腿遠離身體中線，以評估你的內側旋轉程度。雙腿都要進行這個檢測。

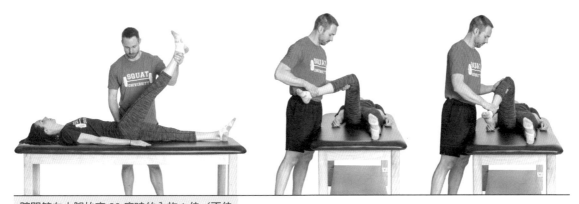

髖關節在大腿抬高 60 度時的內旋：佳／不佳

　　你是否有其中一隻腳的內旋受限？這種限制可能起因於關節問題或肌肉柔軟度有限（如梨狀肌）。如果你的疼痛位於髖關節前方或側邊，那限制可能是由股骨移動到髖臼的方式造成。我會建議你嘗試本章後面的彈力帶關節鬆動術和輔助飛機式。

如果你的疼痛是位在髖關節後側（臀部肌肉深處），這個檢測的結果可以幫助你區分梨狀肌受傷的種類。要區分短和長梨狀肌症候群，最簡單的方法就是評估你的髖關節旋轉程度。如果是短梨狀肌症候群，在患部那側的內旋會較少。大腿大約抬高 60 度時，梨狀肌會執行外旋動作。如果梨狀肌收縮或痙攣，腿部就無法向內移動。如果是長梨狀肌症候群，你會在患部那側出現過度內旋。這是因為在移動時梨狀肌承受了過多壓力而拉長，通常在深蹲時會導致膝關節外翻。

在過去，伸展肌肉是治療梨狀肌症候群最常見的方法。然而我們現在知道了這種治療方式並不適用於所有人。如果你患有短梨狀肌症候群，才應該伸展梨狀肌。再去伸展已經拉長的肌肉只會加劇傷勢。本章後續會討論長梨狀肌症候群的其他治療形式。

柔軟度評估

許多髖關節受傷不止是由關節囊限制所引發，還可能是因為大腿前側周圍的肌肉僵硬（如闊筋膜張肌）。這種肌肉較有可能過度使用、變得僵硬。改良版的湯瑪斯檢測（Thomas Test）是一個可以幫助你評估這些肌肉長度的柔軟度檢測。[51]

站在長椅或床的尾端，臀部貼在邊緣上。輕輕往後躺在長椅上，雙手抱膝向胸。呈現仰躺姿勢時，讓你的其中一隻腳完全放鬆、往長椅的平面下降。

你的身體最後是什麼姿勢？請朋友幫你拍照或是自行錄影察看會非常有幫助。兩隻腳都要進行檢測，並觀察兩邊是否有不一樣。

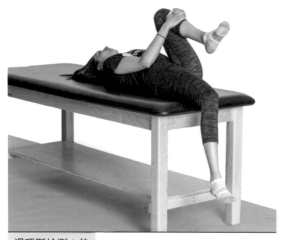

湯瑪斯檢測：佳

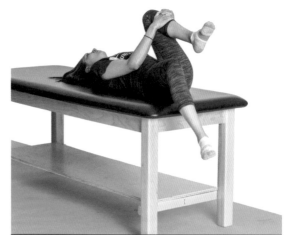

湯瑪斯檢測：不佳

如果你在長椅上放鬆的那隻腳無法完全和身體其他部分成一直線，而是需要稍微向外，就代表你的闊筋膜張肌太過緊繃或僵硬。如果你的膝蓋無法維持垂直角度，代表你的股直肌（股四頭肌之一）太過緊繃或僵硬。如果你是其中任何一個狀況，你需要用按摩滾筒或小球放鬆軟組織。本章後續會介紹這些方法。

肌力與負荷評估

　　每次進行深蹲、爬樓梯或跳躍時，都會在身體上施加一股力量，而我們稱那個力量為**負荷**。根據訓練方法的不同，每塊肌肉和每條肌腱都會有它的負荷耐受力上限。如果某次的訓練或是較長的訓練週期超過了它的耐受力上限，就會引發受傷和疼痛。負荷耐受力檢測可以讓你了解你的身體對這些力量的耐受程度。

　　如果你的髖關節前側會痛，可以進行這個檢測。先坐在長椅邊緣，將大腿稍微抬起。你有感覺到疼痛嗎？如果沒有的話，保持這個姿勢，並請朋友將你的膝蓋推壓向長椅。你有注意到什麼嗎？

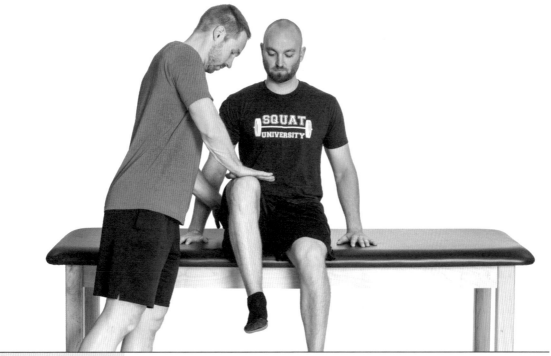

髖關節屈曲徒手肌力檢測

　　髖屈肌受傷（髂腰肌肌腱病變）的人通常會在檢測中感覺到疼痛。大腿上的推力會對受傷的組織施加過多負荷。如果你是髖屈肌受傷的人，千萬不要再去伸展你的髖屈肌。你應該要把髖屈肌等長收縮訓練加入自己的復健計畫，後續會再說明這個部分。

內收肌和內收肌肌腱的受傷通常會在內收肌阻力檢測引發疼痛。先側躺在一邊，將下方的那隻腳伸直並稍微抬起 30 公分左右。試著在朋友把手放在這隻腳的腳踝附近，要把這隻腳往下壓的時候，不要讓腿移動、維持這個姿勢。[52] 如果這個外力會引發疼痛，你首先要做的是內收肌等長收縮訓練，以改善身體這部分的負荷耐受力。

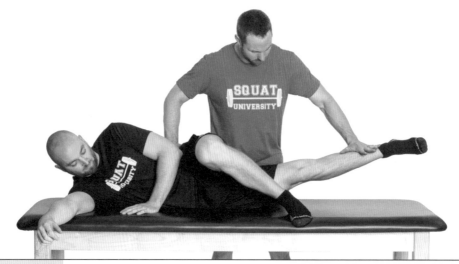

內收肌徒手肌力檢測

如果運動員髖關節外側疼痛，我會利用向外反旋檢測來確定是否是臀中肌肌腱病變。首先仰躺著，並將其中一邊大腿抬高到 90 度。請朋友將你的足部推向身體中線、使臀部外旋。（不要把腳推太進去，可能會造成疼痛。）接下來，請朋友在腳的外側施加輕微阻力，同時你要試著將小腿旋轉回到伸直的姿勢。如果這個動作有造成髖關節外側疼痛，你的檢測結果就是陽性的。[53]

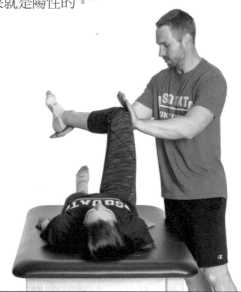

向外反旋檢測

最後，你要進行單腳橋式檢測。這個檢測有兩個目的；首先要評估大腿後肌的負荷耐受力。先做單腳橋式的動作，並將腳放在板凳或箱子上墊高，使膝蓋呈 90 度。將髖關節懸空 10 秒，觀察這個動作是否會引發疼痛。

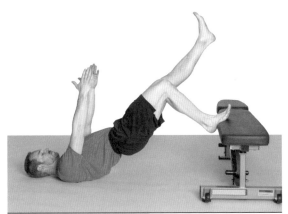
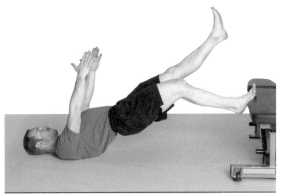

單腳橋式檢測（抬高腿部）　　　　　　　　單腳橋式檢測（抬高腿部、膝蓋稍微伸直）

如果單腳橋式會引發髖關節後側（大腿後肌附著的部位）的疼痛，請在膝蓋稍微伸直但不打直的情況下進行相同的檢測，觀察這個姿勢是否讓疼痛加劇。膝蓋伸直會讓大腿後肌肌肉稍微拉長，並增加肌腱負荷。[54] 如果你感覺到疼痛，可能有大腿後肌肌腱病變。你最近訓練的強度和訓練量超過了你的肌腱肌力（負荷耐受程度），並導致受傷。你的復健計畫前期需要進行大腿後肌等長訓練和膝蓋彎曲橋式，接著會需要單腳羅馬尼亞硬舉。

單腳橋式檢測的第二個目的是確定兩側臀部的啟動程度。進行單腳橋式並將髖關節懸空 10 秒時，你要去感覺是哪些肌肉在出力維持姿勢。髖關節受傷的人通常無法進行單腳橋式，而且無法啟動他們的臀部肌肉。如果這種情況發生在你身上，可以進行提升臀大肌肌力和協調的練習，這會是復健計畫成功的關鍵。

髖關節以外的問題

如同本章開頭所述，髖關節疼痛有時是由下背問題引發。因此，我非常建議進行前一章所提到的檢測，確保你能找到所有可能造成疼痛的原因。

何時該看醫生？

如果你有任何以下症狀，你應該尋求專業醫療人員的協助：

- 髖關節有絆住感、卡住感、雜音
- 大腿突發性劇痛
- 腿軟的感覺

這些症狀表示可能有神經問題或嚴重的髖關節問題（關節唇撕裂）。另外，如果你的症狀和任何類型的膀胱或腸道問題有關，請務必就醫。

重建過程

現在，你已經完成檢測，應該更了解你的疼痛和受傷原因。有了這些新的知識，你就可以針對每個問題部位制定治療計畫。

軟組織放鬆術：按摩滾筒

如果你因為闊筋膜張肌或股直肌僵硬而沒有通過改良版的湯瑪斯檢測（見第 152 頁），你的首選就是軟組織放鬆術。按摩滾筒或小球都能減少僵硬肌肉的緊繃，並放鬆會限制柔軟度、造成疼痛的肌筋膜激痛點。[55]

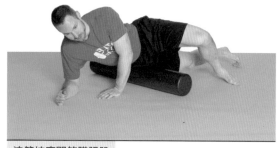

滾筒按摩闊筋膜張肌

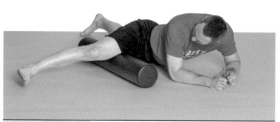

滾筒按摩內收肌

俯臥並將滾筒或球放在髖關節前方。在這個部位施加壓力通常會有點痛。慢慢地滾動，直到你找到肌肉的壓痛區域。在壓痛區域直接施加壓力，維持 1-2 分鐘，然後再開始在這個區域緩慢地來回滾動。

放鬆大腿內側（內收肌）組織也是另一個緩解疼痛和促進鼠蹊部受傷癒合的好方法。先俯臥，受傷的那隻腳和身體盡量呈 90 度。將滾筒垂直於受傷的大腿，放在靠近鼠蹊部的地方。在大腿這個區域慢慢滾動 2 分鐘，當你找到壓痛的位置時，停留幾秒鐘。如果沒辦法忍受硬式滾筒，可以先改用軟一點的滾筒，或暫時停止使用。

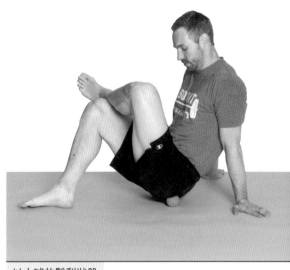

以小球放鬆梨狀肌

如果你在柔軟度檢測中發現自己的梨狀肌很緊繃，用小球放鬆軟組織是很好的選擇。對這塊緊繃或痙攣的肌肉持續施加壓力可以幫助放鬆並降低張力。將其中一隻腳蹺在另一隻腳的大腿上，有助於露出梨狀肌。把球放在臀大肌的中間，慢慢滾動小球，直到找到疼痛點為止。壓著小球坐在壓痛區域 1 分鐘，再把球拿開。如果這種治療對你的身體有效，在站起來之後，你應該會注意到症狀有減輕。

關節活動度

進行軟組織鬆動後，需要排除任何會限制活動度、造成髖關節疼痛的關節限制。

彈力帶關節鬆動術

第一個動作是橫向彈力帶關節鬆動。[56] 這個動作的目的是要處理髖關節囊纖維外側和後側部分的限制。

如下圖所示，以一條長的彈力帶環繞大腿，盡可能把它拉高靠近髖關節。當你髖關節向前做跪姿弓箭步時，對彈力帶施加很大的壓力。在跨步時，用手把前腳膝蓋拉超過身體，再把膝蓋推回起始位置。

這個動作本身加上彈力帶的拉力，能幫助你伸展髖關節周圍的外側和後側纖維。如果彈力帶拉得夠緊，往內的膝蓋動作應該不會造成任何擠壓的痛感。相反的，往內的膝蓋動作能稍微伸展髖關節其中一側。

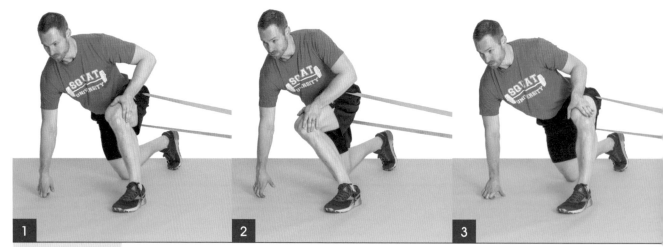

橫向彈力帶關節鬆動

接下來，你可以用四足跪姿進行鬆動。用彈力帶圍住大腿上方，髖關節屈曲呈 90 度，來回擺動髖關節，朝彈力帶而去或遠離拉力。這個後側—外側的動作能伸展髖關節後側和側邊。擺動動作每個位置持續 5 秒鐘，再回到起始位置。

如果你需要改善內旋動作，可以把腳往外側輕踢。在這個動作中，也可以將腳移向腹部，讓髖關節外旋，增加髖關節外側的伸展。

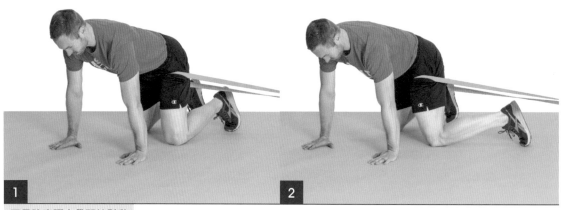

四足跪姿彈力帶關節鬆動

輔助髖關節飛機式 / 單腳硬舉

輔助髖關節飛機式是另一項有助於提升整體關節活動度的動作,也被稱為單腳硬舉。如果你沒有通過屈曲—內收—內旋檢測和屈曲—外展—外旋檢測,我會建議你練習這個動作,然後再次檢測你的活動度。

首先以單腳站立,透過繃緊核心來穩定肋骨。雙手在身體前方握住訓練架或架好的槓鈴以保持平衡,將軀幹向前旋轉到支撐腳的上方,同時將後腳往身體後面踢。後腳保持伸直狀態,並將你的支撐腳固定在稍微彎曲的姿勢。想像你的身體是一個蹺蹺板。這個動作的第一部分是模仿單腳羅馬尼亞硬舉。

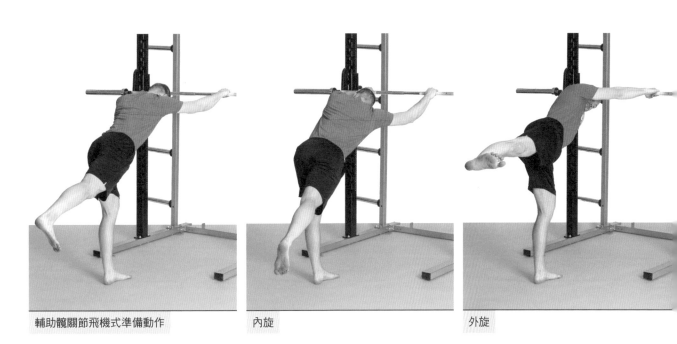

輔助髖關節飛機式準備動作　　內旋　　外旋

當軀幹和地面完全平行時,將骨盆盡可能往天上的方向翻轉。這個髖關節外旋動作能輕微伸展到髖關節深處。盡可能往上翻轉,停留 5 秒鐘後再往反方向旋轉,接著再將骨盆盡可能向著支撐腳往下翻轉,這個髖關節內旋動作能稍微伸展到支撐腳那一側的髖關節外側肌肉。同樣在這個姿勢停留 5 秒鐘,再回到起始位置。

建議組數 / 次數:每組在結束位置停留 5 秒,總共做 10 下。

伸展

梨狀肌伸展

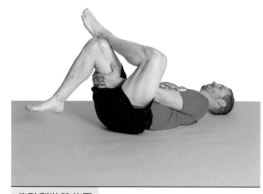

仰臥梨狀肌伸展

如同本章前面所討論，只有**短**梨狀肌症候群患者需要伸展梨狀肌。

4 字伸展是一個治療短梨狀肌症候群的簡單方式。如果你患有長梨狀肌症候群（和不會痛的那側相比，會痛的那側過度內旋），這樣的伸展可能會加劇症狀。

要進行這個伸展的仰臥版本，首先需躺著並將膝蓋彎曲。將受傷的那隻腳腳踝放在另一隻腳的大腿上。接著，抓住不會痛的那隻腳，將大腿推向你的胸口，直到你感覺髖關節深處有伸展到的感覺。

當髖關節屈曲超過 90 度時，梨狀肌會成為內旋肌，這和梨狀肌在髖關節中的排列位置有關，因此髖關節處於橫向旋轉位置、靠近胸口時，這個伸展動作有助於拉長肌肉。坐著的時候也可以進行這個梨狀肌伸展動作。把受傷那隻腳的腳踝放在另一隻腳的大腿上，背部打直、胸口往前傾，直到髖關節深處有伸展到的感覺。我會建議進行躺臥或坐式 4 字伸展，並選擇更能讓你伸展到的那一種。

建議組數 / 次數：3 組，每組伸展 30 秒。

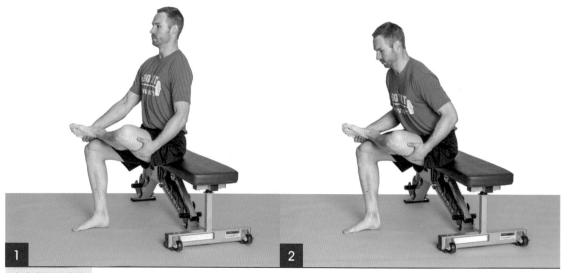

坐式梨狀肌伸展

鴿式伸展

鴿式伸展是梨狀肌伸展的進階動作。找一個有高度的箱子、板凳或床，把受傷的那隻腳以外旋姿勢放在上面。

將小腿完全平放在箱子上，軀幹向前傾斜，直到你的髖關節深處感受到輕微的伸展，記得要將背部打直。你可以多方嘗試這個動作，讓軀幹從不同角度往前傾（例如朝向腳、膝蓋的方向），最大程度地伸展髖關節後側。如果手邊沒有箱子或板凳，你也可以在地上做這個動作。

建議組數／次數：3 組，每組伸展 30 秒。

在進行上述的伸展動作之後，再次檢測你的髖關節內旋（髖關節屈曲呈 60 度），觀察你是否有效解決了這個限制。如果沒有任何改善，建議你進行彈力帶關節鬆動。

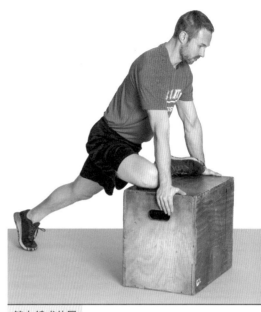

箱上鴿式伸展

壺鈴重量轉移訓練

從單跪姿（一邊膝蓋著地）開始，前腳向外轉。後腳髖關節應該處於外旋姿勢，腳會指向身體中線。保持上半身直立，並將壺鈴放在身體前側、髖關節下方。

接著，將重量轉移到前腳，試著把膝蓋推超過腳的中間。在整個動作中，你的髖關節後側會保持伸直的姿勢。

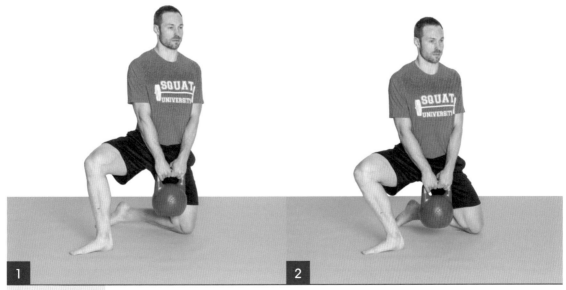

壺鈴重量轉移訓練

根據每個人的活動度限制不同，這個轉移訓練可以好好伸展雙臀。由於轉移重量到前腳的時候，通常會伸展到後腳髖屈肌和內收肌，因此在髖屈肌或內收肌拉傷前期應該避免做這種伸展，因為張力可能會再次造成疼痛。不過只要伸展髖關節時感覺沒有問題，就能繼續伸展。

建議組數／次數：2 組 10 下，每下伸展 5 秒。

重建肌力

在解決軟組織和關節活動度限制之後，要接著處理肌力問題。安全重建肌力的漸進康復過程如下：

- 等長收縮訓練，用以減輕疼痛並改善肌肉控制
- 肌力訓練（稱為等張訓練），用以改善肌肉及肌腱的負荷量
- 槓鈴訓練的動作與技巧修正

以等長收縮進行前期肌力強化

雖然在感覺到疼痛的時候，先不要舉大重量是很重要的第一步，但也不能只有這樣。休息一、兩天後，你會需要做點什麼來促進癒合。

剛受傷的時候，積極的肌力強化（尤其是對於肌腱病變）會讓症狀惡化。因此如果你在任何一項獨立肌力檢測中感覺到疼痛，要從低階的肌力訓練開始，也就是等長訓練。在沒有動作的狀態下啟動肌肉（**等長收縮**）會是開始癒合階段的好方法。

✛ 內收肌等長收縮

要訓練內收肌，首先躺臥並彎曲膝蓋，在雙膝之間放置小球（在家的話可以使用枕頭）。讓兩邊膝蓋相擠，像是要把中間的球擠破。開始這些練習時，以最大力量的 50-75% 收縮，不要忍痛，保持收縮 5 秒再放鬆。動作對你來說比較容易之後，開始用更高強度擠壓，或是增加 10-15 秒的收縮時間。動作變得更輕鬆之後，最後你會進步到可以讓雙腳伸直。

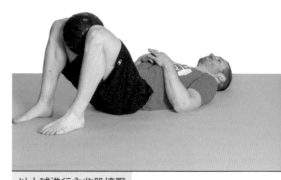

以小球進行內收肌擠壓

建議組數 / 次數：2 組 20 下，每下停留 5 秒。

做等長內收肌擠壓動作不會再感覺到疼痛（雙腿彎曲或伸直都不會痛）時，是時候進階到內鼠蹊部組織的肌力強化了。增加這些內鼠蹊部組織負荷的首選就是哥本哈根側棒式。

首先採側躺姿勢，垂直於板凳或是有底架鏤空的箱子。你的整個軀幹應該會和雙腿成一直線，就和做一般的棒式一樣。接下來做側棒式，會痛的那隻腳撐在板凳上。根據板凳的高度，你用來支撐的那隻手可以彎曲或是打直。

對大部分人而言，屈膝姿勢會比較容易。但只要膝蓋沒有產生疼痛，你就可以進階成腳伸直的版本。就和上面的等長收縮動作一樣，在這個姿勢停留 10 秒，再回到起始位置。如果這個動作適合你的身體，運動中、運動完成後你應該都不會感覺到疼痛。

建議組數 / 次數：2 組 10 下，每下停留 5 秒。

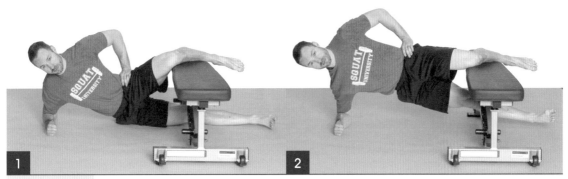

哥本哈根側棒式

✣ 髖屈肌等長收縮

要訓練髖屈肌，首先採仰臥姿勢，膝蓋彎曲，雙腳向上呈 90 度。在腳上綁小條的彈力帶。

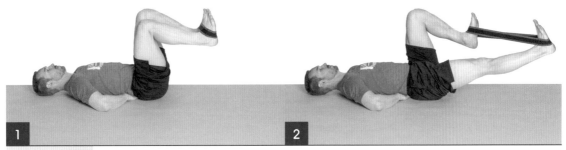

髖屈肌等長收縮

繃緊核心，伸直其中一隻腳。另外一隻腳保持彎曲。伸出去的那隻腳停留 5 秒再回到起始位置。這個動作需要髖屈肌的等長收縮，彎曲的那隻腿才不會移動。

臀中肌等長收縮

　　有兩種簡單的方法可以等長訓練臀中肌。首先採深蹲姿勢，並用彈力帶環繞兩邊膝蓋。稍微往下蹲，並維持在那個位置。雙腳緊貼地面，膝蓋兩側往外開，以啟動你的外側臀部肌肉（足底三角要保持在地面上）。停留在這個姿勢，直到外側臀部肌肉開始有燒灼感。

　　這種收縮不需要強度很高。事實上，研究顯示，與高強度等長收縮訓練（收縮肌肉最大能力的80%）相比，低強度等長收縮訓練（大約 25%）更能有效減緩疼痛。[57]

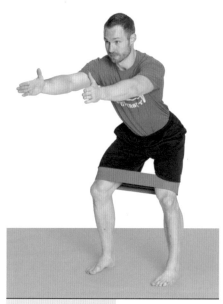

彈力帶深蹲姿勢維持

　　建議組數 / 次數：5 下，每下停留 10-30 秒。

　　你也可以做靠牆深蹲，身體側邊推向牆壁。站在牆邊，外側那隻腳離牆壁至少距離 30 公分（讓你有往牆壁靠的空間）。將內側腳的大腿抬高 90度，身體往牆壁的方向傾斜；接著用外側腳用力推，將臀部推向牆壁。這個動作應該會啟動你的外側臀部肌肉。外側那隻腳的膝蓋要和腳對齊，不能向內轉。

　　建議組數 / 次數：5 下，每下停留 10-30 秒。

肌力漸進

　　最後你必須超越簡單等長運動的階段，往更動態的動作邁進，解決下半身肌力和穩定度的問題。接下來的所有動作都不該產生疼痛、加劇症狀。如果這些動作讓你的症狀惡化，建議尋求醫師或物理治療師的協助。

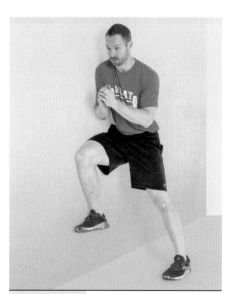

側邊靠牆深蹲

✣ 橋式

無論你的髖關節受傷是哪一種，橋式通常都會是完整復健計畫的一部分。[58] 如果做單腳橋式檢測（請參閱第 155 頁）的時候，你的臀部肌肉感覺沒有在出力，這個動作會對你有幫助。

首先仰躺並彎曲膝蓋，夾緊臀部肌肉並抬起髖關節。盡力夾緊臀部肌肉，停留 5 秒再回到起始位置。看看是否能撐到停留 10 秒。

如果你的大腿後肌開始抽筋，有兩個微調的方式。第一個方式是讓腳跟靠近髖關節，這會讓大腿後肌緊繃，不利於做出動作（這個概念稱作**主動不足**）。[59] 第二個是腳趾用力壓向地面，像是要把自己的腳推離髖關節。這會輕微地使用到股四頭肌，降低大腿後肌的參與（這個概念稱作**交互抑制**）。由於大腿後肌活動減少，唯一剩下能用伸直髖關節的肌肉就是臀部肌肉。

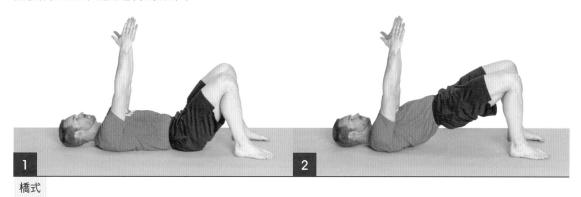

橋式

建議組數 / 次數：2 組 20 下，每下 5-10 秒。

如果想增加動作的難度，你可以把背靠在板凳上，或是將槓鈴橫放在髖關節上方。這個變化型稱為**臀推**。

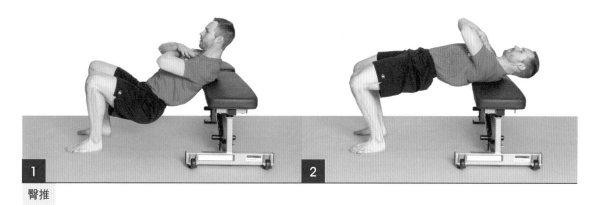

臀推

建議組數 / 次數：3 組 10 下，每下停留 5 秒。

✛ 踏步阻力橋式

這個動作對髖屈肌、核心、後側鏈的肌力和穩定性都非常有幫助。如果在本章前面的負荷耐受力檢測中結果呈陽性，我會推薦髖屈肌受傷的人做這個動作。

首先仰躺、雙腳伸直，腳跟放在板凳上。把彈力帶環繞在腳上，繃緊核心，以橋式動作抬高髖關節，並夾緊臀部肌肉。接著，把其中一邊膝蓋拉向胸口，另一邊留在板凳上。在整個動作過程中繃緊核心。換邊做一樣的動作。

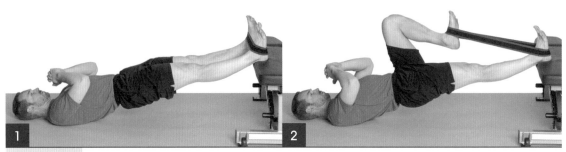

踏步阻力橋式

建議組數 / 次數：2-3 組 10 下，兩邊交替。

✛ 側棒蚌殼式

下一個要訓練的是外側髖關節的肌力和穩定性。側棒蚌殼式會對患有股骨髖臼夾擠症和髖屈肌受傷的人很有幫助，這兩種受傷都和髖關節旋轉肌力和協調性不足有關。[60]

首先向右側躺，雙腿彎曲，並把彈力帶環繞在膝蓋上。右邊手肘和膝蓋保持在地面上，以側棒式的姿勢抬起髖關節。

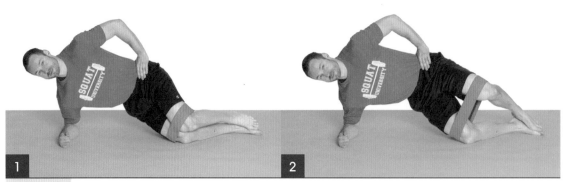

側棒蚌殼式

維持側棒式的同時，旋轉左腳、撐開彈力帶，停留 5 秒再放下。我會請病人想像他們是開闔的蚌殼。

建議組數 / 次數：兩側各做 2 組 10 下，每次停留 5 秒。

動作修正

復健過程的最後一步是重新以類似平常訓練的動作，來調整協調性、平衡和穩定性。這是復健過程中非常重要的一部分，但經常被忽略。

輔助髖關節飛機式／漸進單腳硬舉

讓我們從輔助飛機式（或稱單腳硬舉，請參閱第 159 頁）的漸進動作開始。這個版本是斯圖亞特‧麥吉爾所設計，對有在做重量訓練的人來說是完整熱身的重要部分。[61] 為了在不造成疼痛的狀況下，讓你的身體為訓練或比賽充分準備，首先你必須增強自己的控制和平衡。這個動作會幫助你。

但是為什麼一個可以輕鬆蹲到 272 公斤的人還需要訓練平衡和控制呢？這是因為作為運動員，大部分的受傷並不是因為肌力不足所導致，而是我們對自身肌力的控制不佳。缺乏平衡和控制會造成細微損傷的累積，進而發展成受傷的疼痛。

我要分享的不僅僅是髖關節飛機式，還有用來教這個的漸進動作，我稱之為超人式。要做出完整的飛機式，你必須先有足夠的穩定性和協調性，才能單腿站立並保持平衡。建議赤腳做這個動作，才能感覺到腳趾抓住地板和全身重量均勻分散在足底三角。這樣能幫助你啟動腳上較小的肌肉，對重新建立穩定的身體來說很重要。

單腳站立，繃緊核心以穩定肋骨。手臂向兩側張開，軀幹向前旋轉到超過支撐腳，並把後腳往後伸。後腳打直，支撐腳固定在稍微彎曲的姿勢。想像你的身體是蹺蹺板。在動作過程中，你的肩膀、髖關節、膝蓋、腳踝要保持為一直線。這和單腳羅馬尼亞硬舉很類似。

在你可以保持平衡的狀況下，上半身盡可能向前傾，停留 10 秒後回到站姿。你的腳跟要緊貼在地上，腳趾用力抓住地面。這個動作的終極目標是讓你的胸口完全平行於地板並停留 10 秒。如果你的動作正確，應該會感覺支撐腳的上大腿後肌和臀部肌肉有些緊繃。

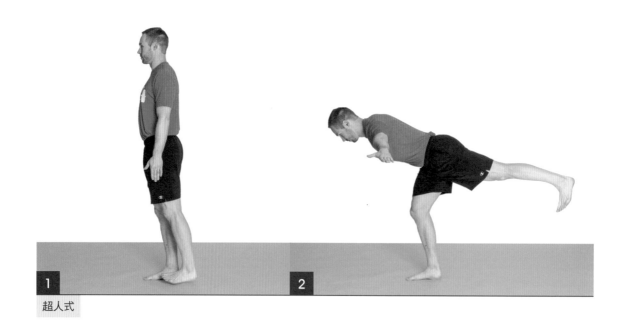

超人式

建議組數 / 次數：1-2 組 10 下，每下至少停留 10 秒。

飛機式和超人式的動作幾乎完全一樣，只是前者多了旋轉。增加旋轉會提高保持平衡的難度（你很快就會發現），但也會讓你的身體知道如何在完整動作範圍內主動控制臀部肌肉。麥吉爾博士說，這個概念是「引導」你的肌力。[62]

單腳站立，核心繃緊穩定肋骨。身體向前旋轉，停留在你還可以保持平衡的位置。（你的胸口不一定要平行地面才能開始。）

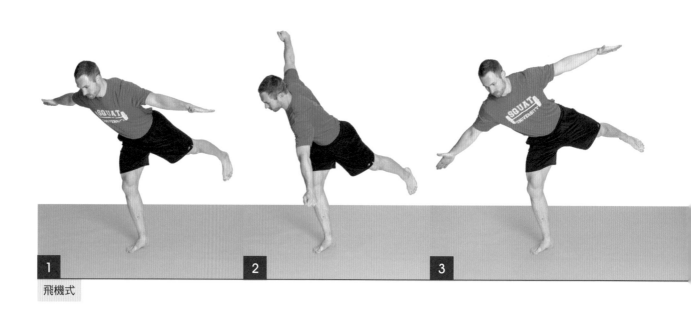

飛機式

做飛機式的時候，不用在這個姿勢停留 10 秒，而是將軀幹往支撐腿旋轉（髖關節內旋），接著再往另一個方向旋轉（髖關節外旋）。可以把這個動作想像成把肚臍移向支撐腳，接著再移開。在站起來之前進行 3-5 次旋轉。你應該可以感受到這個動作訓練到你的支撐腿臀部肌肉。

建議組數 / 次數：1-2 組 10-20 下。

我認為這個動作對前側髖關節疼痛的人來說非常有效，尤其是股骨髖臼夾擠症的患者。如果你對動作中的旋轉部分能控制得更好、引導能力更佳，你就可以讓身體更傾斜，增加動作難度。

單腳羅馬尼亞硬舉

如果能在前面的漸進動作中保持平衡，代表你現在有足夠的能力控制單腳的髖關節動作。你可以開始做單腳羅馬尼亞硬舉，並加上負重。支撐腳的另外一邊手上握住壺鈴或啞鈴。這個動作就跟未負重的超人式一樣，上半身盡可能往前旋轉，你的肩膀、髖關節、膝蓋、腳踝要保持為一直線。如果動作正確的話，你的大腿後肌和臀部肌肉會感覺到張力。你不需要停留在最低點的位置，但在過程中要緩慢地控制好動作。

這個動作非常適合身體後側鏈（臀部肌肉和大腿後肌）的肌力重建。如果你在本章的檢測中發現大腿後肌負荷耐受力不足（與膝蓋彎曲的橋式相比，做膝蓋稍微伸直的橋式時疼痛明顯增加），用這個動作可以緩慢地增強大腿後肌肌力，對復原來說非常重要。動作結束當下或隔天應該都不會感覺到疼痛，如果你發現在運動當下或是 24 小時之內疼痛加劇，代表重量太重，下次要降低負荷。

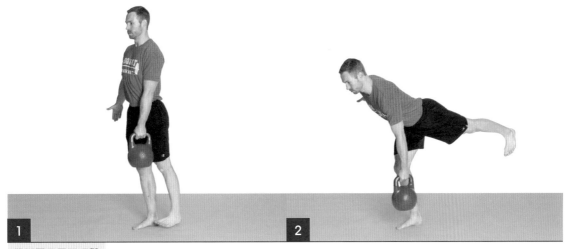

單腳羅馬尼亞硬舉

如果你在單腳羅馬尼亞硬舉時出現平衡或協調問題（例如胸口下降速度比後腳抬起速度快），可以在一側的肩膀和腳上環繞彈力帶。在動作過程中，彈力帶的張力會增加穩定度，幫助你以髖關節為中心移動。

　　建議組數／次數：2-3 組 10-15 下。

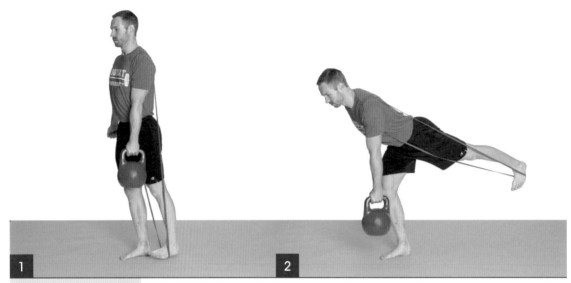

彈力帶單腳羅馬尼亞硬舉

反動神經漸進訓練

　　由物理治療師麥可・福耶特（Michael Voight）和格雷・庫克（Gray Cook）首先提出的反動神經訓練（RNT），是透過教導運動員感受他們的移動方式（稱為本體感覺）來提升動作品質。[63]

　　要進行這些動作，你需要用彈力帶把身體拉成一個誇張的錯誤動作（膝關節外翻或髖關節位移）。當你做出這個錯誤動作，身體會反射發現錯誤並自動往相反方向修正。

✝ 反動神經深蹲訓練

　　以正常姿勢深蹲，並用一條小彈力帶環繞兩邊膝蓋。往下蹲時，膝蓋要跟腳對齊。外側臀部肌肉必須繃緊以穩定股骨和骨盆，防止彈力帶的張力讓雙膝合併。膝蓋用力撐開彈力帶時，雙腳必須站穩。讓大拇指牢牢抓住地面是防止腳背向外翻的好方法。

　　建議組數／次數：2 組 20 下。

在動作品質提升、疼痛減緩後，可以把這個彈力帶深蹲當成熱身動作，搭配上輕量負重，當作舉大重量之前的的準備。

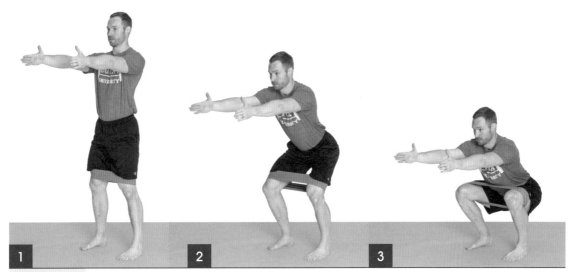

反動神經深蹲

✛ 反動神經分腿蹲

採弓箭步姿勢（一腳在前，另一腳在後），後腳腳跟抬離地面。在前腳繞彈力帶，請朋友把彈力帶拉向你的身體中線，讓你的膝蓋倒向施力方向。

在做分腿蹲時，膝蓋要和腳對齊。彈力帶的阻力會刺激你的外側臀部肌肉，讓肌肉在對的時間啟動，並將膝蓋維持在良好、穩定的位置。

建議組數 / 次數：2 組 20 下。

與之前一樣，在動作品質提升、疼痛減緩之後，你可以加上槓鈴或拿啞鈴，增加這個動作的難度，再回到正常的訓練中。

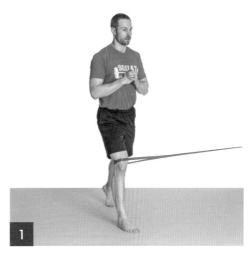

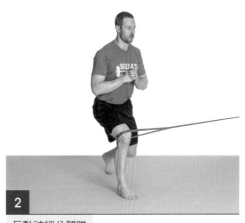

反動神經分腿蹲

⊹ 觸地

　　無論是哪一種類型的髖關節受傷，我都會建議你做單腳深蹲加上觸地。請參閱第三章膝關節疼痛第 214 和 215 頁，我會完整解釋這個動作。

　　在外側髖關節受傷（臀中肌肌腱病變或大轉子滑囊炎）的早期復健過程中，你不能進行大量單腳深蹲，因為受傷那隻腳會自然呈現輕微內收以保持平衡（代表會有無法避免的肌腱壓迫產生）。單腳站立時自然增加的壓迫，就是這個姿勢被用來當作受傷激發檢測的原因。如果在單腳站立或是向外反旋檢測時髖關節外側產生疼痛，在症狀消失之前先不要進行摸地深蹲。

負荷考量

　　在進行上述提及的任何肌力訓練後 24 小時之內，要評估你的症狀是好轉還是惡化。[64] 如果疼痛加劇，你的矯正動作或訓練計畫可能強度太高，必須要做出調整。只要不再感受到疼痛，你就可以漸進回到正常的槓鈴訓練或其他肌力訓練動作。

以解剖構造為基礎的技巧考量

　　深蹲首先是一個動作，其次才是一種訓練。我開始檢測一名運動員時，我要看的是他們赤腳、腳尖向前的深蹲能力。我的目標是評估他們的動作，而這個方法能讓我發現他們所有弱點。雙腳相對朝前（腳尖向外轉 5-7 度）進行深蹲比腳尖稍微向外的深蹲困難許多，但這就是評估的重點所在。

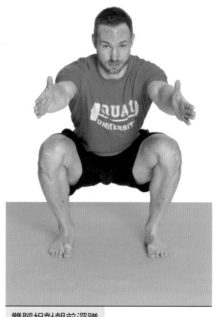

　　要在腳尖朝前的狀況下蹲到最低，踝關節和髖關節活動度要夠高，對骨盆和核心也要有足夠的控制。你還必須有一定程度的協調和平衡。腳尖向外轉讓許多人能夠以較為挺胸的姿勢蹲到最低。總會有些人因為不良解剖構造而無法進行深蹲，不過大部分的運動員應該都要能以自體體重蹲到完整深度。

雙腳相對朝前深蹲

自體體重深蹲是其他運動的動作基礎，如跳躍、落地。許多膝蓋受傷發生原因是落地時腳朝外、膝蓋外翻。膝蓋向外翻並旋轉的時候，需要跳躍和急停的球員就會撕裂他們的前十字韌帶。我的目標是讓運動員以良好力學落地、跳躍，進而減少會使他們的賽季直接結束的受傷。

根據之前的檢測，如果你懷疑自己有股骨或髖臼後傾，你在深蹲、上膊、抓舉、硬舉時，腳尖會自然呈現誇張的向外旋轉角度（大約 30 度）。對於嘗試要在最低位置接槓的奧林匹克舉重選手而言尤其如此。

如果你認為自己可能有髖臼或股骨後傾，請用以下方法檢測。以腳尖相對朝前的姿勢自體體重深蹲，蹲到最低位置。接著，將腳尖向

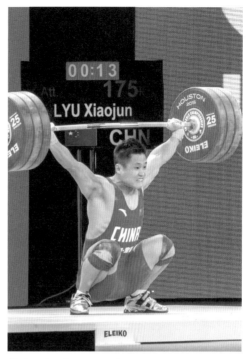

舉重選手在接槓時腳尖朝外。
呂小軍抓舉，圖片授權：Bruce Klemens

外旋轉一些，進行同樣的深蹲。髖關節後傾的運動員，通常會在腳尖朝前的深蹲感覺髖關節前側不舒服和疼痛，因為腳尖朝前會限制深蹲的深度。[65] 如果你符合這樣的描述，代表你的骨骼結構不允許你以腳尖朝前的姿勢深蹲。往下蹲的時候，你的腳會自然稍微向外旋轉，任何活動度訓練都不會帶來**明顯**改變。

但是這不代表你要停止所有的髖關節活動度訓練。相反的，你應該要根據你在本章檢測中發現的限制來進行活動度和柔軟度訓練。我很少遇到有運動員能發揮活動度的最大潛能。不過，要了解不是每個人的骨骼結構都跟教科書上的一模一樣，而且用不適合自己身體（無論你做了多少活動度訓練）的姿勢深蹲會引發災難性的結果。如果你在訓練時，髖關節感覺有卡住或擠壓的痛感，且這個感覺無法以矯正動作緩解，加上解剖構造檢測顯示你可能有後傾問題，身體正在叫你用別種方式移動。聽它的。

沒有完美的髖關節解剖構造不代表你就該將舉重鞋束之高閣、放棄訓練。你只是得知道身體所需的潛在技巧調整及活動度改善，才能發揮潛力並遠離疼痛。如果在嘗試這些方法和先前所提到的訓練之後，你的疼痛仍然存在、甚至加劇，那麼你需要尋求醫師或其他復健專家（如物理治療師）的幫助。

第二章 參考文獻

1. M. Maruyama, J. R. Feinberg, W. N. Capello, and J. A. D'Antonio, "The Frank Stinchfield award: morphologic features of the acetabulum and femur: anteversion angle and implant positioning," *Clinical Orthopaedics and Related Research* 393 (2001): 52–65.

2. D. Reynolds, J. Lucas, and K. Klaue, "Retroversion of the acetabulum: a cause of hip pain," *Journal of Bone & Joint Surgery*, British Volume 81, no. 2 (1999): 281–8.

3. R. T. Loder and E. N. Skopelja, "The epidemiology and demographics of hip dysplasia," *ISRN Orthopedics* (2011): 238607.

4. Loder and Skopelja, "The epidemiology and demographics of hip dysplasia" (see note 3 above).

5. M. T. Cibulka, "Determination and significance of femoral neck anteversion," *Physical Therapy* 84, no. 6 (2004): 550–8.

6. R. H. Gelberman, M. S. Cohen, S. S. Desai, P. P. Griffin, P. B. Salamon, and T. M. O'Brien, "Femoral anteversion: a clinical assessment of idiopathic intoeing gait in children," *Journal of Bone & Joint Surgery*, British Volume 69, no. 1 (1987): 75–9.

7. P. A. Ruwe, J. R. Gage, M. B. Ozonoff, and P. A. DeLuca, "Clinical determination of femoral anteversion: a comparison with established techniques," *Journal of Bone & Joint Surgery* 74, no. 6 (1992): 820–30.

8. A. Weir, P. Brunker, E. Delahunt, J. Ekstrand, D. Griffin, K. M. Khan, G. Lovell, et al., "Doha agreement meeting on terminology and definitions in groin pain in athletes," *British Journal of Sports Medicine* 49, no. 12 (2015): 768–74.

9. T. F. Tyler, H. J. Silvers, M. B. Gerhardt, and S. J. Nicholas, "Groin injuries in sports medicine," *Sports Health* 2, no. 3 (2010): 231–6.

10. A. D. Vigotsky and M. A. Bryanton, "Relative muscle contributions to net joint movements in the barbell back squat," 40th Annual Meeting of the American Society of Biomechanics, Raleigh, NC, August 2–5, 2016; M. L. Benn, T. Pizzari, L. Rath, K. Tucker, and A. I. Semciw, "Adductor magnus: an EMG investigation into proximal and distal portions and direction specific action," *Clinical Anatomy* 31, no. 4 (2018): 535–43.

11. P. Renstrom and L. Peterson, "Groin injuries in athletes," *British Journal of Sports Medicine* 14, no. 1 (1980): 30–6.

12. Renstrom and Peterson, "Groin injuries in athletes" (see note 11 above).

13. T. F. Tyler, T. Fukunaga, and J. Gellert, "Rehabilitation of soft tissue injuries of the hip and pelvis: invited clinical commentary," *International Journal of Sports Physical Therapy* 9, no. 6 (2014): 785–97.

14. A. A. Ellsworth, M. P. Zoland, and T. F. Tyler, "Athletic pubalgia and associated rehabilitation: invited clinical commentary," *International Journal of Sports Physical Therapy* 9, no. 6 (2014): 774–84.

15. C. A. Unverzagt, T. Schuemann, and J. Mathisen, "Differential diagnosis of a sports hernia in a high-school athlete," *Journal of Orthopaedic & Sports Physical Therapy* 38, no. 2 (2008): 63–70.

16. Ellsworth, Zoland, and Tyler, "Athletic pubalgia and associated rehabilitation" (see note 14 above).

17. Weir et al., "Doha agreement meeting on terminology and definitions in groin pain in athletes" (see note 8 above).

18. A. F. Kachingwe and S. Grech, "Proposed algorithm for the management of athletes with athletic pubalgia (sports hernia): a case series," *Journal of Orthopaedic & Sports Physical Therapy* 38, no. 12 (2008): 768–81.

19. A. Grimaldi and A. Rearon, "Gluteal tendinopathy: integrating pathomechanics and clinical features in its management," *Journal of Orthopaedic & Sports Physical Therapy* 45, no. 11 (2015): 910–22.

20. Grimaldi and Rearon, "Gluteal tendinopathy" (see note 19 above); G. Collee, B. A. C. Dijkmans, J. P. Vandenbroucke, and A. Cats, "Greater trochanteric pain syndrome (trochanteric bursitis) in low back pain,"

Scandinavian Journal of Rheumatology 20, no. 4 (1991): 262–6; P. J. Tortolani, J. J. Carbone, and L. G. Quartararo, "Greater trochanteric pain syndrome in patients referred to orthopedic spine specialists," *Spine Journal* 2, no. 4 (2002): 251–4; N. A. Segal, D. T. Felson, J. C. Torner, Y. Zhu, J. R. Crutis, J. Niu, M. C. Nevitt, et al., "Greater trochanteric pain syndrome: epidemiology and associated factors," *Archives of Physical Medicine and Rehabilitation* 88, no. 8 (2007): 988–92.

21. P. A. Bird, S. P. Oakley, R. Shnier, and B. W. Kirkham, "Prospective evaluation of magnetic resonance imaging and physical examination findings in patients with greater trochanteric pain syndrome," *Arthritis & Rheumatology* 44, no. 9 (2001): 2138–45.

22. A. S. Klauser, C. Martinoli, A. Tagliafico, R. Bellmann-Weiler, G. M. Feuchtner, M. Wick, and W. R. Jaschke, "Greater trochanteric pain syndrome," *Seminars in Musculoskeletal Radiology* 17, no. 1 (2013): 43–8.

23. Grimaldi and Rearon, "Gluteal tendinopathy" (see note 19 above); Klauser et al., "Greater trochanteric pain syndrome" (see note 22 above).

24. B. S. Williams and S. P. Cohen, "Greater trochanteric pain syndrome: a review of anatomy, diagnosis and treatment," *Anesthesia & Analgesia* 108, no. 5 (2009): 1662–70.

25. G. Gottschalk, S. Kourosh, and B. Leveau, "The functional anatomy of the tensor fasciae latae and gluteus medius and minimus," *Journal of Anatomy* 166 (1989): 179–89.

26. Gottschalk, Kourosh, and Leveau, "The functional anatomy of the tensor fasciae latae and gluteus medius and minimus" (see note 25 above).

27. Gottschalk, Kourosh, and Leveau, "The functional anatomy of the tensor fasciae latae and gluteus medius and minimus" (see note 25 above).

28. Grimaldi and Rearon, "Gluteal tendinopathy" (see note 19 above).

29. Grimaldi and Rearon, "Gluteal tendinopathy" (see note 19 above); N. K. Viradia, A. A. Berger, and L. E. Dahners, "Relationship between width of greater trochanters and width of iliac wings in trochanteric bursitis," *American Journal of Orthopedics* 40, no. 9 (2011): E159–62; D. Woyski, A. Olinger, and B. Wright, "Smaller insertion area and inefficient mechanics of the gluteus medius in females," *Surgical and Radiologic Anatomy* 35, no. 8 (2013): 713–9.

30. Grimaldi and Rearon, "Gluteal tendinopathy" (see note 19 above).

31. D. Hertling and M. K. Randolph, *Management of Common Musculoskeletal Disorders: Physical Therapy Principles and Methods* (Philadelphia: J. B. Lippincott, 1996).

32. D. J. Magee, Orthopedic Physical Assessment (Philadelphia: Saunders, 2002).

33. F. P. Kendall, E. K. McCreary, and P. G. Provance, *Muscles: Testing and Function*, 4th Edition (Baltimore: Williams & Wilkins, 1993); S. A. Sahrmann, *Diagnosis and Treatment of Movement Impairment Syndromes* (St. Louis: Mosby, 2002).

34. C. M. Hall and L. T. Brody, *Therapeutic Exercise: Moving Toward Function*, 2nd Edition (Philadelphia: Lippincott Williams & Wilkins, 2005).

35. J. L. Cook and C. Purdam, "Is compressive load a factor in the development of tendinopathy?" *British Journal of Sports Medicine* 46, no. 3 (2012): 163–8.

36. T. S. Goom, P. Malliaras, M. P. Reiman, and C. R. Purdam, "Proximal hamstring tendinopathy: clinical aspects of assessment and management," *Journal of Orthopaedic & Sports Physical Therapy* 46, no. 6 (2016): 483–93; L. Lempainen, K. Johansson, I. J. Banke, J. Ranne, K. Makela, J. Sarimo, P. Niemi, and S. Orava, "Expert opinion: diagnosis and treatment of proximal hamstring tendinopathy," *Muscles, Ligaments and Tendons Journal* 5, no. 1 (2015): 23–8.

37. M. Prior, M. Guerin, and K. Grimmer, "An evidence-based approach to hamstring strain injury: a systematic

review of the literature," *Athletic Training* 1, no. 2 (2009): 154–64.

38. Maruyama, Feinberg, Capello, and D'Antonio, "The Frank Stinchfield award" (see note 1 above).

39. A. Arnason, S. B. Sigurdsson, A. Gudmundsson, I. Holme, L. Engebretsen, and R. Bahr, "Risk factors for injuries in football," *American Journal of Sports Medicine* 32, 1 Suppl (2004): 5S–16S; K. Bennell, H. Wajswelner, P. Lew, A. Schall-Riaucour, S. Leslie, D. Plant, and J. Cirone, "Isokinetic strength testing does not predict hamstring injury in Australian Rules footballers," *British Journal of Sports Medicine* 32, no. 4 (1998): 309–14; B. J. Gabbe, K. L. Bennell, C. F. Finch, H. Wajswelner, and J. W. Orchard, "Predictors of hamstring injury at the elite level of Australian football," *Scandinavian Journal of Medicine & Science in Sports* 16, no. 1 (2006): 7–13; M. Hagglund, M. Walden, and J. Ekstrand, "Previous injury as a risk factor for injury in elite football: a prospective study over 2 consecutive seasons," *British Journal of Sports Medicine* 40, no. 9 (2006): 767–72.

40. E. Cressey, "5 reasons you have tight hamstrings," June 12, 2012, https://ericcressey. com/5-reasons-tight-hamstrings-strain.

41. G. Verrall, J. Slavatinek, P. Barnes, G. Fon, and A. Spriggins, "Clinical risk factors for hamstring muscle strain injury: a prospective study with correlation of injury by magnetic resonance imaging," *British Journal of Sports Medicine* 35, no. 6 (2001): 435–40.

42. Prior, Guerin, and Grimmer, "An evidence-based approach to hamstring strain injury" (see note 37 above); Bennell et al., "Isokinetic strength testing does not predict hamstring injury in Australian Rules footballers" (see note 39 above); J. Orchard, J. Marsden, S. Lord, and D. Garlick, "Preseason hamstring muscle weakness associated with hamstring muscle injury in Australian footballers," *American Journal of Sports Medicine* 25, no. 1 (1997): 81–5; T. Yamamoto, "Relationship between hamstring strains and leg muscle strength," *Journal of Sports Medicine and Physical Fitness* 33, no. 2 (1993): 194–9.

43. Prior, Guerin, and Grimmer, "An evidence-based approach to hamstring strain injury" (see note 37 above).

44. B. J. Gabbe, K. L. Bennell, C. F. Finch, H. Wajswelner, and J. W. Orchard, "Predictors of hamstring injury at the elite level of Australian football," *Scandinavian Journal of Medicine & Science in Sports* 16, no. 1 (2006): 7–13; B. J. Gabbe, K. L. Bennell, and C. F. Finch, "Why are older Australian football players at greater risk of hamstring injury?" *Journal of Science and Medicine in Sport* 9, no. 4 (2006): 327–33.

45. C. Woods, R. D. Hawkins, S. Maltby, M. Hulse, and A. Thomas, "The Football Association Medical Research Programme: an audit of injuries in professional football—analysis of hamstring injuries," *British Journal of Sports Medicine* 38, no. 1 (2004): 36–41.

46. Prior, Guerin, and Grimmer, "An evidence-based approach to hamstring strain injury" (see note 37 above).

47. S. Sahrmann, D. C. Azevedo, and L. Van Dillen, "Diagnosis and treatment of movement system impairment syndromes," *Brazilian Journal of Physical Therapy* 21, no. 6 (2017): 391–9.

48. M. Lequesne, P. Mathieu, V. Vuillemin-Bodaghi, H. Bard, and P. Djian, "Gluteal tendinopathy in refractory greater trochanter pain syndrome: diagnostic value of two clinical tests," *Arthritis & Rheumatism* 59, no. 2 (2008): 241–6.

49. M. Tijssen, R. van Cingel, L. Willemsen, and E. de Visser, "Diagnostics of femoroacetabular impingement and labral pathology of the hip: a systematic review of the accuracy and validity of physical tests," *Arthroscopy* 28, no. 6 (2012): 860–71.

50. J. J. Bagwell, L. Bauer, M. Gradoz, and T. L. Grindstaff, "The reliability of FABER test hip range of motion measurements," *International Journal of Sports Physical Therapy* 11, no. 7 (2016): 1101–5.

51. D. Harvey, "Assessment of the flexibility of elite athletes using the modified Thomas test," *British Journal of Sports Medicine* 32, no. 1 (1998): 68–70.

52. T. F. Tyler, S. J. Nicholas, R. J. Campbell, S. Donellan, and M. P. McHugh, "The effectiveness of a preseason exercise program to prevent adductor muscle strains in professional ice hockey players," *American Journal of*

Sports Medicine 30, no. 5 (2002): 680–3; T. F. Tyler, S. J. Nicholas, R. J. Campbell, and M. P. McHugh, "The association of hip strength and flexibility with the incidence of adductor muscle strains in professional ice hockey players," *American Journal of Sports Medicine* 29, no. 2 (2001): 124–8.

53. M. Lequesne, P. Mathieu, V. Vuillemin-Bodaghi, H. Bard, and P. Djian, "Gluteal tendinopathy in refractory greater trochanter pain syndrome: diagnostic value of two clinical tests," *Arthritis & Rheumatism* 59, no. 2 (2008): 241–6.

54. Goom, Malliaras, Reiman, and Purdam, "Proximal hamstring tendinopathy" (see note 36 above).

55. J. Paolini, "Review of myofascial release as an effective massage therapy technique," *Athletic Therapy Today* 14, no. 5 (2009): 30–4.

56. M. P. Reiman and J. W. Matheson, "Restricted hip mobility: clinical suggestions for self-mobilization and muscle re-education," *International Journal of Sports Physical Therapy* 8, no. 5 (2013): 729–40.

57. M. K. Hoeger Bement, J. Dicapo, R. Rasiarmos, and S. K. Hunter, "Dose response of isometric contractions on pain perception in healthy adults," *Medicine & Science in Sports & Exercise* 40, no. 11 (2008): 1880–9.

58. J. C. Tonley, S. M. Yun, R. J. Kochevar, J. A. Dye, S. Farrokhi, and C. M. Powers, "Treatment of an individual with piriformis syndrome focusing on hip muscle strengthening and movement reeducation: a case report," *Journal of Orthopaedic & Sports Physical Therapy* 40, no. 2 (2010): 103–11.

59. M. Olfat, J. Perry, and H. Hislop, "Relationship between wire EMG activity, muscle length, and torque of the hamstrings," *Clinical Biomechanics* 17, no. 8 (2002): 569–79.

60. C. A. Johnston, D. M. Lindsay, and J. P. Wiley, "Treatment of iliopsoas syndrome with a hip rotation strengthening program: a retrospective case series," *Journal of Orthopaedic & Sports Physical Therapy* 29, no. 4 (1999): 218–24; N. C. Casartelli, N. A. Maffiuletti, J. F. Item-Glatthorn, S. Staehli, M. Bizzini, F. M. Impellizzeri, and M. Leunig, "Hip muscle weakness in patients with symptomatic femoroacetabular impingement," *Osteoarthritis Cartilage* 19, no. 7 (2008): 816–21.

61. S. McGill, Ultimate Back Fitness and Performance, 6th Edition (Waterloo, Canada: Backfitpro Inc., 2014); C. Liebenson, "Training the hip: a progressive approach," *Journal of Bodywork and Movement Therapies* 17, no. 2 (2013): 266–8.

62. McGill, *Ultimate Back Fitness and Performance* (see note 61 above).

63. G. Cook, L. Burton, and K. Fields, "Reactive neuromuscular training for the anterior cruciate ligament-deficient knee: a case report," *Journal of Athletic Training* 34, no. 2 (1999): 194–201.

64. Loder and Skopelja, "The epidemiology and demographics of hip dysplasia" (see note 3 above).

65. Sahrmann, *Diagnosis and Treatment of Movement Impairment Syndromes* (see note 33 above).

膝關節疼痛

如果你在閱讀這一章，很有可能現在或曾經出現膝關節疼痛。在人體中，膝關節是最常受傷的關節。[1] 簡單來說，膝關節的受傷可以分成兩大類：創傷性和非創傷性。

跟你想像的應該差不多，創傷性的膝關節受傷會發生在有外力介入的時候。舉例來說，當你在打籃球時跳躍並落地，而你的膝關節向外翻，撕裂你的前十字韌帶。對於籃球、足球、美式足球選手而言，這種類型的受傷非常嚴重，而且通常會讓球員的賽季直接結束。

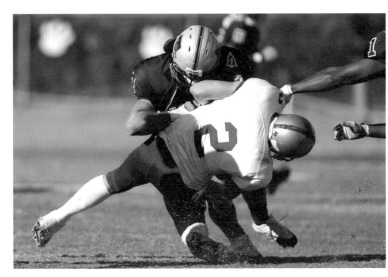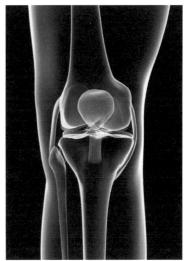

　　然而，執行槓鈴訓練時，很少人會發生創傷性的膝關節受傷。我並不是說這些可怕的傷害不會發生，只是在重訓或舉重、健力比賽時較少出現。[2]

　　研究顯示，和槓鈴訓練有關的膝關節疼痛大多是因過度使用而受傷。[3] 這些非創傷性受傷很難纏，且常常引發其他問題。長久下來，這類型的受傷可能會影響你的訓練和生活品質。

　　研究人員貴格・卡胡恩（Gregg Calhoon）和安卓・佛萊（Andrew Fly）在追蹤一群菁英奧林匹克舉重選手長達六年之後，發現有 51% 的運動員回報他們有長期的膝關節疼痛（持續好幾週），但他們在 95% 的狀況下都不會缺席訓練超過一天。[4] 這表示運動員經常在患有非創傷性但會造成刺激的膝關節疼痛時，仍然硬著頭皮繼續訓練。

　　這個狀況也說明了「沒有痛苦就沒有收穫」這個口號所帶來的力量，而很多運動員都將之奉為圭臬。通常來說，很有野心的教練會讓他們的客戶或運動員在疼痛中繼續訓練以參加比賽。現在的運動員會穿護膝、吃止痛藥、塗外用藥膏來掩蓋疼痛。相信我，我也曾經有這種疼痛，我了解你正在經歷的一切。

　　如果你翻到這一章，想要解決膝關節疼痛，有可能是你的運動表現受到影響。除非感覺到疼痛，大部分的運動員都不會尋求幫助。直到訓練出現問題，他們才會尋求專業人士協助。

解構膝關節傷害

如果你決定尋求傳統醫療的協助，也就是找基層醫師或骨科醫師看診，你可能會拿到以解剖構造為判斷標準的診斷。通常來說，這個診斷是告訴你疼痛位置，而不是造成疼痛的原因。雖然膝關節周圍有許多解剖構造可能會造成疼痛，以下是最常見的幾種：

- 髕骨股骨疼痛症候群
- 髂脛束症候群
- 髕骨或股四頭肌肌腱病變

髕骨股骨疼痛症候群

如果你的膝關節骨（髕骨）周圍疼痛，你可能會被診斷為髕骨股骨疼痛症候群。不幸的是，髕骨股骨疼痛症候群是一個籠統的名稱，無法說明疼痛為何出現在膝蓋骨，也無法解釋造成的原因。使用這個名稱只會造成混淆。舉例來說，膝蓋骨周圍的疼痛可能和髕骨下方軟骨退化、骨頭挫傷有關，甚至是附近組織如髕骨下脂肪墊症候群、支持帶（圍繞關節的堅硬纖維囊）的刺激。不過，幸運的是，你不需要百分之百確定你是哪一個特定組織有問題，才能邁出解決膝關節疼痛的第一步。

在髕骨溝中的髕骨

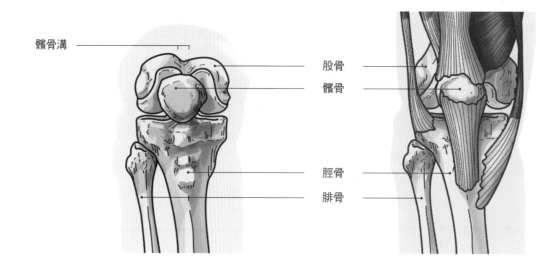

髕骨溝

股骨

髕骨

脛骨

腓骨

讓我們簡單地談談膝關節的力學。移動膝關節時，你的膝蓋骨會在股骨的一個凹槽中移動，這個凹槽稱為髕骨溝。這個骨頭連接處（髕骨股骨關節）在深蹲時會承受巨大的壓力。幸運的是人體構造就是為這樣的動作而設計。如果仔細看這個關節，你會發現膝蓋骨和股骨之間有身體中最厚的軟骨。這種緻密組織層會分散負荷並保持關節健康。

當你在彎曲或伸直膝關節時，關節周圍的組織（肌肉、筋膜、韌帶、支持帶）會將髕骨保持在穩定的位置。深蹲或抓舉接槓的時候，如果保持膝關節對齊雙腳，負荷會均勻分布在髕骨股骨關節上。然而，如果膝關節沒有保持對齊、開始左右晃動，就可能會引起問題。

力量型運動員如果在膝關節骨周圍出現疼痛，最常見的原因是膝關節旋轉控制能力不足（也就是訓練時膝關節穩定性不佳）。如果你的膝關節會在深蹲、上膊、抓舉、硬舉站起時晃動，髕骨會移動並在髕骨溝中離軸傾斜。[5] 這樣的晃動會在骨頭下方造成不平均的壓力，還會對周圍和膝關節骨相連的組織造成過度拉力。

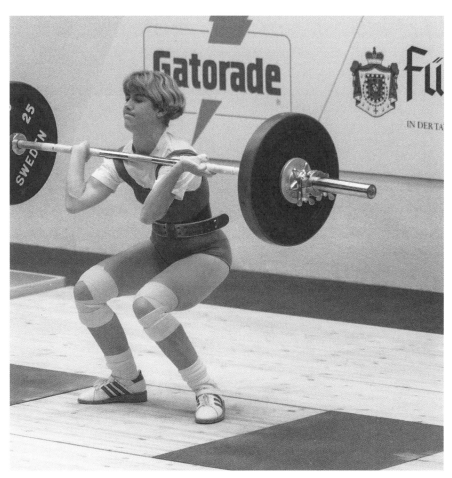

膝關節外翻深蹲
維多莉亞‧費屈（Victoria Futch），
圖片授權：Bruce Klemens

— 181 —

髖骨和不平均拉力

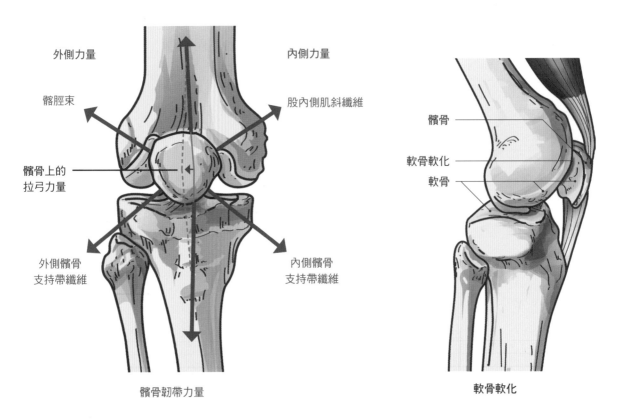

整體股四頭肌力量

外側力量　　　　　　　　　　　　　內側力量

髂脛束　　　　　　　　　　　　股內側肌斜纖維

髖骨　　　　軟骨軟化　　　　軟骨

髖骨上的
拉弓力量

外側髖骨　　　　　　　　　　　內側髖骨
支持帶纖維　　　　　　　　　　支持帶纖維

髖骨韌帶力量　　　　　　　　　　軟骨軟化

　　　把這個問題想成有一列火車出軌。如果關節常常出現離軸拉力，且力量夠大，就會產生問題。這種不平均的關節滑動也會在膝關節中產生咔咔和摩擦的聲音，稱為捻發音。如果沒有及時治療，膝蓋骨和股骨之間的摩擦會導致骨頭下方軟骨的侵蝕，這種受傷稱為軟骨軟化。

髂脛束症候群

　　　髂脛束是一塊很厚的筋膜（緻密結締組織），從髖關節頂端延伸到膝關節外側。髂脛束包圍著闊筋膜張肌，並和臀大肌（臀部最大塊的肌肉）、外側大腿後肌、股四頭肌相連。闊筋膜張肌和髂脛束會一起運作，使腿部移動，其中一種動作就是股骨的內旋。

髂脛束

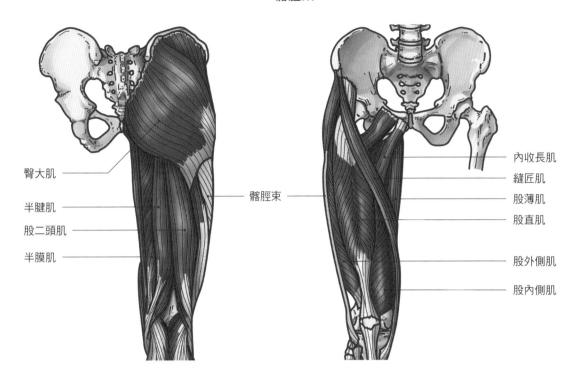

臀大肌

半腱肌

股二頭肌

半膜肌

髂脛束

內收長肌

縫匠肌

股薄肌

股直肌

股外側肌

股內側肌

　　有人出現膝關節外側疼痛時，通常會得到髂脛束症候群的診斷，部位通常是在股骨突出的骨頭部分，稱為**股骨外髁**。症狀通常會隨著時間惡化，而且不是因為一個特定事件或創傷（如腿側被擊中）而受傷。雖然這種疼痛可能從悶痛和鈍痛開始，但通常會發展成膝關節外表層、髂脛束附著部位的劇痛。有些人甚至不時會有疼痛的彈響感。

　　一直以來，髂脛束症候群被認為是跑者身上的重複性過度使用傷害。受這種傷的運動員在跑步時間較長時會感覺到疼痛增加。事實上，髂脛束症候群占了所有跑步有關傷害的 12% 以上。[6] 然而，這個症候群也會出現在進行重量訓練的人身上。人們對於這種疼痛的起因並沒有共識，有些人認為是過度摩擦導致，也有些人覺得是壓迫造成問題。我來說明一下。

　　最初普遍認為髂脛束過於緊繃時，它會隨著膝關節彎曲而在股骨外髁前後反覆來回移動。[7] 這樣的移動會導致髂脛束下方的摩擦，最終引起發炎和疼痛。

　　然而，近期研究發現，髂脛束被粗壯的纖維束固定在股骨遠端，不會出現過去所認為的移動。事實上，許多人在膝關節彎曲時看到的滾動其實並沒有真正產生動作，那是髂脛束的張力變化。膝關節彎曲時，張力會從髂脛束前側纖維轉移到後側的纖維。

因此，現在專家大多認為疼痛的症狀並不是因為髂脛束下方的摩擦導致，而是有一層受神經高度支配的脂肪（有許多神經末梢在其中的脂肪）遭到壓迫。[8] 也就是說，並不是髂脛束本身的問題，而是髂脛束下方的組織造成外側膝關節疼痛。在醫學領域，這被歸類為一種接骨點病變。

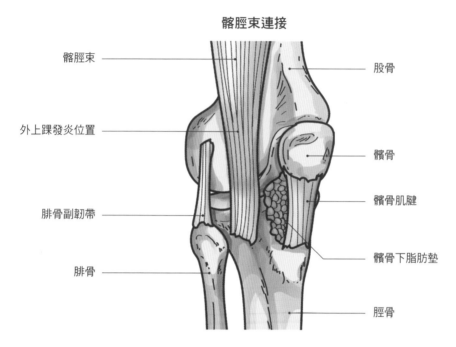

髂脛束連接

- 髂脛束
- 外上踝發炎位置
- 腓骨副韌帶
- 腓骨
- 股骨
- 髕骨
- 髕骨肌腱
- 髕骨下脂肪墊
- 脛骨

所以，你現在知道壓迫是導致髂脛束疼痛的主要成因。這種壓迫從何而來？這一切都與你的身體如何移動有關。就和髕骨股骨疼痛症候群一樣，研究認為這些膝關節旋轉力量的控制問題和髂脛束有關。研究已經證實，比起沒有受傷的運動員，髂脛束疼痛的運動員在落地時膝關節內旋（膝關節外翻）更明顯。[9] 現在你應該已經注意到膝關節的受傷大概是如何發生的。

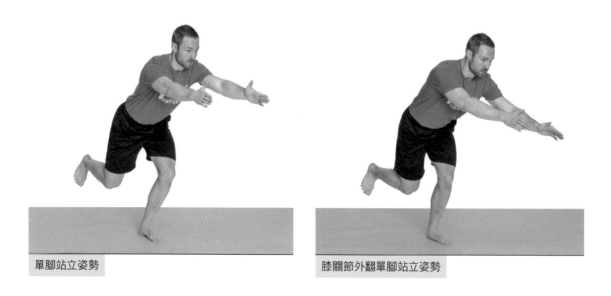

單腳站立姿勢　　　　　　　　　　　膝關節外翻單腳站立姿勢

髕骨／股四頭肌肌腱病變

髕骨和股四頭肌的肌腱疼痛比較複雜。我們先從解剖構造開始談起。

肌腱是連接肌肉和骨頭的組織纖維束。髕骨肌腱從膝蓋骨（髕骨）延伸到脛骨粗隆（脛骨上突出的骨頭部分）。在膝蓋骨上是股四頭肌肌腱，是另一條組織纖維帶，附著在大塊且強壯的股四頭肌上。這兩條肌腱會一起運作，像彈簧一樣吸收並釋放出巨大的力量，用於跳躍等動作。

髕骨肌腱和股四頭肌肌腱

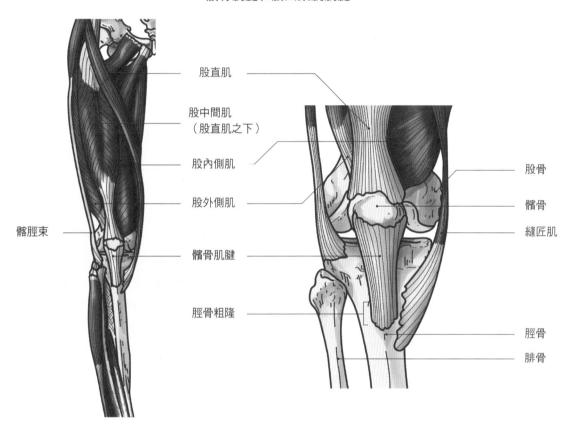

肌肉、肌腱、骨頭等身體組織每一天都處於波動的狀態。只要在身體上施加壓力（如訓練），組織會分解並再生。隨著時間的累積，肌力就是在這種自然補充過程中建立。

在肌腱中，這個過程主要由稱為**肌腱細胞**的小細胞控制。這些小細胞散布在第一型**膠原蛋白**的平行排列纖維之中。肌腱細胞會對施加在肌腱上的力量和負荷產生反應，並適應組織的細胞組成（稱為**細胞外基質**）。有數種因素會產生影響，包括運動員訓練強度、服用的藥物、是否患有糖尿病等，這些因素會決定你的肌腱如何適應到特定的肌力設定點，也就是**負荷耐受力程度**。

沒有嚴重超過設定點的訓練負荷會在肌腱上引發細胞反應，如果有適當恢復，肌腱會在兩到三天內恢復正常。這種反應可以透過超音波影像觀察到。兩到三天的恢復期是適應補充過程的正常時間。[10] 但如果肌腱的訓練負荷過大或訓練計畫沒有讓運動員好好恢復，這個平衡就會被破壞，從適應性過程變成病理性的過程。接著，就會演變成受傷。

從事爆發性和重複性膝關節動作的年輕運動員（30 歲以下），髕骨肌腱和股四頭肌肌腱最容易受傷。比起較慢的動作（如深蹲），使用膝關節肌腱作為彈簧的動作（如跳躍）對肌腱施加的壓力大上許多，所以籃球或排球等需要大量跳躍的運動，發生這種受傷的比例高到還有專門形容這種受傷的名詞「跳躍膝」。

有趣的是，長跑運動員通常不會有髕骨肌腱病變，因為肌腱上的負荷沒有高到足以引發疼痛。相較之下，跳躍（單腳或雙腳）會對髕骨肌腱產生很大壓力。

在膝關節的兩條肌腱中，髕骨肌腱更常受傷。然而，髕骨和股四頭肌肌腱疼痛在舉重或 CrossFit 等運動中都很普遍，因為在抓舉、上膊等彈震動作，還有跳箱等無負重重複性動作中，肌腱都會承受巨大的壓力。[11]

一直以來，肌腱受傷分為兩大類：肌腱炎和肌腱變性。[12] 前者的問題是由發炎所引起，而後者的問題是肌腱退化、變得虛弱。講到近期的疼痛受傷時，醫生通常會使用肌腱炎這個詞；講到長期慢性肌腱受傷時，則會使用肌腱變性。

然而，最近的研究認為，肌腱疼痛中常見的發炎並不是導致受傷和疼痛的主因。[13] 另外，現在的肌腱受傷領域專家認為肌腱炎和肌腱變性並不會互相排斥；它們是同一個受傷過程中的不同階段。因此，談到肌腱受傷時，最好使用「**肌腱病變**」這個詞，而不要使用**肌腱炎**或**肌腱變性**。

使用著名專家吉兒·庫克（Jill Cook）的肌腱病理學模組，[14] 能最直接地了解肌腱如何受傷。這個模組展示了受傷的順序，有三個互相重疊的受傷階段：

1. 反應性肌腱病變
2. 肌腱修復不良
3. 退化性肌腱病變

若從前一階段進展到下一階段，代表恢復到先前健康狀態的能力下降。

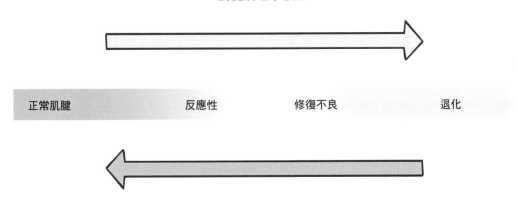

肌腱病理學模組

正常肌腱　　　　　　　反應性　　　　　修復不良　　　　　退化

如前所述，當構成肌腱的細胞承受任何性質的過度負荷時，會有短期的過度反應。精確來說，名為**蛋白聚醣**的小細胞會湧入細胞外基質，導致肌腱腫脹、疼痛。同樣地，腫脹並不是因為發炎而引起，所以冰敷和休息無法解決這種受傷。[15]

那麼這種過度負荷究竟如何發生的呢？如果只需不要舉超過一定重量、不要太常訓練，那麼優秀的舉重選手為什麼能每週進行多次一天兩餐的訓練，而不會出現疼痛，但新手卻訓練幾週之後就會受傷呢？這一切都取決於每個人的肌腱相對負荷能力。請聽我解釋。

人體很擅長於適應壓力。根據不同壓力種類和大小，肌腱中的細胞會做出正向或負向的反應。面對可接受範圍內的訓練負荷，我們的肌腱會透過增加剛性來變得更強壯。[16] 每天進行爆發訓練和大重量槓鈴訓練、休息時間極少的菁英運動員可以這樣做，是因為他們多年來的訓練使得肌腱能忍受高度的壓力。透過適當的訓練計畫，定期讓肌腱承受高度負荷，菁英運動員能提高肌腱的負荷耐受力程度。

如果一個相對訓練較少的運動員試圖進行與菁英運動員相同的高程度訓練，就會引發受傷的反應性階段，也就是細胞因為預期之外的超負荷而產生短期的過度反應。當運動員進行一次特別困難的訓練，或是從一週三天的訓練計畫突然改成每天訓練時，這個狀況就會發生。

會引發新手進入反應性階段的情境同樣也會發生在菁英運動員身上。如果是一個每天承受大量負荷的運動員長時間休息（兩週以上），然後突然回到相對正常的訓練計畫之中（正常的意思是他們過去所習慣的），他們的肌腱會承受大量預期之外的壓力。這是因為肌腱在長時間休息後狀況下降，使他們的組織適應了較低的負荷程度。

任何訓練都沒有一定會引發這種受傷反應的固定重量或次數，而是取決於個人的肌腱負荷能力。基本上，肌腱上的任何意外負荷都會引發反應，而肌腱會隨之增厚以應付壓力。[17] 此時，運動員可能會感受到疼痛，還有肌腱周圍有些許的腫脹。

好消息是：如果妥善處理的話，這個過程是可逆的。研究認為，如果初始訓練負荷明顯減少，並進行適當的復健，反應性肌腱有可能在幾週內恢復到正常的健康狀態。[18] 但是，如果這時候繼續進行超過反應設定點的訓練，肌腱就會進入修復不良的階段，因為肌腱為了要自我修復會持續增厚。事實上，研究者發現過度修復過程會導致髕骨肌腱增厚一倍（從大約 4 公釐增厚到 8 公釐），作為保護反應。[19] 為了應付持續的超負荷，會有越來越多蛋白聚醣湧入細胞外基質，吸收水分，最終導致構成肌腱的結構支撐（膠原蛋白）遭到破壞。這時，我們也能看到新的血管和神經在肌腱中增生，這也可能是造成疼痛的其中一個原因。[20]

如果此時沒有採取適當措施來處理受傷，隨著受傷進入第三階段的肌腱變性，紊亂的膠原蛋白會開始分解甚至消失。不幸的是，很難區分肌腱是否已經修復不良。更糟的是你可能甚至不知道肌腱已經進入第三階段，因為肌腱的退化部分不會引起疼痛。

那麼，我們要怎麼知道肌腱處於受傷的哪一階段呢？

庫克等研究人員發現，肌腱疼痛主要是反應性階段的症狀。因此，如果你現在髕骨或股四頭肌疼痛，可以將受傷區分成更簡單的兩階段：「反應性」或是「修復不良／退化」的肌腱病變。[21]

假如這是你第一次感受到髕骨肌腱疼痛，在某天非常辛苦的訓練之後，你的肌腱受傷很嚴重，讓你必須跛著腳走路。因為這是急性（全新）的肌腱疼痛，你可能正在經歷反應性肌腱病變的第一階段。

但是如果這不是你第一次感受到髕骨肌腱疼痛，去年和前幾個月疼痛都有發作，即使你休息了幾個星期，疼痛總會消失又復發。由於這些都是長期症狀，你可能已經在修復不良／退化的反應性肌腱病變階段。

正常、反應性、修復不良反應性

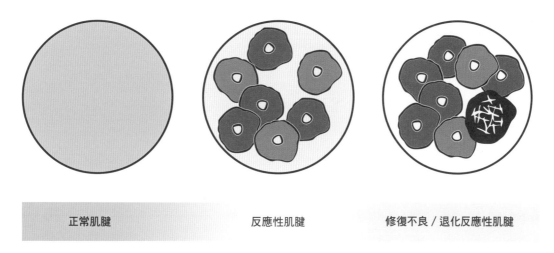

| 正常肌腱 | 反應性肌腱 | 修復不良 / 退化反應性肌腱 |

　　肌腱持續承受超負荷時，會開始退化，但不會是整條肌腱直接失去作用。如果仔細觀察肌腱，你會看到退化的膠原蛋白組織形成「小島」，散布在健康的肌腱組織中。這些小島無法承受負荷。這些退化的組織失去內在張力和類似彈簧的能力，產生庫克所謂「力學失聰」（mechanically deaf）的現象。[22]

　　將這些髕骨或股四頭肌的退化肌腱纖維小島想成甜甜圈中間的洞。這些洞被健康的組織包圍。然而，研究表示，身體會適應並在這些退化組織周圍增生出更多正常的肌腱組織，以恢復流失的肌力。[23]

有退化小島的正常肌腱

正常肌腱

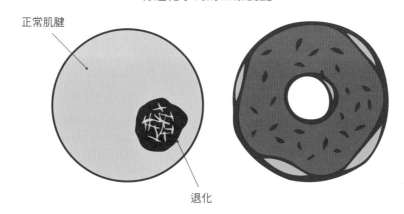

退化

如前所述，肌腱中這些退化的「洞」不會造成疼痛。[24] 直到健康組織的周圍承受超負荷，並進入反應性階段（與完全健康的肌腱相同），疼痛才會出現在退化的肌腱上。這也是為什麼有些人的肌腱退化得很嚴重，但沒有任何疼痛症狀。[25]

疼痛的強度、引起受傷的機制、痊癒需要多少時間都是用來區分反應性肌腱疼痛和修復不良／退化反應性肌腱疼痛（除了症狀病史外）的好方法。舉例來說，真正的反應性肌腱會非常疼痛和腫脹。反應性肌腱是由嚴重的超負荷所引發，像是排滿增強式訓練（例如跳箱）、非常困難的訓練課表。

另一方面，即使是劇烈程度少得多的負荷，也可能引發修復不良／退化的反應性肌腱，而且通常不太會出現腫脹。這種肌腱病變引發的疼痛只需要適當休息幾天就能緩解，而真正的反應性肌腱可能需要四到八週才能痊癒。[26] 了解所處階段對你要如何處理受傷會有很大影響。

患有髕骨肌腱病變的人通常會抱怨膝關節骨和髕骨肌腱連接點（**髕骨下角**）有壓痛和疼痛，甚至可能在髕骨肌腱連接脛骨的地方（在脛骨前方的小隆起，稱為**脛骨粗隆**）感到疼痛。[27] 除非你直接撞到膝關節（像是撞到書桌邊角），不然髕骨肌腱中央不會疼痛。患有股四頭肌肌腱病變的人在膝關節骨和股四頭肌肌腱的連接點（**髕骨上角**）會有壓痛和疼痛。

髕骨肌腱

股外側肌　股二頭肌短頭　髕骨上角　髕骨外側韌帶　腓側副韌帶　脛骨粗隆　腓骨長肌

股直肌　縫匠肌　股內側肌　髕骨　股骨　髕骨內側韌帶　髕骨下角　髕骨肌腱　脛骨　腓腸內側肌

一開始，大部分的人會在劇烈運動之後發現膝關節前方隱隱作痛。受這種傷的人通常會經歷隨膝關節負荷增加（例如比起緩慢的自體體重深蹲，重複的跳躍會引發更多疼痛）而加劇的疼痛，稱為負荷相關疼痛。負荷相關疼痛在解決受傷的過程中是很重要的部分。

有趣的是，在膝關節必須向前移動到腳尖上方的深蹲動作中，髕骨和股四頭肌也會承受很大的負荷。因此在負重深蹲到底部時，這兩種肌腱受傷的人都有可能感到疼痛。

受傷機制

先前所提到的疼痛只是一些你會從醫生那裡得到的常見解剖診斷，其他還有像骨頭挫傷、半月板撕裂、脂肪墊刺激、皺褶或滑囊刺激等。不幸的是，即使是最好的醫師也很難百分之百確定是哪一個解剖構造引發疼痛。這需要專業的評估能力，甚至是昂貴的膝關節掃描。不過，你不需要花費數千至數萬元來踏出了解和處理疼痛的第一步。

導致膝關節疼痛的原因是什麼？最簡單的答案是，是以下兩者在膝關節上造成累積性細微損傷，才會引起疼痛：

- 特定動作
- 過度訓練負荷

你身體的每一部分，從小骨頭和關節到覆蓋它們的大塊肌肉，在失去功能和斷裂之前，都有各自的力量和負荷耐受度。如果運動員把自己推向臨界點，又不致於太過度的話，通常能在肌力和運動表現方面進步許多，但是，一旦超過負荷，就會發生受傷、引起疼痛。

有時候，觸發受傷的機制是明顯可觀察到的，例如，在比賽中想突破個人最佳紀錄的健力選手，他的膝關節嚴重外翻，撕裂了膝關節的每條韌帶。而創傷也有可能是由經年累月、無法看見的微小動作累積而成。舉例來說，我曾與許多因髖關節兩側旋轉不平衡而導致疼痛的運動員合作，但即使是很有經驗的教練，都會覺得他們的動作技術沒問題。然而，教練沒看到他們某隻腳的髖關節內旋有限，導致膝關節細微損傷，最後引發疼痛。

雖然也可能是在某個特定時間點引發疼痛，非創傷性膝關節疼痛通常是累積的結果，甚至可能會在症狀出現之前就有受傷的跡象。例如，許多研究發現膝關節問題（如髕骨股骨疼痛症候群、髂脛束症候群，甚至是膝關節炎）和動作問題有關，如髖關節過度內收（大腿往身體中線移動）和內旋。[28]

這也表示，即使你是上週進行大重量深蹲訓練後第一次出現疼痛，但造成受傷的原因可能已經累積了一段時間。因此，動作品質和訓練時的身體負荷是重要關鍵，決定你是變得更強壯、獲得成功，還是因為受傷而無法進步。

如果你被診斷出以上的傷勢，不要灰心。還是有希望的。解決受傷的第一步是學習如何檢測膝關節疼痛，而首先要評估你的移動方式。

如何檢測膝關節疼痛

有問題的動作或技巧會導致疼痛，這個概念稱為**運動病理學模型**（kinesiopathologic model），或是 KPM。[29] 雖然這個模型有個很難記得的花俏名字，但它的理論是解決疼痛的關鍵：首先要找出是哪些動作問題導致受傷。

數百年來，傳統醫學領域一直想要透過特定的受傷組織或部位診斷來解決疼痛，如髕骨股骨疼痛症候群或髂脛束症候群。但是，我們並沒有要採用醫學方法來分析身體，而是要透過以動作為基礎的檢測過程，來找到疼痛的原因。你不需要進行磁振造影或其他昂貴的掃描，我們要來看看身體從頭到腳是如何移動的。透過這樣的方式，我們要治療的是人，而不是傷勢。

舉個例子說明這個概念要如何運作。賽琳娜是一名狂熱的 18 歲舉重選手。她已有八年的選手資歷，而且正在角逐國家隊的資格。在某場重要的全國賽前幾週，她的右腳膝蓋骨開始隱隱作痛。一開始，她只有在舉大重量時會有感覺，但後來變成每一次舉重都會痛。儘管她不停用按摩滾筒放鬆，疼痛仍然存在，因此她決定去找她的家庭醫生。聽了賽琳娜的故事後，醫生決定將她診斷為髕骨股骨疼痛症候群，並開了消炎藥給她，告訴她接下來幾週要少練一點。

這個故事聽起來有沒有很熟悉？

雖然休息和藥物通常能減緩症狀，但它們無法解決疼痛的**成因**。因此許多有相同狀況的人在重新開始訓練之後疼痛又復發。

賽琳娜來找我檢查時，我請她做一些基本動作來開始檢測過程。她在進行自體體重深蹲時，一切看起來都沒有問題。她先做出完美的髖關節鉸鏈動作，控制身體蹲到最低，再用最佳的技術讓身體回到站立姿勢。

然而，我請她做一個簡單的單腳深蹲時，事情開始變得不對勁。雖然她的左膝控制得很好，她的右膝卻會向外翻，於是疼痛又復發了。不過，經過一些提示，她就能稍微改善膝關節控制，且減少一些疼痛。

進一步檢測後發現，她的下半身（腳踝和髖）活動度非常好，但比起左髖關節，她的右髖關節外側肌肉肌力不足。因此，她的動作問題是來自穩定性不足，有些肌肉的虛弱、協調性問題會在特定時長和強度之下顯露。

以引發疼痛的動作問題（和膝關節控制問題、生物力學功能障礙有關的問題）來檢測、分類，比病理解剖診斷更有助於推動治療過程。如果我們只注意到賽琳娜髕骨股骨關節受傷這件事，那我們就無法看見事情的全貌。知道她的髕骨股骨受傷，並不能讓我了解她疼痛的原因和哪些動作需要矯正。

因此，我不會把賽琳娜視為髕骨股骨受傷的人。我會把她的受傷歸類成「因為生物力學功能障礙和穩定性不足，導致右邊膝關節疼痛」。如果將注意力放在動作診斷上，我們就可以針對她的不足來矯正技術或動作問題。

在檢測過程中，看看下列哪一分類最能描述你的膝關節疼痛。雖然物理治療師會使用其他動作診斷來進行分類，但我認為以下是力量型運動員中最常見的受傷分類：

- 生物力學功能障礙
- 活動度不足
- 穩定性不足
- 負荷耐受力不足

每個檢測都能幫助你確認是因為哪種動作或負荷引發膝關節疼痛。從這些自我評估中獲得的知識也有助於你控制傷勢、減緩疼痛。

動作檢測

在進行以下檢測時，找一個朋友幫助你或自行錄影，你才能分析自己的移動方式。

自體體重深蹲

首先，要從深蹲開始。要脫下鞋襪，才能看到腳或腳踝的動作問題。以你的正常姿勢蹲到最低，在底部停留幾秒鐘後，再慢慢回到起始位置，並重複深蹲 5 次。你有感覺到任何疼痛嗎？如果有的話，把疼痛的位置和強度記下來，強度從 0-10，0 是沒有疼痛，而 10 是你能想像最嚴重的疼痛。位置和強度的資訊，在之後的檢測中會很有用。

分析動作時要注意腳的位置。是否有一隻腳向外轉比較多？如果要保持雙腳緊貼地面，在深蹲下降時是否會有一隻腳往外轉？如果有的話要記下來，這可能是因為你左側和右側髖關節／腳踝的活動度不平衡所導致（接下來也會檢測這部分）。

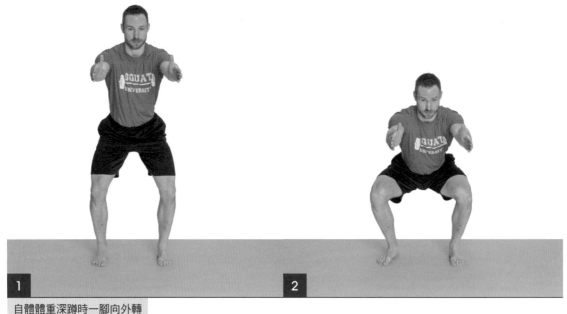

自體體重深蹲時一腳向外轉

另外，也要觀察髖關節的位置。你的髖關節是否偏向其中一側？如果你從背後錄影，你的骨盆在深蹲最低點時看起來是否呈水平，有沒有一側比較高？

單腳深蹲

如果你輕鬆通過自體體重深蹲檢測，那就來挑戰更難的動作。單腳站立，並做單腳深蹲，盡可能蹲到最低，不要跌倒，也不要用任何東西來維持平衡。

如果你發現你很難在足弓沒有下塌（過度旋前）的狀況下保持平衡，也很難單腳蹲下，而且你的膝關節一直不停晃動，你就發現了穩定性的問題，而這個問題可能在先前的雙腳深蹲檢測中無法找到。根據我的經驗，許多強壯的運動員能在自體體重深蹲時隱藏穩定性問題。然而，有些運動員其中一側的單腳深蹲失敗，但另一側卻通過檢測。你可以透過單腳深蹲檢測來發現一長串的穩定性／活動度問題。

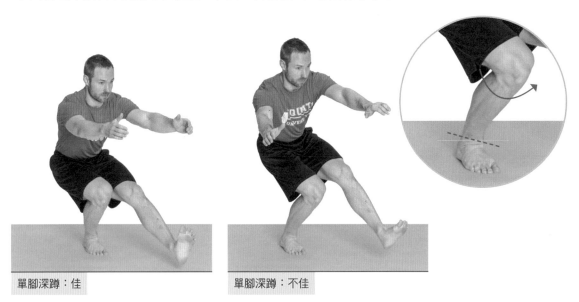

單腳深蹲：佳　　　　　　單腳深蹲：不佳

要了解穩定性對於保持膝關節健康的重要性，首先要把注意力放在足部。足部就像是身體版本的紙牌屋，如果有好的穩定性，你的身體就有好的基礎可以移動。如果足部下塌（過度旋前），就會導致脛骨旋轉，迫使髕骨離軸移動。[30]

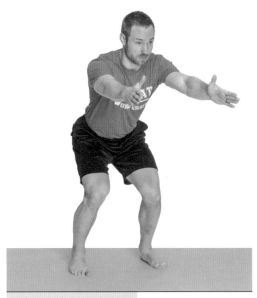

足部下塌造成膝關節外翻

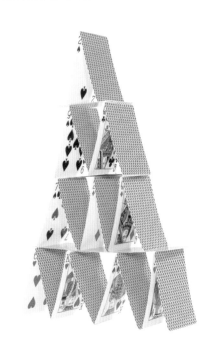

髖關節對於提供膝關節穩定性也非常重要。做單腳深蹲時，觀察大腿的變化。大腿是否有向內移動（**內收動作**）或是往你的另一隻腳向內旋轉（內旋）？這些問題跟髖關節協調性不佳有關。如果髖關節側面和背面的肌肉（臀中肌和臀大肌）在進行深蹲等動作時，沒有在對的時間啟動、保持活動，膝關節就會往身體中線外翻。這個動作會增加髕骨背面和股骨之間的接觸壓力，**並增加髂脛束對外側膝關節的壓迫。**

可以把這個動作想成開、關門。金屬鉸鏈將門和門框連接在一起，這和膝關節的運作是一樣的。一拉門把，就能順利打開門。但如果你在拉門的同時又出力向上，會發生什麼事呢？想當然，你就無法同樣順利地打開門。這是因為鉸鏈被拉離軸心。如果在深蹲的時候也偏離了理想的軸心，上述不均勻的力量就會施加在膝關節上。

如果你從側面觀察你的單腳深蹲，有沒有發現什麼？除了膝關節外翻是最明顯的深蹲動作錯誤，我們必須觀察身體在活動面（稱為**矢狀面**）前後移動的情形。我發現許多膝關節疼痛的運動員在雙腳或單腳深蹲動作開始時，無法使用他們的後側鏈肌肉，也不能以最好的方式啟動髖關節鉸鏈。在下降的時候，膝關節和髖關節應該要同時屈曲，但如果在開始時膝關節過度向前，會增加髕骨的壓迫力。如你所見，在分解和分析動作時必須考慮許多因素。

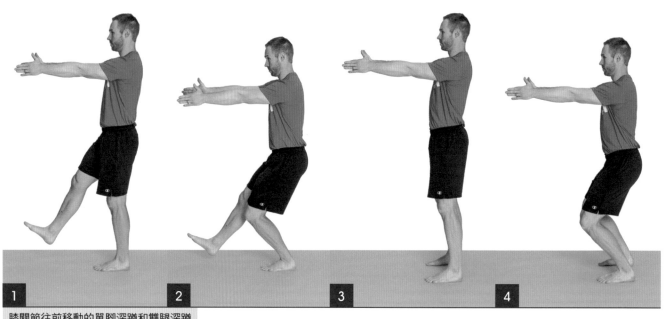

膝關節往前移動的單腳深蹲和雙腿深蹲

如果在單腳深蹲時感覺到疼痛，看看你是否能透過調整移動方式來改變。照鏡子能讓你知道自己的腳、膝關節、髖關節在做什麼。

　　首先，大拇趾往地面壓，讓自己站穩。試著用腳抓住地面，以產生足夠的穩定性。接著，透過髖關節向後、胸口向前的鉸鏈動作，做一個小幅度的單腳深蹲。在鉸鏈動作中，你的膝關節會稍微彎曲，但小腿不會向前移動。如果動作正確你的腳應該不會移動，而且身體重量應該要放在腳掌中間。繼續深蹲動作，盡量讓膝關節不要晃動。你的膝關節骨應該要指向你的第二隻腳趾到第四隻腳趾之間。

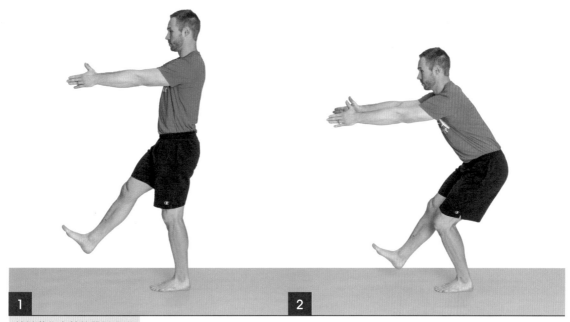

鉸鏈動作完善的單腳深蹲

　　你注意到了什麼？如果引導你做出正確鉸鏈動作、維持膝關節控制，能減輕你的症狀，你的問題可能是穩定性不足引起的生物力學功能障礙。如果把運動診斷擺在病理解剖診斷之前，你的治療會更集中、更有效，且復原時間會更短，因為你不再執著於疼痛的位置，而是去解決活動度或穩定性不足的問題，而這兩者是運動員自己可以控制的。

活動度檢測

以單腳深蹲等動作來檢測，有時候能輕易發現因穩定性不足而引起的生物力學功能障礙，但活動度不足就比較難診斷出來。許多患者的膝關節疼痛無法緩解，因為他們只處理肌力／穩定性問題，卻從來沒接受過活動度檢測。無論你付出多少努力在肌力和穩定性訓練，希望能改善膝關節控制，疼痛在活動度問題解決之前還是會持續出現。兩種最常見會導致生物力學功能障礙的活動度不足都和關節有關，分別是**髖關節**和**踝關節**。

髖關節活動度

要評估髖關節活動度，我會使用仰臥髖關節旋轉檢測。這個檢測的目的是找到髖關節內旋和外旋的左右側差異。如果有任一方向的髖關節旋轉不足，會導致髕骨靠著股骨移動的方式有問題。長久下來，這樣的異常軌道（就像火車出軌）會引發膝關節前側的疼痛。[31] 請參閱第 60 和 61 頁去執行背部疼痛的檢測，看看是否有發現什麼。

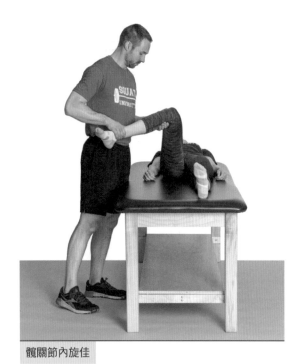

髖關節內旋佳

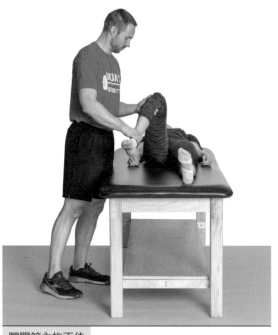

髖關節內旋不佳

雖然大多數人的解剖構造都不對稱，但如果疼痛側和非疼痛側的髖關節旋轉差異很大（例如角度大於 10 度），你的髖關節活動度就有需要處理的問題。翻到髖關節疼痛的那章，進行我最喜愛的一些髖關節活動度練習，以解決髖關節的旋轉問題。

我推薦一種簡單的檢測—複測方法，來判斷這個活動度動作是否適合你的身體。將執行仰臥髖關節旋轉檢測的過程錄下來，然後進行髖關節疼痛那一章中所建議的髖關節活動度練習（請參閱第 157 至 159 頁）。立刻重新檢測，觀察是否有明顯改變。如果有的話，也重新檢測你的雙腳和單腳深蹲，並注意疼痛是否減輕。如果疼痛減輕，表示你的膝關節疼痛可以被歸類為「活動度不足的生物力學功能障礙」。

踝關節活動度

處理膝關節受傷時，檢測踝關節活動度也是檢測過程的一部分。如果腓腸肌或比目魚肌僵硬或緊繃，在跳躍落地等動作時能吸收負荷的動作範圍就比較小。例如，研究顯示，跳躍落地時身體吸收的總力量當中，踝關節要承受 37-50% 的力量。[32] 踝關節僵硬會降低身體以這種方式吸收能量的能力，而這也代表力量會移轉到膝關節。因此，在跳躍落地、上膊或抓舉接槓時，肌腱必須承受更大負荷，而髕骨肌腱等結構會承受更大的拉力，增加肌腱病變等受傷的風險。[33]

踝關節活動度有限也影響訓練時穩定膝關節的能力。[34] 物理治療師傑・迪查瑞（Jay Dicharry）在他《給跑者的解剖學》（*Anatomy for Runners*）一書中，以完美的譬喻描述這類的限制如何改變動作模式。[35]

活動度完整的踝關節能讓脛骨在腳上自由移動。可以把脛骨想像成直接開過十字路口的車。踝關節活動度限制就像歐式的道路圓環，當車輛進入這個路口，必須繞著圓環開才能繼續走原本的路徑。小腿會偏離正常路徑並向外翻。小腿要繞過限制時，膝關節會被向內拉，動作就會失衡。因此，踝關節活動度有限是導致生物力學功能障礙的其中一個因素。

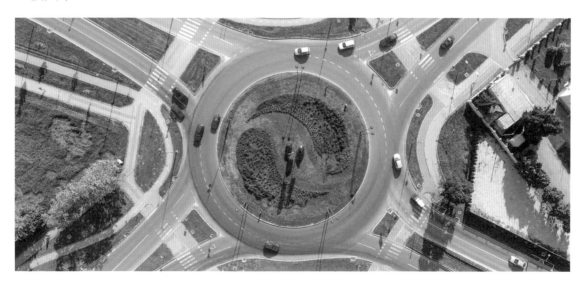

5 英吋牆壁檢測是你可以自己進行的簡單檢測。[36] 朝牆壁跪下，腳尖離牆壁 5 英吋（12.7 公分）。讓膝關節對準腳尖並往前移動，觀察膝關節是否能在腳後跟不離地的狀況下碰到牆壁。

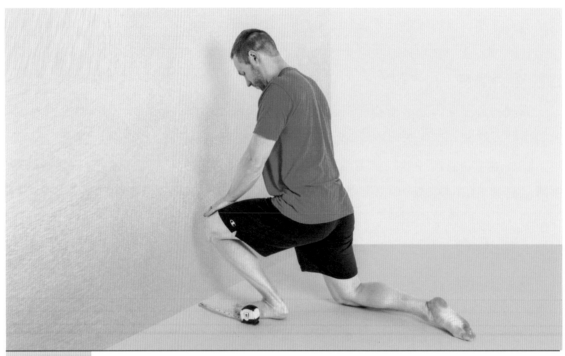

5 英吋牆壁檢測

　　你的膝關節是否能在腳後跟不離地的狀況下碰到牆壁？如果你未能通過檢測，代表你的踝關節活動度有問題。請務必翻閱第六章踝關節疼痛中有關踝關節活動度的動作（按摩滾筒／伸展小腿肌、關節鬆動術）。如果你希望能恢復訓練且不再感到疼痛，你的首要任務就是每天練習改善踝關節活動度。

　　髖關節和踝關節都務必使用檢測—複測方法。你可以透過測量膝關節到牆壁的距離來記錄這個檢測結果。在進行踝關節活動度練習之後，馬上進行複測，觀察是否有明顯進步。同時也要複測你的單腳和雙腳深蹲，觀察是否有進步。

負荷檢測

　　如果你在做自體體重深蹲時感到疼痛，要先確定是生物力學功能障礙還是肌腱病變。首先，在休息的時候是否會感覺疼痛？還是只有做動作的時候會痛？肌腱病變患者在休息的時候**幾乎不會產生疼痛**[37]，因為坐下或躺下時會消除肌腱上的負荷。

如果你只有在移動中會感覺疼痛，你應該要進行更多檢測，確認你的問題是肌腱病變。連續做 10 下雙腳抱膝跳，盡可能跳高，每下之間不要休息。疼痛的強度是否有比一開始做自體體重深蹲時更高？

如果可以的話，連續做 10 下單腳抱膝跳。你的膝關節疼痛有再加劇嗎？如果有的話，你的疼痛是來自負荷耐受力不足。與多次抱膝跳在肌腱產生的彈力相比，自體體重深蹲對膝關節造成的負荷很少。比起雙腳抱膝跳，單腳抱膝跳會帶給髕骨和股四頭肌肌腱更多負荷。

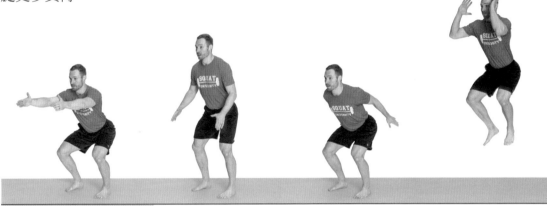

負荷耐受力檢測：雙腳抱膝跳

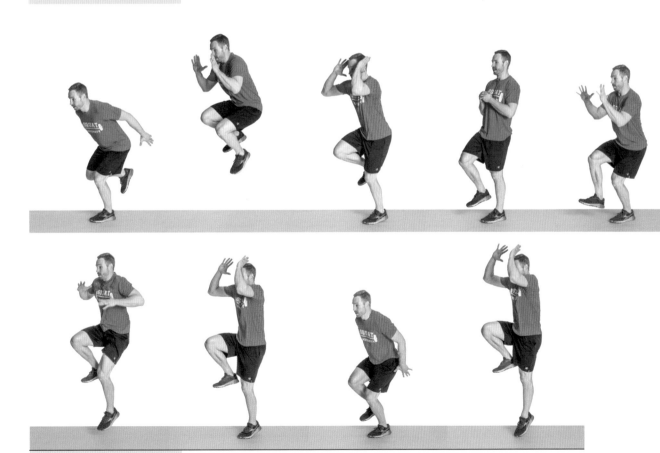

負荷耐受力檢測：單腳抱膝跳

如果你的疼痛在先前的每個步驟都有增加，那疼痛是否仍然只發生於膝蓋骨下角，還是開始擴散到膝關節的其他部分？有時出現在內側、有時出現在髕骨肌腱底部，這種在膝關節周圍移動的疼痛通常是生物力學功能障礙的症狀。而如果在檢測中疼痛一直都集中在某個區域，就是肌腱病變的徵兆。生物力學功能障礙很少和負荷耐受力問題（如髕骨或股四頭肌肌腱病變）共存，因此要確保你能肯定地回答先前所有問題，並找出自己的受傷類型。[38]

單腳橋式檢測

在膝關節疼痛的運動員當中，很常看到髖關節肌肉啟動時的肌力不足和協調問題。根據我的經驗，這些運動員的臀部肌肉通常較弱，或是他們的臀部肌肉有適時運作／協調的問題。單腳橋式動作可以讓他們顯露出這個弱點。

仰躺並讓一腳彎曲、一腳伸直。抬高臀部，並在最高位置停留 10 秒。做完動作後，你覺得是哪塊肌肉在出力？

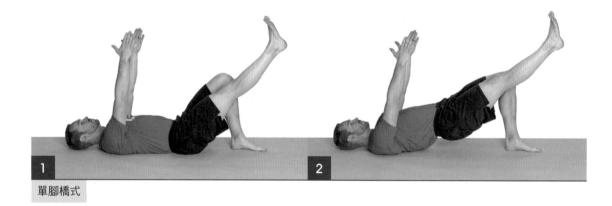

單腳橋式

這個檢測的目的是要確定髖關節伸直（將你從深蹲、上膊、抓舉的最低處驅動身體往上的動作）時優先使用到的肌肉。如果你覺得不是臀部肌肉在出力，你必須解決協調或肌力問題。

何時該看醫生？

膝關節發出卡住的聲音或喀喀聲，有明顯腫脹、刺痛、麻木，或是膝關節後方抽痛，代表有更嚴重的問題，需要由專業醫療人員（如運動物理治療師或骨科醫師）進行評估。

重建過程

　　沒有一個萬能的方法可以解決膝關節疼痛。基於各自不同的疼痛原因，每個人會有不同的反應。有些方法可能可以減輕某人的疼痛，但也可能加劇另一個人的疼痛。上一部分所概述的檢測過程能幫助你檢查膝關節是否有穩定性或活動度的問題。你可能還會發現自己的髕骨或股四頭肌肌腱有負荷耐受力不足的問題。將疼痛分類有助於找到真正的解決方法。

活動度優先

　　髖關節和踝關節的活動度限制會導致膝關節的動作代償。因此，如果你只進行穩定性練習，卻沒有解決髖關節或踝關節的活動度限制，就算你付出最大的努力，疼痛可能還是會持續存在。

　　你可以在本書的第二章髖關節疼痛和第六章踝關節疼痛中找到各自的活動度練習。請使用檢測—複測方法來確認你找到適合自己身體的動作（或動作組合）。檢測出來的不平衡／限制會作為你的衡量標準。接著，針對特定的問題部位進行活動度矯正動作，並立即進行複測，注意是否有任何明顯變化。如果有的話，代表你成功找到一個有用的動作，能解決髖和踝關節的活動度限制。建議你根據身體的每日需求做 5-10 分鐘的活動度矯正動作。

　　做完髖關節和踝關節的活動度矯正動作後，你就可以解決膝關節正上方組織中任何的僵硬問題。如果腿部外側的組織（例如股四頭肌中的股外側肌）變得僵硬，它們會過度拉動膝蓋骨，使膝蓋骨傾斜，並且在凹槽中橫向移動。使用按摩滾筒進行軟組織鬆動是解決股四頭肌僵硬的好方法。

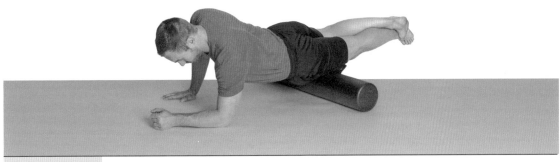

滾筒按摩股四頭肌

首先俯臥，並將滾筒放在股四頭肌下方、膝關節骨正上方。慢慢上下滾動尋找壓痛點。確保在找到激痛點時暫停，讓那塊肌肉向下調節／釋放。接著，還可以移動到大腿內側、腿部外側和髖關節（闊筋膜張肌）。緩慢地滾動，在感覺僵硬或疼痛的部位停留久一點，每次停留 30-60 秒。[39]

許多人問是否應該用按摩滾筒放鬆髂脛束。我在物理治療學校的解剖實驗室中，曾經解剖屍體並切進髂脛束。髂脛束是一塊**非常厚**的組織。因此，用按摩滾筒放鬆這樣的深層組織不太可能使張力有太大的變化。不過，髂脛束跟小腿許多肌肉有筋膜連接，它們就像結締組織的蜘蛛網，包裹、連接了身體的所有肌肉。

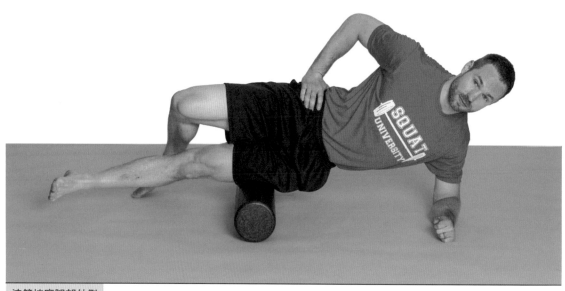

滾筒按摩腿部外側

使用按摩滾筒放鬆腿部外側時，不能**只**放鬆你的髂脛束，還要放鬆連接到髂脛束的組織，例如股外側肌（外側股四頭肌）、股二頭肌（外側大腿後肌）、臀部肌肉和闊筋膜張肌。這些肌肉的限制會導致髂脛束過度緊繃。[40] 跟髂脛束症候群的症狀相似，疼痛會從這些肌肉裡的激痛點傳遞到膝關節外側。因此，使用按摩滾筒來放鬆外側大腿能解決這些連接組織的限制，對減輕膝關節外側的疼痛非常有幫助。話雖如此，我不會在膝關節外側的疼痛部位使用滾筒。過度按壓發炎區域（髂脛束附著處）可能會加劇症狀。

提升膝關節穩定性

談到加強和穩定膝關節時，有兩種常見的方法：局部和整體。

局部方法將治療集中在症狀發生的位置。例如，有些醫師認為膝關節疼痛可能是由股內斜肌虛弱引起，因為有研究顯示，在某些患有髕骨股骨疼痛症候群的受試者中，股四頭肌的這一區域受到抑制。由於纖維的運作方式，股內斜肌與外側股四頭肌（股外側肌）會同步運作，以穩定膝蓋骨並使它維持正常的排列。因此，這種肌肉的不正確發力會導致膝蓋骨出問題。基於這個概念，一些醫師建議做單獨加強股內斜肌肌力的復健運動，例如坐姿膝關節伸直、直腿抬高，或是在兩膝之間夾著球進行靠牆坐姿。

股四頭肌解剖構造

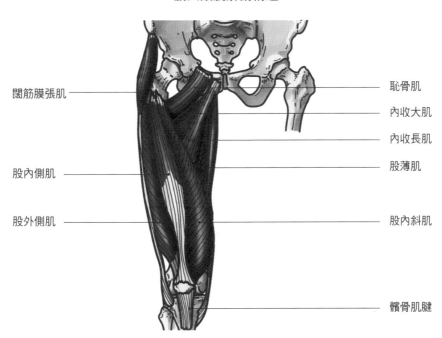

關筋膜張肌

股內側肌

股外側肌

恥骨肌

內收大肌

內收長肌

股薄肌

股內斜肌

髕骨肌腱

這個理論是有問題的。首先，研究發現，即使股內斜肌暫停運作（相對於其他股四頭肌），它也**不能**單獨訓練！這可能跟你過去學到的相反，股內側斜肌**無法**單獨發力。[41] 你收縮股四頭肌時，**整塊股四頭肌**都會收縮。

不過，這項研究顯示，肌力訓練是生物力學功能障礙的復健關鍵。[42] 重點在於選擇**正確**的訓練。「開放鏈」（遠端肢體活動，近端不動）運動是在脊椎不負重的情況下進行（例如坐姿膝關節伸直）。「閉鎖鏈」（遠端肢體不動，近端活動）運動是在脊椎負重（如深蹲）的情況下進行。

在修復生物力學功能障礙方面，閉鎖鏈運動與開放鏈運動相比具有兩個明顯的優勢。首先，閉鎖鏈運動通常對髕骨關節的壓迫和刺激較小。讓我解釋原因。

許多人認為，整個膝蓋骨在動作過程中都會和股骨保持接觸。然而，事實並非如此。隨著膝關節彎曲，膝蓋骨後方和股骨之間的接觸面積會不斷變化。[43] 膝關節彎曲得越多，兩塊骨頭之間的接觸就越多，因此施加在膝關節上的總力量可以分散在更大的表面區域上。

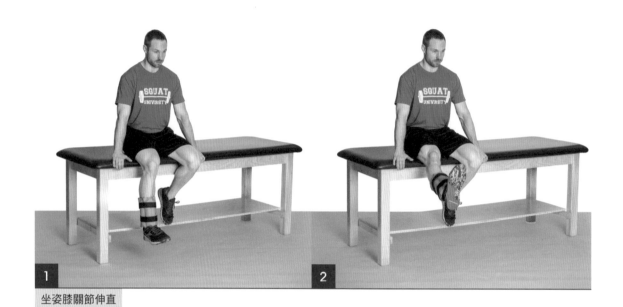

坐姿膝關節伸直

如果你在做像坐姿膝關節伸直（開放鏈）的運動，膝關節會從彎曲的位置向伸直的姿勢屈曲，這代表凹槽中膝關節骨和股骨之間的接觸面積不斷變小。伸直小腿的股四頭肌收縮將膝蓋骨推入股骨，造成更多的壓迫。因此，股四頭肌的收縮會對關節造成很大壓力，而這些壓力會散布在膝蓋骨下方一個非常小的區域內。如果膝關節骨下方的區域已經發炎且遭受刺激，這種運動只會讓發炎變得更嚴重。

因此，你要持續進行能加強股四頭肌，**又**能將關節壓力分散到膝蓋骨下方更大表面區域的運動。與開放鏈運動相比，閉鎖鏈運動已證明可以提供更理想的負荷，並讓股骨溝中的膝蓋骨有更好的移動軌跡，對於有特定類型膝關節疼痛的人來說，可能可以減少關節刺激。[44] 對大多數人來說，閉鎖鏈運動（例如自體體重深蹲到不會痛的深度）是比開放鏈膝關節伸直運動更好的選擇。

如果蹲到最低對你來說很痛苦，在早期復健過程中必須調整深度。千萬不要為了蹲到最低而引發疼痛。雖然跟坐姿膝關節伸直相比，你的身體已經可以把壓力分散在面積更大的區域，全蹲仍會造成膝關節相當大的壓力。研究顯示，髕骨的壓迫會隨膝關節彎曲程度增加，在膝關節彎曲約 90-100 度時達到最大值。[45] 因此，你應該從自體體重深蹲開始，蹲到不會引起疼痛的深度。當你能在沒有疼痛的狀況下蹲到最低時，可以慢慢地將槓鈴（或其他種類的負荷，如高腳杯深蹲）重新放入訓練之中。

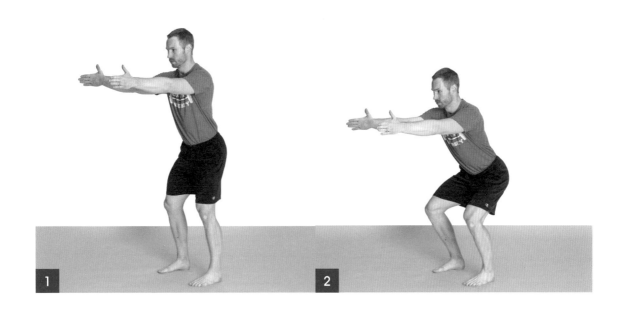

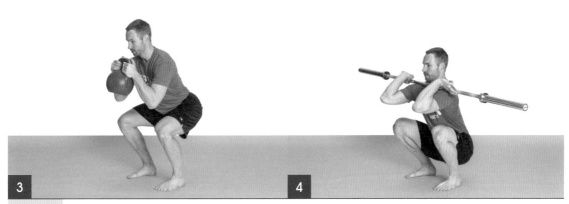

深蹲漸進

比起開放鏈運動，閉鎖鏈運動更適合生物力學功能障礙的復健，第二個原因是這種運動採取**功能性**的方式來治療整個身體。

在深蹲、跳躍落地和跑步等動作中，髖關節的外側肌肉會「啟動」，並控制膝關節的位置。因此研究發現膝關節力學不佳、髕骨股骨疼痛症候群、髂脛束症候群，這三者和髖關節外側肌肉虛弱有關。[46]

有些人讀到這句話會想說：「如果髖關節外側很虛弱，我們只需要加強這些肌肉，就能解決膝關節的控制問題。」因此你經常看到蚌殼式和直腿抬高等側臥矯正動作。雖然早期復健過程中，如果疼痛程度很高，這些練習可能會有所幫助，但你最終需要超越這些動作，增強髖關節外側肌肉的能力。

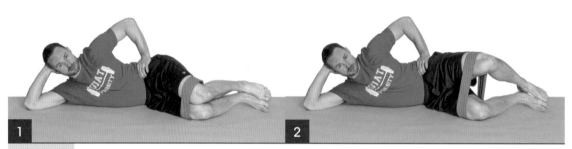

側躺蚌殼式

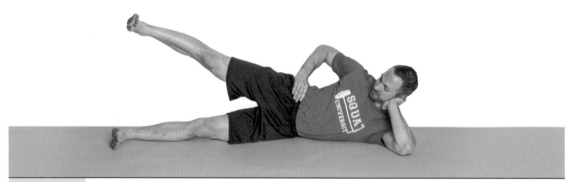

側躺直腿抬高

　　研究顯示，跳躍落地時的膝關節力學不佳有時能透過指令來修正（例如：「膝關節不要外翻」）。[47] 這些發現顯示，運動員技術的品質和限制力學不佳的能力通常是一種「選擇」和一種習得的動作模式，而**不只是**髖關節肌肉虛弱所導致。

　　如果膝關節控制不佳的**唯一**原因是髖關節肌肉無力，在進行超負荷的困難訓練時，我們就能觀察到有問題的動作模式。然而，情況並不總是如此。例如，研究人員發現髂脛束疼痛的運動員在跑步（髖關節肌肉需求相對較低的動作）時會出現不良的力學動作。[48] 研究顯示，髕骨疼痛的人在單腳跳躍時，通常無法好好落地。[49]

　　所以呢？

　　這代表膝關節控制能力的改善**不只**和加強虛弱的肌肉有關。生物力學功能障礙的復健需要能夠提升肌力（產生力量的能力）**和**穩定性（限制過度和不必要動作的能力）的動作。

如單腳深蹲等的閉鎖鏈運動既能增強肌力，又能提高穩定性。閉鎖鏈運動透過能提升本體感覺（感知、了解身體姿勢的能力）和神經肌肉控制（身體保持穩定性的無意識反應）的動作，將髖關節外側肌力和下半身穩定性結合。因此，肌力訓練與動作修正的結合是提升膝關節穩定性的最好辦法。[50]

要提升膝關節穩定性，有五個步驟：

1. 從頭矯正深蹲技術
2. 重新喚醒臀部肌肉
3. 學習單腳深蹲
4. 加強平衡能力
5. 提升下半身控制

從基礎開始

解決膝關節不穩定問題的第一步是以正確的腳掌位置來矯正深蹲技術。在進行深蹲、弓箭步、上膊接槓或將槓鈴舉過頭頂時，你的腳需要保持穩定、並維持足弓的自然姿勢。足弓的移動和下半身的其他部位有關。如果踝關節、膝關節和髖關節向外彎曲，整個腳就會呈現一個完整的拱形。如果踝關節、膝關節和髖關節向內傾，腳會塌陷、足弓會變平。這代表要控制腳的姿勢，你可以在開始深蹲之前將髖關節和膝關節擺在適當的位置。

你的足部要呈拱形，形成「足底三角」。三角的三個頂點是腳跟、大拇趾和第五隻腳趾的根部。

足部就像一輛三輪車。深蹲時要保持足部的拱形，並均勻分布體重（就像三個輪子一樣）。如果三個輪子都有和地面接觸，車輛會獲得更多動力。如果一個車輪離開地面，或者如果車身碰觸地面，車輛就會失去動力和故障。同理，如果腳的位置有問題（例如足弓塌陷時），穩定性和力量也會消失。

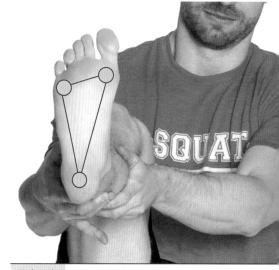

赤腳做出深蹲姿勢，注意足部的位置。體重是否有平均分散在三個頂點上？你的足弓是否維持良好姿勢，還是已經塌陷了？目標是能夠感受腳的運作方式。

足底三角

以這個姿勢夾緊臀部肌肉，並將你的膝關節向外推，同時大拇趾與地面保持接觸。再次注意腳的姿勢。有什麼改變嗎？將膝關節擺在穩定的位置，自然會讓雙腳維持良好姿勢。

蹲下時，盡可能維持足底三角。保持腳的穩定，不要讓足弓塌陷。注意在這個動作時，你的深蹲是否有感覺更穩定。

教練最常講的提示其中之一就是「讓膝關節向外」。這個提示能讓運動員正確使用髖關節，防止他們的膝關節在下蹲時外翻。然而，必須緊接著說的是「維持足部緊貼地面」。我發現有些運動員過度執行前一個提示，在沒有保持足底三角的狀況下把膝關節向外推太多。這時，他們的體重轉移到腳的外側，使大拇趾離開地面。請務必將大拇趾貼在地面上。

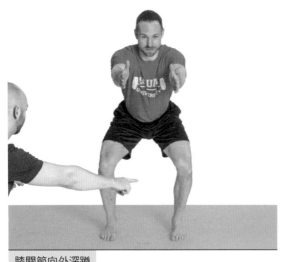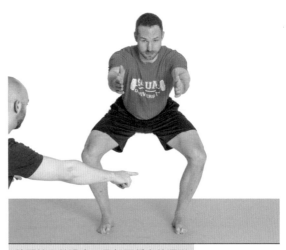

膝關節向外深蹲 ｜ 膝關節向外過多、足部不穩定的深蹲

在採取更好的腳部姿勢之後，許多動作問題就能迎刃而解。因為身體是在穩定的平面上移動，它會自然呈現較好的姿勢。如此不只可以提升動作品質，還可以減少疼痛、提升運動表現。一切都從鞏固基礎開始。

我會建議大多數運動員每天進行 2-3 組的自體體重深蹲 20 下，蹲到不會痛的深度。隨著疼痛症狀消失、深蹲加深，你可以開始慢慢增加重量。

如果你可以輕鬆地進行自體體重深蹲，甚至輕重量的槓鈴深蹲也不會讓你感覺疼痛，你就可以繼續訓練，但要注意你的技巧和症狀。記住，訓練時忍耐疼痛只會讓事情變得更糟。

喚醒臀部肌肉

臀部肌肉（尤其是臀大肌）主要負責兩項工作：髖關節伸直和姿勢穩定性。回想一下第 202 頁的單腳橋式檢測。兩側的臀部肌肉是否都是出力最多的肌肉，或你是否有感覺到兩側的差異；或許你的右側股四頭肌或大腿後肌出力更多，而左側則全是臀部肌肉在出力？如果你的狀況符合第二個描述，那麼你有無法啟動正確肌肉的問題。

如果你的大腿後肌正在抽筋，代表它正在加倍出力以完成髖關節伸直，因為你的臀部肌肉沒有有效運作。如果你覺得是股四頭肌在出力，那麼你在移動時可能沒有完全啟動你的後側鏈。

身體沒有按照正確順序啟動肌肉時，會導致低效率動作，使身體特定部位超負荷，進而產生細微損傷。長久下來，這種細微損傷會導致惱人的受傷，而這就是有些運動員產生疼痛的原因。我建議使用雙腳橋式來解決低效臀部肌肉的啟動問題。請參閱第一章背部疼痛的第 82 頁），並按照說明進行練習。熟練雙腳橋式動作之後，你就可以進展到單腳橋式。

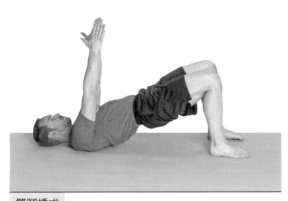 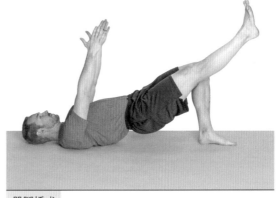

雙腳橋式　　　　　　　　　　　　　　　　單腳橋式

就像雙腳深蹲一樣，許多運動員可以透過雙腳橋式來隱藏臀部肌肉的啟動問題。如果你身體某一側明顯有問題，可以在訓練前做 15-20 次的單腳橋式，務必抬高姿勢停留 5-10 秒，並盡可能用力夾緊臀部肌肉。你必須讓兩側肌肉都被啟動。

幾年前我經歷了一次膝關節疼痛，直到使用這種技巧才解決問題。疼痛位於髕骨上方。我嘗試了所有想得到的方法：局部處理、單腳和西班牙式深蹲、乾針療法、軟組織刮痧等等。直到兩隻腳都做了單腳橋式，我才知道問題出在哪裡。在不痛的那隻腳，我可以輕易感覺到臀部肌肉在出力。但是當我在疼痛的那一側做橋式時，我注意到臀部肌肉和外側股四頭肌的啟動程度較少。而在我進行了一週的單腳橋式，並努力將出力轉移回臀部肌肉後，疼痛就消失了，於是我又能繼續訓練。

╬ 彈力帶側走

如前所述，髖關節外側的肌肉（主要是臀中肌）對穩定膝關節來說非常重要。下蹲、跳躍落地或跑步時，這些肌肉會維持膝關節和腳呈一直線，不讓膝關節塌陷。我最喜歡的髖關節外側肌肉肌力強化動作之一是彈力帶側走。

我們從名稱就能了解這個動作要如何進行。首先，在你的膝關節或踝關節上環繞一條彈力帶。（將彈力帶繞在膝關節上會更容易）微微蹲下，將雙腳用力踩進地面。接下來進行橫向的移動。過程中，要讓彈力帶保持同樣的張力，並小步移動。這項動作可以訓練臀部外側肌肉（特別是臀中肌），因為它們是骨盆和髖關節的穩定肌肉。

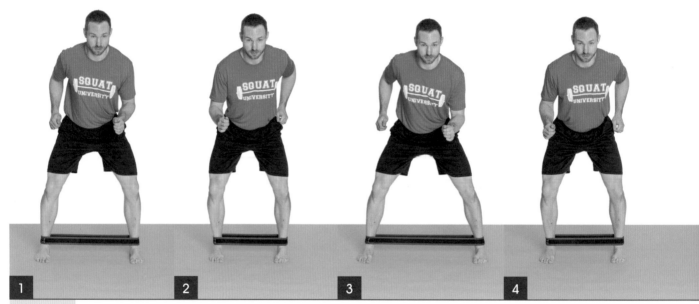

彈力帶側走

走 4.5-6 公尺後再停下，然後往反方向走。最後，你會開始感覺髖關節外側肌肉疲勞。

✛ 單側外展

雖然彈力帶側走是解決雙腳站立時髖關節外側肌力／穩定性的良好動作,但你也需要解決單腳站立時的弱點。單側髖關節外展(側向踢腿)是個很好的訓練,能解決臀中肌肌力問題,同時訓練單腳平衡。

首先,在踝關節周圍環繞一條彈力帶。單腳站立,然後微微蹲下。將髖關節向後推,並讓胸部向前移動。這個小動作可以讓你啟動後側鏈,並保持平衡。即使只是微微蹲下,我在每一次的蹲下動作都會提醒「要用臀部蹲,而不是用膝關節蹲」。

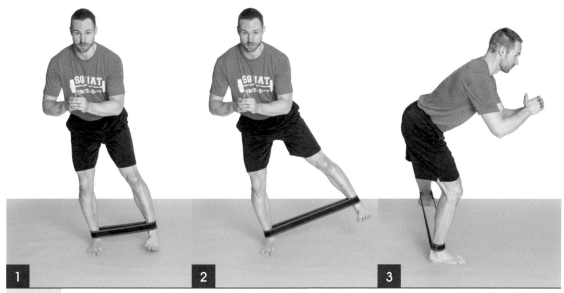

單側外展

就準備姿勢之後,控制身體,緩慢地將非支撐腳踢向側邊和後面。腿的移動距離**不是**最重要的。在整個動作過程中,將注意力放在保持支撐腳的穩定。在保持骨盆水平的同時,再慢慢增加踢的距離。在踢腿時,防止骨盆傾斜和支撐腳晃動的能力是由髖關節外側肌肉(臀中肌)與穩定的核心共同控制。如果你正確進行這個動作,你會感覺到支撐腳的髖關節外側肌肉在燃燒,也會感覺踢腿那一側的臀部肌肉在出力。

建議組數 / 次數:2-3 組 15-20 下。

學習單腳深蹲

為了追求大重量的深蹲，你應該努力做到並保持高品質的單腳深蹲。如果忽視單側訓練，你很可能會在活動度、肌力、穩定性方面出現不對稱問題，讓自己受傷。在訓練中加入單腳深蹲是保持健康的好方法，還能幫助你找到任何膝關節控制的問題。

話雖如此，並不是每個運動員都需要單腳深蹲到最大深度的能力。這需要非常好的活動度。然而，每個人都應該要有能力做到高品質的單腳深蹲，蹲到 20-30 公分的深度。這種動作稱為**觸地**。

如果你在健身房，你可以疊一、兩個槓片。在槓片上單腳站立。以這個姿勢將你的髖關節向後推動，並讓胸部向前。這個動作可以讓你啟動後側鏈。如果你動作正確，你應該會感覺臀部肌肉和大腿後肌有輕微的緊繃。將你的胸部向前挺，並將你的髖關節向後推，這會讓你處於平衡位置，身體重量會落在你的腳掌中間。

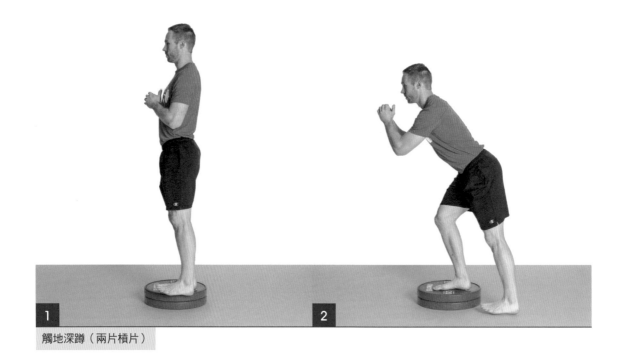

觸地深蹲（兩片槓片）

在保持膝關節與腳掌對齊的同時，往下蹲到懸空腳的腳後跟輕輕碰到地板，再回到起始位置。我會這樣提醒：「想像你的腳後跟輕輕碰到蛋殼，不要弄破它！」如果你動作正確，重複動作幾次後你會感覺到臀部肌肉在努力運作。你的膝關節**不應該**有任何疼痛或僵硬。如果出現痛感，請嘗試使用較薄的槓片或箱子，讓觸地距離縮短。

下蹲時，不僅要注意膝關節，還要注意髖關節的位置。在全身鏡前做這個動作會很有幫助，這樣你就可以隨時觀察你的骨盆狀態。大多數出現膝關節疼痛的人（無論是膝關節前方周圍，還是靠近髂脛束附著處的外側）都無法維持髖關節平衡，且他們懸空腳那側的髖關節會在深蹲過程中下墜 —— 通常是支撐腳臀中肌協調性、肌力不足的代價。

膝關節往大拇趾的方向內旋也很常見。在深蹲過程中，要維持髖關節位置平衡，膝關節要朝向第三或第四隻腳趾。

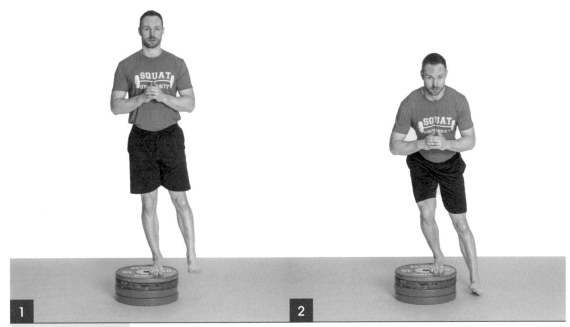

觸地深蹲（四片槓片）

隨著較薄的槓片或箱子堆疊對你來說越來越容易，你可以堆疊更多槓片來增加難度。高度增加需要更好的膝關節控制。最終目標是從至少 20 公分（可以的話當然還能更高）的高度進行單腳深蹲時，膝關節要非常穩定。

建議組數 / 次數：2-3 組 15-20 下。

提升平衡能力

雖然觸地很重要，但它只是建立膝關節穩定性計畫的其中一部分。最終，你還是需要透過身體的不同姿勢和動作平面來增加膝關節穩定性的需求，而平衡和伸展練習對此很有效。

首先，在地板貼上圖片所示的圖案。站在 T 字形的中央做單腳深蹲，就跟觸地深蹲的動作一樣。但這個動作懸空腳沒有要用腳後跟碰觸槓片，而是在下蹲的同時，懸空腳往膠帶的另一端伸直。在膝關節不外翻的情況下，盡可能向外移動。在結束位置（懸空腳停在地面上）停留幾秒鐘，再回到原點。下蹲時，將腿伸離身體越遠，對核心和髖關節在不同動作平面的需求也會越高。重點是在不同平面上控制好膝關節和足部姿勢。每個方向都要練習。

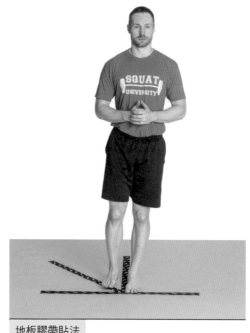

地板膠帶貼法

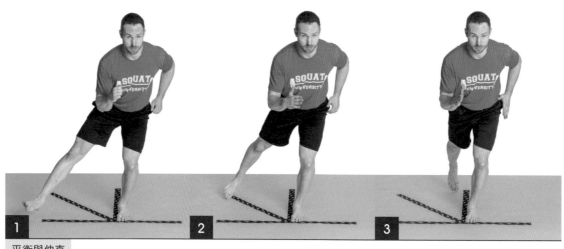

平衡與伸直

加強下半身身體控制

人體對於熟悉的動作有驚人的記憶和反應能力，這被稱為**肌肉記憶**。只要重複次數夠多，用於加強協調和控制的矯正動作最終能教會身體在現實生活中做出正確反應，進而減少疼痛和未來受傷的風險。

我想向大家介紹的下一種運動，稱為**反動神經肌肉訓練（RNT）**，目的是提升協調性和控制。反動神經肌肉訓練最初由物理治療師麥可・福耶特和格雷・庫克提出，透過教導運動員感受自身運動方式（稱為**本體感覺**）來幫助提升動作品質。[51]

要進行反動神經肌肉訓練，最簡單的方式就是自體體重深蹲，並在膝關節周圍環繞寬版彈力帶。自然下蹲，並維持足底三角。將大拇趾貼在地面上，並將膝關節往外側推，以抵抗彈力帶的阻力。下蹲時，彈力帶會把你的膝關節往內拉（外翻塌陷的動作）。不要讓膝關節外翻。

為了防止由膝關節帶動臀部肌肉（臀中肌和臀大肌），你的臀部肌肉在下降和上升時都必須出力。[52] 如此一來，這個簡單的工具可以教會你的身體如何以最好方式深蹲。

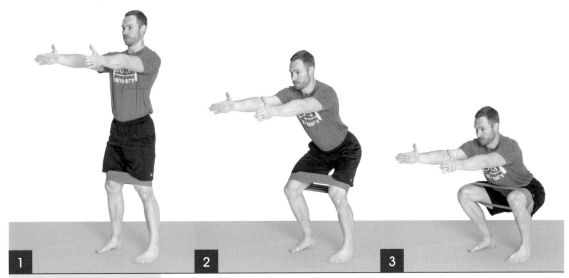

反動神經肌肉訓練彈力帶深蹲

在進行這種彈力帶深蹲時，要非常緩慢，甚至做 1½ 的動作。彈力帶要維持相同的張力，蹲到底部時停留 5-10 秒。每上升一些，就停頓 1 秒鐘。確保你的體重有落在腳的正中間。如果你的胸部太過前傾、髖關節太過向後，你會感覺體重轉移到你的腳趾或腳跟上。垂直上升並停留幾秒鐘。如果以適當強度進行訓練，你的髖關節外側會因疲勞而顫抖。

停留幾秒鐘後，再回到深蹲動作的底部。執行這種部分上升 3 次，再回到站立姿勢。這組動作會訓練身體在上升過程中的平衡和控制、協調能力，因為上升過程是最容易發生膝關節外翻的時候。

建議組數 / 次數：3-5 下 1½ 深蹲。

接下來是反動神經肌肉訓練分腿蹲。這個練習需要找一個朋友和一條細的彈力帶。（如果找不到人幫忙，可以將長的彈力帶固定在堅固物上。）做出弓箭步，一隻腳在前、另一隻腳在後，後腳跟抬離地面。赤腳練習能讓你更專注在足部三個點（足底三角）的穩定性上。

將彈力帶環繞在前腳，請朋友將阻力帶向身體中線拉，讓你的膝關節塌陷。為了進行動作品質好的分腿蹲（膝關節與腳呈一直線），你的身體必須對抗彈力帶的向內拉力。彈力帶會讓你的身體處於不良姿勢，這個過程會在下蹲動作中刺激身體對膝關節的意識，教導身體如何透過運用適當的臀部肌肉來防止膝關節塌陷。

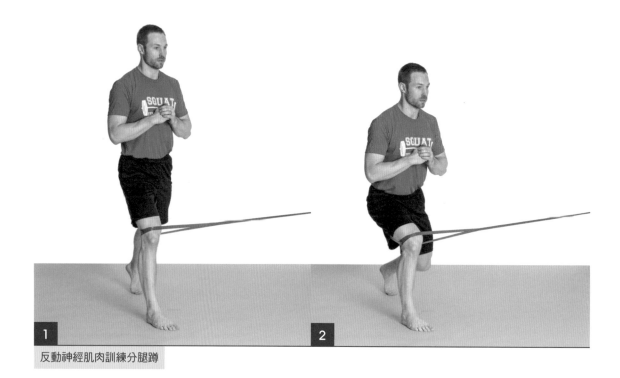

反動神經肌肉訓練分腿蹲

建議組數／次數：3 組 10 下。

提高負荷耐受度的第一步：平衡法

如果你的膝關節疼痛比較近似於肌腱病變，而不是生物力學功能障礙，那治療的第一步即是負荷調整。作為一名參加奧林匹克舉重比賽十多年的運動員，我完全可以理解大多數人不顧疼痛和痛苦，還是繼續訓練的原因。和醫生的建議相反，我不認為每個人都必須停止訓練才能解決肌腱病變的問題。

如果你有肌腱疼痛，無論是屬於「反應性」的第一階段，還是後來的「修復不良／退化反應性」階段，你都是處於反應性階段。這種疼痛是由一個簡單的機制所造成的：超負荷。因為你在髕骨或股四頭肌肌腱上施加過多負荷，且超過肌腱目前的負荷耐受程度，所以才引發疼痛。

　　無論確切原因為何、處於病理學連續模組中的哪個階段，調整訓練是緩解症狀的首要之務。你的身體因為肌腱組織突然的超負荷而產生疼痛反應。你必須了解**成因**並做出改變，以減輕疼痛。

　　調整你的訓練強度和訓練量並不代表你接下來一個禮拜就要遠離健身房，躺在沙發上。永遠不要讓肌腱完全休息。

　　肌腱的力量消長符合一句話：「你不使用它，就會失去它」。[53] 如果你拿掉所有負荷，**唯一**做的事就是休息，你就要有心理準備疼痛會復發。肌腱病變的成因是你的訓練超過了目前的負荷耐受程度。如果你讓身體完全休息，身體就會適應這個狀態，而你的髕骨和股四頭肌肌腱的耐受程度就會下降（因為它承受的負荷很小），恢復運動時會更容易超負荷。

　　另一方面，你不會想要忽略疼痛，繼續忍受痛苦的練習。如果你這樣做，傷勢只會繼續惡化，而肌腱結構最終會發生變化。你必須找到可以使肌腱痊癒的完美負荷量。長遠來看，太少或太多都只會讓情況更糟。

　　根據經驗，許多槓鈴運動員會在重要的舉重或健力比賽前，開始經歷這種疼痛。因此，他們不可能停止訓練。但是，你必須調整你的訓練計畫（以及加入一些後面介紹的動作）。疼痛的出現代表肌腱無法承受施加在上面的負荷。疼痛並不會無中生有，請重視它。

　　嘗試改變訓練計畫中的一個變因，觀察你的肌腱反應。例如，如果你目前每週訓練七天，那你可以減少一次訓練來降低頻率。如果你一天都不想減少，就必須改變高強度負荷的次數或訓練總量。無論你選擇哪個變因，一次只改變其中一個，然後觀察身體如何反應。情況因人而異，沒有適用於所有人的黃金法則。

　　如果你的身體對訓練調整與矯正動作的反應不佳，或者疼痛已經持續了幾個月以上（代表你的受傷可能處於退化階段），強烈建議你停止訓練並諮詢運動物理治療師或骨科醫師。

提高負荷耐受度的第二步：復健計畫

運動是所有不同類型肌腱疼痛最好的治療方法。如果你的醫師建議以注射或其他被動治療（如電療或刮痧技術）作為主要治療方式，那你找錯人了。雖然這些治療方法在短期內可能可以減緩疼痛，但長遠來看，它們不會有幫助，因為它們並沒有解決肌腱受傷的**原因**。你必須強化肌腱，並提升它承受負荷的能力。

階段一：等長收縮訓練

在所有針對肌腱病變的肌力訓練中，最容易忍受的是等長收縮訓練。這是一種讓肌肉收縮、但不會讓關節移動的運動（例如在站立或躺下時擠壓股四頭肌）。等長收縮訓練已經證明可以在訓練後 45 分鐘內減緩疼痛。這種訓練還可以激發股四頭肌重新啟動的能力，因為股四頭肌通常會因為疼痛而抑制出力（稱為**皮質抑制**）。[54] 試想：如果你每次跳躍都會感到疼痛，你的大腦最後會對你說：「停止！」這就是為什麼肌腱長期疼痛的人運動表現會變差。研究已經證實，大重量等長收縮訓練可以改善問題。

等長收縮訓練相對比較不會引發疼痛。雖然一開始可能還是會引起些微疼痛，但到了第三、四次動作時，疼痛應該會明顯減輕。

如果等長收縮訓練要有效，訓練必須很困難，而這是多數人沒有做到的地方。研究顯示，你必須找到一個負荷，可以讓你的肌肉收縮到最大能力的 70%。雖然你無法自行找到一個精確的負荷量，但你可以透過強度和負荷的組合來約略估算。建議選擇一個停留 45 秒很困難的負荷。

對髕骨和股四頭肌肌腱來說，靠牆坐姿是較適合入門的等長收縮訓練。背靠牆、雙腳放在前面，從牆上往下滑，膝關節彎曲到大約 60 度。重複 5 次，每次維持 45 秒。如果這個練習對你來說太過容易，可以嘗試進行單腳靠牆坐姿。

如果你在做完靠牆坐姿（無論是雙腳或單腳）後覺得：「我可以再停留至少 30 秒。」那麼你的肌腱就沒有承受足夠的負荷。這是運動員的普遍反應，代表因為靠牆坐姿的負荷不足以帶來預期效果，所以你必須改成西班牙式深蹲。[55]

拿一條粗的彈力帶，把它繞在深蹲架或柱子上。將彈力帶放在膝關節後方的小腿頂端，腳尖朝向綁著彈力帶的地方。接下來，在保持脊椎挺直的情況下，盡可能向下深蹲（可以想成反向靠牆坐姿）。不要使用正常深蹲時的髖關節鉸鏈動作，這會移除股四頭肌上的力量並轉移到髖關節。與傳統的靠牆坐姿練習相比，西班牙式深蹲對股四頭肌的

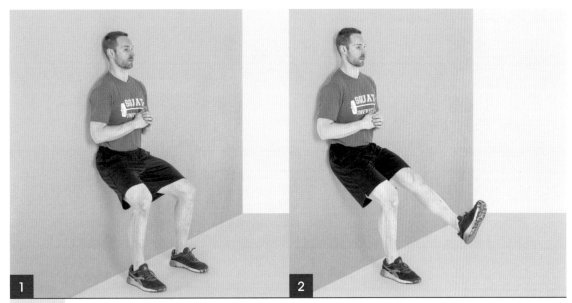

靠牆坐姿

要求更高。它也會帶給髕骨和股四頭肌肌腱更多負荷。重複 5 次、每次停留 45 秒，並在每次之間休息 1-2 分鐘，每天重複 2-3 組，幫助你盡快恢復。

有趣的是，像西班牙式深蹲這樣的等長收縮訓練也能診斷出髕骨和股四頭肌肌腱病變。如果進行這些動作後你的膝關節疼痛沒有減輕，反而症狀加劇，那麼你的受傷可能屬於不同類型，必須重新進行本章前面提及的檢測。

如果你受了這種傷，還要繼續進行訓練，請在訓練前進行等長收縮西班牙式深蹲，以此來減輕疼痛，並提升訓練時的神經肌肉控制和力量產生。注意你的身體對負荷量的反應。

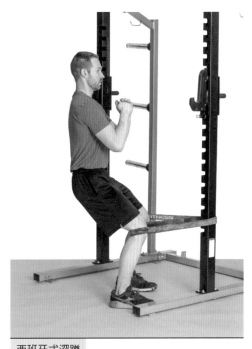

西班牙式深蹲

階段二：以等張收縮訓練肌力

研究顯示，如果能進行適當的肌力訓練計畫，肌腱會因為得到規律負荷而提升剛性。[56] 例如，1986 年，一組研究人員對一名 110 公斤的健力選手進行研究，該選手深蹲 250 公斤。在這次大重量深蹲期間，他們估計該選手的髕骨和股四頭肌肌腱負荷分別達到了 6,000 和 8,000 牛頓。[57]

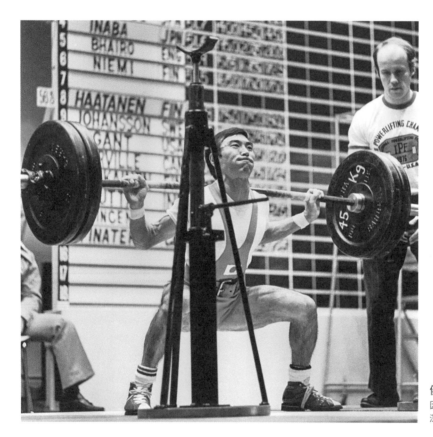

健力選手以驚人的重量深蹲
因幡英昭（Hideaki Inaba）進行
深蹲，圖片授權：Bruce Klemens

牛頓（N）是測量力量的國際單位。研究人員估計，髕骨肌腱可以承受 10,000 到 15,000 牛頓的力，這大約是 80 公斤輕量級運動員體重的 13-19 倍。[58] 然而，若要估計股四頭肌肌腱的極限肌力會比較困難。科學家們發現股四頭肌肌腱比髕骨肌腱厚了 30-40%；因此，股四頭肌肌腱應該可以承受更大的力 —— 這就是為什麼股四頭肌肌腱的超負荷和反應性肌腱病變較為罕見。[59]

這為何重要？我之前提過，例行性負荷會增加肌腱的剛性，使肌腱的負荷能力更好。雖然以減輕疼痛、改變皮質抑制來暫時增加肌力而言，等長收縮訓練很有用，但它們對提升肌腱負荷能力幾乎沒有作用。最終，你的復健訓練必須超越等長收縮訓練，納入傳統的肌力訓練，以提升肌腱負荷能力。

健身房內大多數的練習有兩個階段：離心和向心。離心階段是動作的下降部分，肌肉纖維會在張力下拉長。向心階段則是肌肉纖維在張力下縮短。例如，在傳統的深蹲中，你的股四頭肌在下蹲時會拉長（離心階段），站起來時會縮短（向心階段）。

一直以來，物理治療師會透過離心動作治療膝關節肌腱病變。[60] 一種常見的動作是單腳深蹲，每天進行 2 次，每次 3 組、一組 15 下。運動員首先要站在傾斜板上（通常呈 25 度角），在保持胸部挺直的同時，進行緩慢的單腳深蹲。然後將懸空腳放下，並恢復雙腳站立。相較於在平面上進行，將身體置於下傾狀態對髕骨肌腱的影響多出 25-30%。[61]

這個動作有兩個問題。首先，支持此動作的研究有限。[62] 其次，它可能過於激進。在傾斜板上單腳深蹲會產生疼痛是正常的反應，對一個經常訓練的運動員來說，可能會導致過度刺激並加劇症狀。

此外，請你試想，身體需要同時使用離心和向心肌肉的動作來移動。如果只將肌力訓練集中在其中一個階段，無法讓這樣的肌力加強應用在日常活動和訓練中。你在衝刺時，你的肌肉並**不只**有進行離心收縮。並不是離心收縮無效，只是為何要忽略動作的另一部分呢？

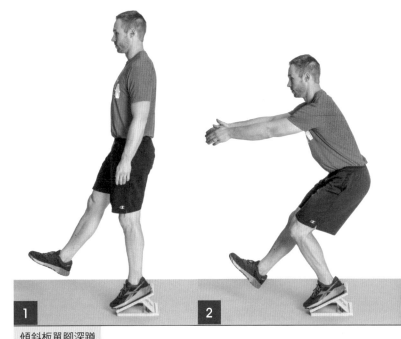

傾斜板單腳深蹲

最近的研究顯示，肌腱病變的痊癒與收縮的類型（只有離心、有正常離心和向心的負荷）無關。[63] 說到底，肌腱上的負荷量才是促使受傷組織回復到正常狀態的關鍵。

2000 年代初期，在肌腱損傷復健中使用大重量慢速阻力訓練（HSR）的相關研究開始出現。大重量慢速阻力是指同時進行向心和離心肌肉收縮的傳統運動（稱為等張收縮動作）。最初的研究顯示，在肌腱病變的復原過程中，這些大重量而緩慢的運動與僅有離心的運動一樣有效。[64] 在復原階段，他們有助於建立負荷耐受度，且不會把肌腱當作彈簧，否則就會超出組織目前的負荷能力，並使症狀惡化。在正常的日常活動中，一旦疼痛減少到原本的 3/10，我就會建議你開始做大重量慢速阻力訓練。

✛ 箱上蹲

深蹲是初期增加髕骨和股四頭肌肌腱負荷的好方法。如果你可以在沒有疼痛的情況下蹲到最大深度，那麼請繼續訓練。但是，如果嚴重疼痛限制了你下蹲到最大深度的能力，那麼限制你蹲到預設高度是必要的步驟。

例如，箱上蹲能讓你清楚了解負荷增加了多少，同時還能控制一些重要因素。首先，你可以透過設置箱子的高度來控制深度、減少疼痛。為了在全蹲時保持平衡，你的膝關節必須往腳尖移動（有時會超過腳尖）。雖然對於膝關節健康的人來說，這種膝關節前移的姿勢並不危險，但脛骨的傾斜角度會增加髕骨和股四頭肌肌腱的負荷，進而產生疼痛。以平行深度進行箱上蹲會限制膝關節向前移動，使你能夠在沒有疼痛的情況下對肌腱增加負荷。

箱上蹲也能減少股四頭肌和髕骨肌腱上的總張力，因為箱上蹲不需要像自由深蹲一樣，在深蹲動作底部有巨大力量轉換（透過肌腱自然地儲存和釋放能量）。正確的箱上蹲動作在下降和上升之間會有停頓。通常，在大重量深蹲時，彈性位能會儲存在肌腱裡。這個停頓會消除肌腱上彈簧般的負荷。簡而言之，比起一般大重量深蹲，患有髕骨肌腱病變的運動員對箱上蹲的耐受性較高。

箱上蹲的準備姿勢與一般深蹲完全相同。雙腳呈穩定姿勢。深呼吸並繃緊核心，再開始以髖關節下蹲。

在下降過程中保持平衡（從側面看的話，槓鈴會在你的腳掌中心上方），坐到箱子上。當身體快碰到箱子，不要迅速往下往後坐下去，只能在底部位置稍作停留。

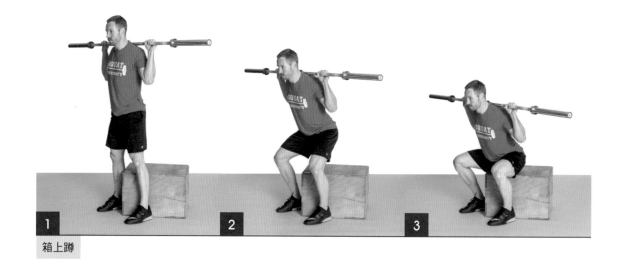

箱上蹲

直接往上站起。如果你動作正確，髖關節從箱子上抬起時，膝關節不會向前移動。相反的，你的膝關節會維持在穩定的位置，並與你的腳呈一直線。

當你進入復健計畫的大重量慢速阻力訓練階段時，從每隔一天做 4 組 15 下開始。（如果是休息日，從第一階段開始繼續進行等長收縮訓練）在大重量慢速阻力訓練之前，要先進行等長收縮訓練，因為等長收縮訓練帶來的皮質抑制能讓你啟動更多運動單位，進而刺激更多肌力。

應該使用多少重量？

和肌肉不同，肌腱需要更大的負荷才能適應、復原。[65] 研究顯示，肌肉大小和肌力在單次最大負荷（1RM）的 30-90% 之間出現良性改變。若在肌腱中產生同樣的適應性變化，則需要更大的負荷（大於 70%）。[66]

如果這是你第一次進行箱上蹲，我建議你從深蹲單次最大負荷的 50-70% 開始。箱上蹲的重量應該是你能妥善控制每一下動作的重量，但也要足夠重，大概是你在完成第四組後，會因為太過疲憊而無法進行第五組的程度。[67] 如果完成第四組後，你覺得自己還有足夠的力氣做第五組，那就增加更多重量。如果你做得夠慢，大重量慢速阻力訓練很少會引起疼痛。

研究使用大重量慢速阻力訓練治療肌腱病變的研究人員建議，在一週內進行 4 組 15 下的肌力訓練，然後在接下來的兩週內增加重量並將訓練量降到 4 組 12 下。[68] 最終進展到 4 組 10 下，然後是 4 組 8 下，然後是 6 下，每次持續兩到三週。

應該蹲多快？

雖然槓上的重量是造成受傷肌腱變化**最**重要的因素，動作的速度也非常關鍵。[69] 近期的研究發現，控制深蹲的速度會明顯改變膝關節肌腱上的壓力和張力。

在復原階段早期，下蹲時速度過快可能會引發更多疼痛。因此，緩慢進行下降和上升的肌力練習較為理想（大重量慢速阻力訓練的關鍵）。理想狀況下，你應該在離心階段花上 3 秒、向心階段也花上 3 秒，這代表每下動作共需要 6 秒才能完成。[70]

大多數肌力與體能的訓練計畫都會把這樣的節奏格式稱為 3-1-3。第一個數字是指執行離心下降所需的時間，第二個數字是指起身前的停留時間（0 表示從深蹲底部快速起身或增強式彈跳，而 1 表示有 1 秒的停頓），而第三個數字是指上升所需的時間（向心階段）。

我建議使用這種緩慢的 3-1-3 節奏，直到你完成兩到三週的 4 組 6 下動作。最終，你可以開始加入節奏更快的上升動作。使用慢速下降（約 3 秒），然後以爆發力向上推動，增加對肌腱的需求，和緩慢下降**和**上升相比，可以更大程度地提高負荷耐受能力。[71]

✢ 保加利亞分腿蹲

雖然箱上蹲是一項很棒的練習，但左右兩側力量／協調方面的問題很容易在練習中遭到隱藏。如果經常感覺到疼痛，你的身體會在有意或無意的狀況下改變運動方式。這些代償動作可能非常小，因此即使是經驗豐富的教練有時候也很難察覺。因此，如保加利亞分腿蹲這種主要在一隻腳上進行的動作，才會顯露出身體的不對稱，並確保受傷的肌腱上有足夠的負荷。

保加利亞分腿蹲的準備姿勢是，跪在箱子或板凳前，後腳放在身後的平台上。側面來看，你的軀幹應該要跟接近垂直地面的小腿平行或略微向前傾，與地面接觸的膝關節應稍微位於髖關節後方。相較於箱子或板凳，如果你可以使用附有滾筒的單腳深蹲架（如圖所示），可以讓你的腳在下一個動作中更輕鬆地移動。

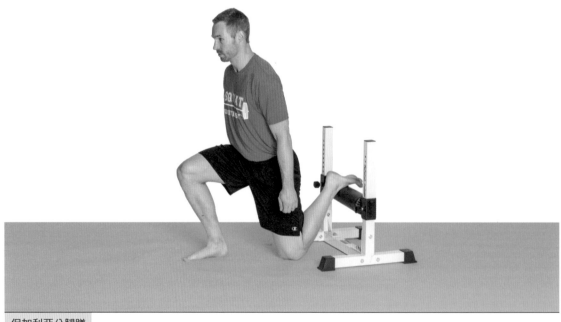

保加利亞分腿蹲

擺出高腳杯蹲姿，將壺鈴或啞鈴握在胸前。將你的後腳輕輕放在箱子、板凳或滾筒上，透過筆直向上推動來進行分腿蹲。在這個動作中，小腿要盡可能保持垂直；就跟箱上蹲一樣，你要限制膝關節的向前移動。如果動作正確，你會在下降時感覺到前腳的肌肉在出力。我會提醒：「將 90% 的體重放在前腳，而後腳只是用來平衡的支架。」

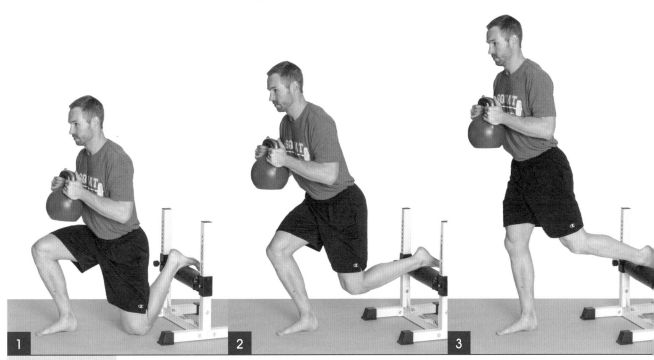

壺鈴保加利亞分腿蹲

　　就像深蹲一樣，建議在一週內做這個動作 4 組 15 下，然後在接下來的兩週內增加重量並將訓練量降至 4 組 12 下。[72]

　　最終進展到 4 組 10 下，然後是 4 組 8 下、4 組 6 下，每個階段持續兩到三週。重量要夠重，大概是完成第四組後，會因為覺得太過疲憊而無法進行第五組的程度。[73] 以高腳杯姿勢深蹲，隨著胸前所持重量越來越重，整組動作會變得更難維持，這時你可以改用肩背槓鈴的方式。

檢測你的進步

剛開始進行大重量慢速阻力訓練時,在訓練當下、訓練之後如果感受到些許疼痛是很正常的,疼痛程度應不超過 3(最高疼痛程度為 10)。如果疼痛程度超過 3,則可能是重量太重,或是動作過快。

我會以傾斜板上單腳深蹲(先前在研究中作為復健練習之一)作為疼痛激發檢測。[74]每天進行這個檢測的話,可以讓你知道身體對矯正動作的反應。

在肌腱受傷的復健過程中,產生一些疼痛是正常的。為了確保你能有效恢復,你需要在肌腱上施加適量的負荷。透過疼痛激發檢測,你可以判斷肌腱對於訓練的耐受程度,而如同先前所說,這稱為負荷耐受力。

首先,以傾斜板單腳深蹲來開始訓練,然後依照 0-10 的程度衡量疼痛。0 是沒有疼痛,10 是你能想像到最嚴重的疼痛。這個數字會作為基準分數。

在每次訓練的 24 小時之後進行同樣的檢測,觀察負荷是否適合你的身體。如果適合的話,你的疼痛會減緩,或是保持在同樣程度。如果情況好轉,在下一次訓練時就能增加重量。如果負荷過重,疼痛在 24 小時後會加劇,下 次訓練時就必須減輕重量。

這樣的漸進並沒有固定標準。因此,諮詢肌力體能教練或是有舉重/健力背景的物理治療師非常重要,是找到最佳漸進的關鍵。

回到增強式訓練

除了能強化肌肉肌腱複合體的大重量慢速阻力訓練之外,你還需要提高肌腱吸收、儲存負荷的能力。在進行**伸展收縮循環**(SSC)、肌腱被當作彈簧時,髕骨和股四頭肌腱上會出現最大負荷。

在重複跳躍等爆發力動作中,肌腱會儲存並釋放能量,來產生大量的爆發力。強調儲存負荷的動作(如跳下箱子並以深蹲姿勢落地),對恢復完整能量儲存和釋放能力有幫助。

站在一個大約 15-20 公分的矮箱上(照片中使用的是一疊槓片)。走下箱子,雙腳呈現微微的蹲姿。落地時關節不要太僵硬,要確保衝擊力能被吸收。進行 2 組 20 下落地之後,再根據你的身體反應,決定是否要換成高一點的箱子、最終進展到單腳落地。

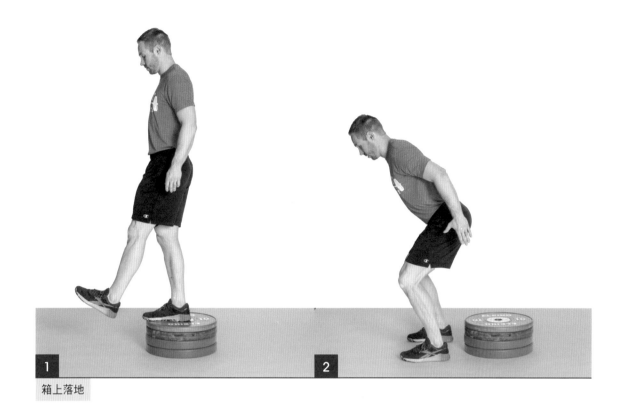

箱上落地

要開始真正的增強式訓練，將肌腱當作彈簧來儲存、釋放能量，你必須先大幅提升肌力。受傷腳的肌力必須接近於未受傷腳的能力，而且在傾斜板單腳深蹲時，你應該不會感覺到疼痛。

如果你通過傾斜板單腳深蹲的檢測，感覺雙腳的肌力和控制程度相當，那就做一個更快、更需要爆發力的動作，例如兩腳都做單腳跳躍。一開始，受傷腳會很難進行這個動作，也可能造成疼痛。如果你準備要進入復健中的增強式訓練階段，必須先在單腳深蹲等緩慢動作及跳躍等高負荷功能性動作中，展現良好的控制能力且沒有感覺疼痛。

這一階段的復健目標是開始讓肌腱再次作為彈簧，並觀察它的反應。入門的增強式訓練包括原地垂直彈跳。如下圖所示，原地垂直彈跳是在離地幾公分進行重複性跳躍。連續 10-20 下跳躍後休息幾分鐘，建議進行 3-4 組。

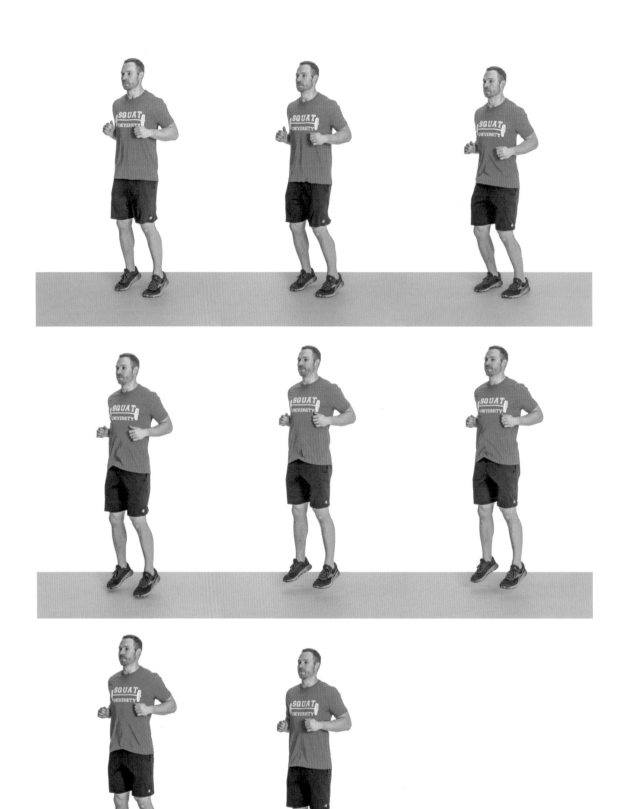

原地垂直彈跳

觀察受傷的肌腱在訓練中和結束後 24 小時內對負荷的反應。如果你在訓練隔天狀況良好，肌腱疼痛或僵硬沒有增加，下一次的訓練就可以增加負荷。在一開始的幾週內，以增加每組中的跳躍次數來提升負荷量。

將增強式訓練計畫中的各個面向記錄下來，能讓你更有效地進步、建立能力。舉例來說，運動員 A 和運動員 B 都進行 3 組 15 下的跳躍。運動員 A 隔天狀況良好，所以在下次訓練中進展到 3 組 20 下的跳躍。然而運動員 B 起床時感覺髕骨肌腱疼痛些微增加。因此，運動員 B 在下一個增強式訓練中必須減少跳躍次數。

在每次的訓練中，只能改變訓練量和強度其中一個變因。如果同時改變太多變因，你會無法判斷是哪個變化對肌腱來說無法承受。

從每週進行 2-3 次增強式訓練開始（3 天 1 次）。在復健的這個階段，肌腱無法每天承受增強式的負荷。因此，每週訓練中，增強式負荷訓練之間應穿插大重量慢速阻力訓練。如果你的肌腱對於 3 天 1 次的增強式負荷增加反應良好，你可以繼續增加訓練量，或是開始增加強度。

最後，你會進展到中等程度的增強式訓練，包括更高的抱膝跳躍、從矮箱到中等高度箱子的深跳（或堆疊槓片，如下圖所示），還有多次有距離的雙腿跳躍。如果你是一位跑者（或是你從事的運動需要跑步），可以考慮加上加速和減速訓練、急停和方向改變動作訓練。

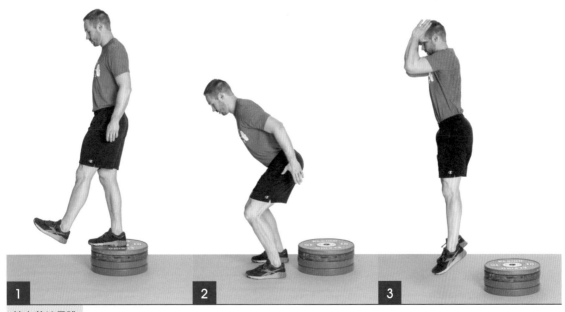

箱上落地反跳

訓練幾週之後，你可以進展到更困難的增強式訓練，包括單腳跳躍、箱子高度更高的落地反跳。之後，你可以改變負荷頻率，從三天改成兩天進行一次增強式訓練，觀察肌腱反應如何再進行調整。增強式訓練的進展沒有黃金指標，因為身體反應因人而異，你必須找出最適合自己身體的負荷。要有耐心，這個過程可能橫跨數週，甚至數月。

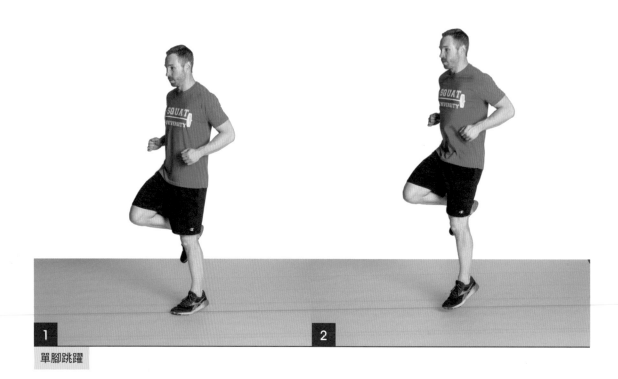

1 **2**

單腳跳躍

回到奧林匹克舉重

上膊和抓舉這種彈震式動作是對膝關節肌腱危害最深的動作。因此，在復健過程中，應該到最後階段才能把這些動作重新納入訓練。如果你已經恢復大重量深蹲，且不會感覺疼痛，那你可以重新開始進行這些舉重動作。漸進的過程必須非常緩慢，尤其是訓練中出現這些動作的頻率不要過高。在兩次訓練之間間隔 48-72 小時，讓身體適當恢復。

以下是簡單的訓練漸進：

- **第一天**：奧林匹克舉重
- **第二天**：等長收縮訓練（主動休息）
- **第三天**：大重量慢速阻力訓練
- **第四天**：奧林匹克舉重

你會發現，上面的訓練沒有出現完整的休息日。因為有些運動員會在一整天的休息後，反而感覺更糟，因此我們用簡單的等長收縮訓練來帶給肌腱負荷。[75] 此時，繼續使用等長收縮訓練作為奧林匹克舉重動作前的暖身。並同時在傾斜板上進行單腳深蹲，來檢測你的身體對新增加動作的反應。

根據你肌腱病變程度，減輕疼痛的進程可能會需要幾天到幾週，甚至幾個月的時間不等。每次訓練後 24 小時，你在疼痛刺激檢測（傾斜板上單腳深蹲）所感受的疼痛程度，會說明你的訓練進展。

沒有任何兩名運動員會對這些復健練習做出相同的反應。有些人能夠在每一次的訓練中增加更多的重量，其他人則需要一個變動更大的負荷計畫來避免疼痛。最後，你要根據自己的感覺來調整重量。如果你的膝關節在訓練隔天感覺到更嚴重的疼痛，就不要忍受疼痛。傾聽你身體的聲音。

一旦你回復到無痛訓練，你每週應該繼續進行等長收縮訓練、保加利亞分腿蹲和協調性動作調整練習（如果發現任何弱點的話），以防止肌腱病變的復發。這是因為，因疼痛而產生的神經肌肉問題通常在疼痛緩解後仍然存在。[76] 一旦你有了肌腱病變，如果不堅持進行負荷訓練，或者如果提高訓練強度的速度過快，疼痛會很容易復發。

被動治療

有許多患者在其他復健專業人員的治療下，因為治療失敗而來找我諮詢。那些治療通常是以被動治療為主。「被動」治療是指**對**你身體做的事情，而「主動」治療是你身體參與的事情。被動治療包括冰敷、乾針療法以及使用金屬、硬塑膠或骨頭製成的工具進行的刮痧技術。

雖然冰敷已經被證明有利於控制疼痛，但它不會加速痊癒過程。（請參閱第七章，了解有關冰敷限制的詳細內容。）如果你真的想解決自己的傷勢，請放棄冰袋，並優先解決疼痛出現的原因。

像乾針或輔助器具軟組織鬆動術（IASTM）等被動治療可以幫助解決腳踝或髖關節的活動障礙。因此，它們可以成為某些膝關節受傷治療的有益輔助。然而，沒有證據顯示被動治療可以有效治療髕骨或股四頭肌肌腱。你不能透過刮痧或針灸肌腱來「重新開始」痊癒過程。研究一再顯示，適當的肌腱負荷是永久提高肌腱病變患者肌力、減輕疼痛和改善生活品質的唯一方法。

束帶或支架有用嗎？

Cho-Pat 和 DonJoy 交叉束帶是兩種最常用來治療髕骨肌腱疼痛的支架。[77] 這些束帶都只是以一塊厚厚的材料，緊緊地纏繞在髕骨肌腱周圍，用來減少疼痛組織的拉傷。雖然有些人保證這些束帶的功效，但它們的療效一直沒有得到研究證實。[78] 我對髕骨束帶的看法是，如果使用可以減輕你活動時的疼痛，就可以繼續使用。請記住，使用束帶應該是復健訓練的輔助品，而不是唯一的治療方法。束帶不能用來當做掩蓋疼痛的 OK 繃。你還是需要透過給予適當的負荷和聰明的復健訓練來解決問題。

該穿護膝／膝綁帶嗎？

走進任何 CrossFit 健身房、奧林匹克舉重或健力健身房，你一定會發現有些運動員在訓練時穿著護膝或膝綁帶。綁帶和護膝是槓鈴訓練最常見的配件。然而，當討論到如何以及何時要使用它們時，大多數人一無所知。

關於這些常被誤解的訓練工具，我想說明一些事實。讓我們從人們最常見的問題開始解決：護膝和膝綁帶有什麼區別？

護膝是環繞整個關節的壓力裝備（通常由柔軟的氯丁橡膠材料製成）。它們有多種厚度，貼身的設計可以讓你的膝關節在訓練中保持溫暖。有些人認為，穿著護膝的本體感受，可以讓運動員在訓練時更了解他們的膝關節姿勢，並可能提升技術。

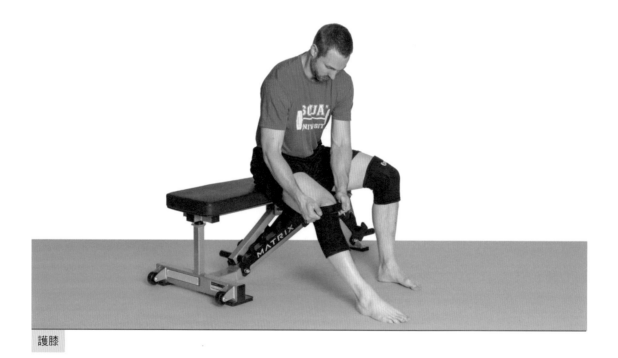

護膝

膝綁帶是由厚的聚酯帆布與小橡膠細線交織而成。[79]這些包裹物通常長 2 公尺，寬約 8 公分，以螺旋或 8 字形結構盡可能緊密地纏繞在運動員的膝關節上。

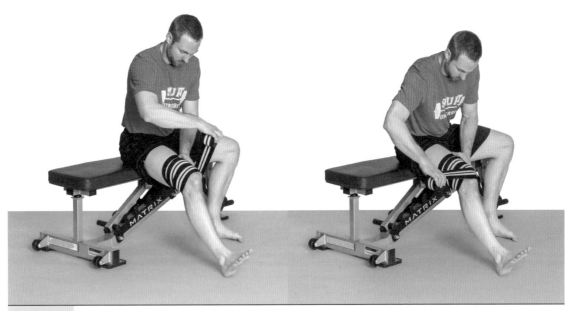

膝綁帶範例

　　一般來說，膝綁帶與護膝不同之處在於，當彈性材料（橡膠細線）在深蹲的下降階段被拉伸時，會產生力學優勢。就像彈簧被拉到拉伸位置一樣，膝綁帶的彈性特性可以儲存這種能量，然後在上升過程將能量傳遞給訓練者。事實上，研究顯示，穿著膝綁帶可以使深蹲底部開始往上的速度提高 20%。[80]

　　市面上現在有一些護膝可以非常緊密地貼合膝關節，與膝綁帶相比，這些產品可以提供足夠的彈性。然而，你看到的運動員所穿的護膝大多數都沒有這種等級的彈性。

　　膝綁帶通常用於健力運動，但在奧林匹克舉重上並不會使用，因為它們對於在抓舉和挺舉動作在底部接槓有很大的限制。雖然你可能會看到有些奧林匹克舉重選手穿著類似傳統厚重健力風格的膝綁帶，但它們通常由比較柔軟的棉質混合物製成，可以保持膝關節溫暖，但不會為舉重增加任何力學優勢。

　　纏繞膝關節有兩種傳統方法：螺旋和「X 技術」，或「交叉 8 字」。2015 年的一篇研究中，檢測兩種纏繞方法之間的力學輔助量（或稱傳遞）是否存在顯著差異。有趣的是，研究人員並沒有發現兩者之間有任何區別。[81]

因為護膝不會像緊纏膝綁帶那樣直接提升表現，所以你可以隨心所欲地穿戴它們。但是，它們**不應該**用來掩蓋疼痛。運動員經常採取購買一雙護膝的方式來試圖解決膝關節的疼痛，但這不是護膝的用意。

另一方面，膝綁帶的使用則需要**節制**。研究顯示，穿著膝綁帶可能會迫使你的身體姿勢更加直立，從而改變你的蹲姿。[82] 這代表你強大的伸髖肌肌肉（臀部肌肉）可能對動作的貢獻較小。因此，建議想要使用膝綁帶的運動員僅在最重的訓練或健力比賽中才使用。

最後，使用膝綁帶或護膝是個人選擇。許多厲害的槓鈴運動員兩種都沒有使用，有些則擇一使用，這取決於他們訓練的目標。膝綁帶是幫助你舉起重物的絕佳裝備。但是請記住，膝綁帶或護膝都**不該**當作掩蓋膝關節疼痛的支撐。

第三章 參考文獻

1. K. D. DeHaven and D. M. Lintner, "Athletic injuries: comparison by age, sport, and gender," *American Journal of Sports Medicine* 14, no. 2 (1986): 218–24.

2. B. P. Hamill, "Relative safety of weightlifting and weight training," *Journal of Strength & Conditioning Research* 8, no. 1 (1994): 53–7; M. H. Stone, Λ. C. Fry, M. Ritchic, L. Stossel-Ross, and J. L. Marsit, "Injury potential and safety aspects of weightlifting movements," *Strength and Conditioning Journal* 16, no. 3 (1994): 15–21; D. N. Kulund, J. B. Dewy, and C. E. Brubaker, "Olympic weight-lifting injuries," *Physician and Sportsmedicine* 6, no. 11 (1978): 111–9; G. Calhoon and A. C. Fry, "Injury rates and profiles of elite competitive weightlifters," *Journal of Athletic Training* 34, no. 3 (1993): 232–8.

3. Calhoon and Fry, "Injury rates and profiles of elite competitive weightlifters" (see note 2 above).

4. Calhoon and Fry, "Injury rates and profiles of elite competitive weightlifters" (see note 2 above).

5. T. Q. Lee, G. Morris, and R. P. Csintalan, "The influence of tibial and femoral rotation on patellofemoral contact area and pressure," *Journal of Orthopaedic & Sports Physical Therapy* 33, no. 11 (2003): 686–93.

6. F. A. Barber and A. N. Sutker, "Iliotibial band syndrome," Sports Medicine 14, no. 2 (1992): 144–8; D. B. Clement, J. E. Taunton, G. W. Smart, and K. L. McNicol, "A survey of overuse running injuries," *Physician and Sportsmedicine* 9, no. 5 (1981): 47–58; G. Linderburg, R. Pinshaw, and T. D. Noakes, "Iliotibial band syndrome in runners," *Physician and Sportsmedicine* 12, no. 5 (1984): 118–30.

7. M. Fredericson, M. Guillet, and L. DeBenedictis, "Quick solutions for iliotibial band syndrome," *Physician and Sportsmedicine* 28, no. 2 (2000): 52–68; J. W. Orchard, P. A. Fricker, A. T. Abud, and B. R. Mason, "Biomechanics of the iliotibial band friction syndrome in runners," *American Journal of Sports Medicine* 24, no. 3 (1996): 375–9.

8. J. Fairclough, K. Hayashi, H. Toumi, K. Lyons, G. Bydder, N. Phillips, T. M. Best, and M. Benjamin, "The functional anatomy of the iliotibial band during flexion and extension of the knee: implications for understanding iliotibial band syndrome," *Journal of Anatomy* 208, no. 3 (2006): 309–16.

9. B. Noehren, I. Davis, and J. Hamil, "ASB Clinical Biomechanics award winner 2006: prospective study of the biomechanical factors associated with iliotibial band syndrome," *Clinical Biomechanics* 22, no. 9 (2007): 951–6.

10. S. D. Rosengarten, J. L. Cook, A. L. Bryant, J. T. Cordy, J. Daffy, and S. I. Docking, "Australian football players' Achilles tendons respond to game loads within 2 days: an ultrasound tissue characterization (UTC) study," *British*

Journal of Sports Medicine 49, no. 3 (2015): 183–7.

11. J. Cook, E. Rio, and S. Docking, "Patellar tendinopathy and its diagnosis," *Sports Health* 32, no. 1 (2014): 17–20.

12. K. M. Khan, N. Maffulli, B. D. Coleman, J. L. Cook, and J. E. Taunton, "Patellar tendinopathy: some aspects of basic science and clinical management," *British Journal of Sports Medicine* 32, no. 4 (1998): 346–55.

13. J. L. Cook, E. Rio, C. R. Purdam, and S. I. Docking, "Revisiting the continuum model of tendon pathology: what is its merit in clinical practice and research?" *British Journal of Sports Medicine* 50, no. 19 (2016): 1187–91.

14. Cook, Rio, Purdam, and Docking, "Revisiting the continuum model of tendon pathology" (see note 13 above).

15. H. Alfredson and J. Cook, "A treatment algorithm for managing Achilles tendinopathy: new treatment options," *British Journal of Sports Medicine* 41, no. 4 (2007): 211–6.

16. S. P. Magnusson, M. V. Narici, C. N. Maganaris, and M. Kjaer, "Human tendon behaviour and adaptation, in vivo," *Journal of Physiology* 586, no. 1 (2008): 71–81.

17. J. L. Cook and C. R. Purdam, "Is tendon pathology a continuum? A pathology model to explain the clinical presentation of load-induced tendinopathy," *British Journal of Sports Medicine* 43, no. 6 (2009): 409–16.

18. Cook and Purdam, "Is tendon pathology a continuum?" (see note 17 above).

19. J. L. Cook, K. M. Khan, P. R. Harcourt, M. Grant, D. A. Young, and S. F. Bonar, "A cross sectional study of 100 athletes with jumper's knee managed conservatively and surgically: the Victorian Institute of Sport Tendon Study Group," *British Journal of Sports Medicine* 31, no. 4 (1997): 332–6; M. Kongsgaard, V. Kovanen, P. Aagaard, S. Doessing, P. Hansen, A. H. Laursen, N. C. Kaldau, M. Kjaer, and S. P. Magnusson, "Corticosteroid injections, eccentric decline squat training and heavy slow resistance training in patellar tendinopathy," *Scandinavian Journal of Medicine & Science in Sports* 19, no. 6 (2009): 790–802.

20. A. Scott, O. Lian, R. Bahr, D. A. Hart, and V. Duronio, "VEGF expression in patellar tendinopathy: a preliminary study," *Clinical Orthopaedics and Related Research* 466, no. 7 (2008): 1598–604; H. Alfredson, L. Ohberg, and S. Forsgren, "Is vasculo-neural ingrowth the cause of pain in chronic Achilles tendinosis? An investigation using ultrasonography and colour Doppler, immunohistochemistry, and diagnostic injections," *Knee Surgery, Sports Traumatology, Arthroscopy* 11, no. 5 (2003): 334–8.

21. Cook, Rio, Purdam, and Docking, "Revisiting the continuum model of tendon pathology" (see note 13 above).

22. J. Cook, podcast interview, November 5, 2018.

23. S. I. Docking, M. A. Girdwood, J. Cook, L. V. Fortington, and E. Rio, "Reduced levels of aligned fibrillar structure are not associated with Achilles and patellar tendon symptoms," *Clinical Journal of Sport Medicine*, July 31, 2018, Volume Publish Ahead of Print - Issue.

24. Cook, Rio, Purdam, and Docking, "Revisiting the continuum model of tendon pathology" (see note 13 above).

25. E. K. Rio, R. F. Ellis, J. M. Henry, V. R. Falconer, Z. S. Kiss, M. A. Gridwood, J. L. Cook, and J. E. Gaida, "Don't assume the control group is normal—people with asymptomatic tendon pathology have higher pressure pain thresholds," *Pain Medicine* 19, no. 11 (2008): 2267–73.

26. J. Cook, podcast interview, November 5, 2018.

27. A. Rudavsky and J. Cook, "Physiotherapy management of patellar tendinopathy (jumper's knee)," *Journal of Physiotherapy* 60, no. 3 (2014): 122–9.

28. V. Graci and G. B. Salsich, "Trunk and lower extremity segment kinematics and their relationship to pain following movement instruction during a single-leg squat in females with dynamic knee valgus and patellofemoral pain," *Journal of Science and Medicine in Sport* 18, no. 3 (2015): 343–7; C. M. Powers, "The influence of altered lower-extremity kinematics on patellofemoral joint dysfunction: a theoretical perspective," *Journal of Orthopaedic & Sports Physical Therapy* 33, no. 11 (2003): 639–46; T. A. Dierks, K. T. Manal, J. Hamil, and I. S. Davis, "Proximal and distal influences on hip and knee kinematics in runners with patellofemoral pain during a prolonged run," *Journal of Orthopaedic & Sports Physical Therapy* 38, no. 8 (2008): 448–56; Noehren, Davis, and Hamil, "ASB Clinical Biomechanics award winner 2006: prospective study of the biomechanical factors associated with

iliotibial band syndrome" (see note 9 above) ; R. H. Miller, J. L. Lowry, S. A. Meardon, and J. C. Gillette, "Lower extremity mechanics of iliotibial band syndrome during an exhaustive run," *Gait Posture* 26, no. 3 (2007): 407–13; A. Chang, K. Hayes, D. Dunlop, D. Hurwitz, J. Song, S. Cahue, R. Genge, and L. Sharma, "Trust during ambulation and the progression of knee osteoarthritis," 50, no. 12 (2004): 3897–903; R. Cerejo, D. D. Dunlop, S. Cahue, D. Channin, J. Song, and L. Sharma, "The influence of alignment on risk of knee osteoarthritis progression according to baseline stage of disease," *Arthritis & Rheumatology* 46, no. 10 (2000): 2632–6; M. C. Boling, D. A. Padua, S. W. Marshall, K. Guskiewicz, S. Pyne, and A. Beutler, "A prospective investigation of biomechanical risk factors for patellofemoral pain syndrome: the joint undertaking to monitor and prevent ACL injury (JUMP-ACL) cohort," *American Journal of Sports Medicine* 37, no. 11 (2009): 2108–16; T. H. Nakagawa, E. T. Moriya, C. D. Maciel, and F. V. Serrao, "Trunk, pelvis, and knee kinematics, hip strength, and gluteal muscle activation during a single-leg squat in males and females with and without patellofemoral pain syndrome," 42, no. 6 (2012): 491–501; R. B. Souza and C. M. Powers, "Differences in hip kinematics, muscle strength, and muscle activation between subjects with and without patellofemoral pain," *Journal of Orthopaedic & Sports Physical Therapy* 39, no. 1 (2009): 12–9.

29.   S. Sahrmann, D. C. Azevedo, and L. Van Dillen, "Diagnosis and treatment of movement system impairment syndromes," *Brazilian Journal of Physical Therapy* 21, no. 6 (2017): 391–9.

30.   G. J. Sammarco, A. H. Burnstein, and V. H. Frankel, "Biomechanics of the ankle: a kinematic study," *Orthopedic Clinics of North America* 4, no. 1 (1973): 75–96.

31.   C. M. Powers, "The influence of altered lower-extremity kinematics on patellofemoral joint dysfunction: a theoretical perspective," 33, no. 11 (2003): 639–46; M. T. Cibulka and J. Threlkeld-Watkins, "Patellofemoral pain and asymmetrical hip rotation," *Physical Therapy* 85, no. 11 (2005): 1201–7.

32.   P. Devita and W. A. Skelly, "Effect of landing stiffness on joint kinetics and energetics in the lower extremity," *Medicine & Science in Sports & Exercise* 24, no. 1 (1992): 108–15.

33.   L. J. Backman and P. Danielson, "Low range of ankle dorsiflexion predisposes for patellar tendinopathy in junior elite basketball players: a 1-year prospective study," *American Journal of Sports Medicine* 39, no. 12 (2011): 2626–33.

34.   D. R. Bell, B. J. Vesci, L. J. DiStefano, K. M. Guskiewicz, C. J. Hirth, and D. Padua, "Muscle activity and flexibility in individuals with medial knee displacement during the overhead squat," 4, no. 3 (2014): 117–25; E. Macrum, D. R. Bell, and D. A. Padua, "Effect of limiting ankle-dorsiflexion range of motion on lower extremity kinematics and muscle-activation patterns during a squat," *Journal of Sport Rehabilitation* 21, no. 2 (2012): 144–50; A. Rabin and Z. Kozol, "Measures of range of motion and strength among healthy women with differing quality of lower extremity movement during the lateral step down test," *Journal of Orthopaedic & Sports Physical Therapy* 40, no. 12 (2010): 792–800; D. R. Bell, D. A. Padua, and M. A. Clark, "Muscle strength and flexibility characteristics of people displaying excessive medial knee displacement," *Archives of Physical Medicine and Rehabilitation* 89, no. 7 (2008): 1323–8.

35.   J. Dicharry, Anatomy for Runners (New York: Skyhorse Publishing, 2012).

36.   K. Bennell, R. Talbot, H. Wajswelner, W. Techovanich, and D. Kelly, "Intra-rater and interrater reliability of a weight-bearing lunge measure of ankle dorsiflexion," *Australian Journal of Physiotherapy* 44, no. 3 (1998): 175–80; "Ankle mobility exercises to improve dorsiflexion," MikeReinold.com, accessed April 30, 2020, https:// mikereinold.com/ankle-mobility-exercises-to-improve-dorsiflexion/.

37.   E. Rio, L. Mosley, C. Purdam, T. Samiric, D. Kidgell, A. J. Pearce, S. Jaberzadeh, and J. Cook, "The pain of tendinopathy: physiological or pathophysiological?" *Sports Medicine* 44, no. 1 (2014): 9–23.

38.   Cook, Rio, and Docking, "Patellar tendinopathy and its diagnosis" (see note 11 above).

39. R. L. Baker and M. Fredericson, "Iliotibial band syndrome in runners. Biomechanical implications and exercise interventions," *Physical Medicine and Rehabilitation Clinics of North America* 27, no. 1 (2016): 53–77.

40. M. Fredericson, M. Guillet, and L. DeBenedictis, "Quick solutions for iliotibial band syndrome," *Physician and Sportsmedicine* 28, no. 2 (2000): 52–68.

41. K. Cerny, "Vastus medialis oblique/vastus lateralis muscle activity ratios for selected exercise in persons with and without patellofemoral pain syndrome," *Physical Therapy* 75, no. 8 (1995): 672–83; R. T. Jackson and H. H. Merrifield, "Electromyographic assessment of quadriceps muscle group during knee extension with weighted boot," *Medicine & Science in Sports & Exercise* 4, no. 2 (1972): 116–9; F. J. Lieb and J. Perry, "Quadriceps function: An electromyographic study under isometric conditions," *Journal of Bone & Joint Surgery* 53, no. 4 (1971): 749–58; G. S. Pocock, "Electromyographic study of the quadriceps during resistive exercise," 43 (1963): 427–34; T. O. Smith, D. Bowyer, J. Dixon, R. Stephenson, R. Chester, and S. T. Donell, "Can vasus medialis oblique be preferentially activated? A systematic review of electromyographic studies," *Physiotherapy Theory and Practice* 25, no. 2 (2009): 69–98; J. Laprade, F. Culham, and B. Brouwer, "Comparison of five isometric exercises in the recruitment of the vastus medialis oblique in persons with and without patellofemoral pain," 27, no. 3 (1998): 197–204; C. M. Powers, "Rehabilitation of patellofemoral joint disorders: a critical review," *Journal of Orthopaedic & Sports Physical Therapy* 28, no. 5 (1998): 343–54.

42. K. E. DeHaven, W. A. Dolan, and P. J. Mayer, "Chondromalacia patellae in athletes: clinical presentation and conservative management," *American Journal of Sports Medicine* 7, no. 1 (1995): 5–11; J. McConnell, "The management of chondromalacia patellae: a long term solution," 32, no. 4 (1986): 215–23; S. A. Doucette and D. D. Child, "The effect of open and closed chain exercise and knee joint position on patellar tracking in lateral patellar compression syndrome," *Journal of Orthopaedic & Sports Physical Therapy* 23, no. 2 (1996): 104–10.

43. Powers, "Rehabilitation of patellofemoral joint disorders: a critical review" (see note 41 above).

44. Doucette and Child, "The effect of open and closed chain exercise and knee joint position on patellar tracking in lateral patellar compression syndrome" (see note 42 above) ; D. Kaya, M. N. Doral, and M. Callaghan, "How can we strengthen the quadriceps femoris in patients with patellofemoral pain syndrome?" *Muscles, Ligaments and Tendons Journal* 2, no. 1 (2012): 25-32.

45. R. F. Escamilla, G. S. Fleisig, N. Zheng, S. W. Barrentine, K. E. Wilk, and J. R. Andrews, "Biomechanics of the knee during closed kinetic chain and open kinetic chain exercises," *Medicine & Science Sports & Exercise* 30, no. 4 (1998): 556–69.

46. M. Fredericson, C. L. Cookingham, A. M. Chaudhari, B. C. Dowdell, N. Oestreicher, and S. A. Sahrmann, "Hip abductor weakness in distance runners with iliotibial band syndrome," *Clinical Journal of Sport Medicine* 10, no. 3 (2000): 169–75; S. F. Nadler, G. A. Malanga, M. DePrince, T. P. Stitik, and J. H. Feinberg, "The relationship between lower extremity injury, low back pain, and hip muscle strength in male and female collegiate athletes," *Clinical Journal of Sport Medicine* 10, no. 2 (2000): 89–97; P. E. Niemuth, R. J. Johnson, M. J. Myers, and T. J. Thieman, "Hip muscle weakness and overuse injuries in recreational runners," *Clinical Journal of Sport Medicine* 15, no. 1 (2005): 14–21; S. M. Souza and C. M. Powers, "Predictors of hip internal rotation during running: an evaluation of hip strength and femoral structure in women with and without patellofemoral pain," *American Journal of Sports Medicine* 37, no. 3 (2009): 579–87.

47. R. L. Minzer, J. K. Kawaguchi, and T. L. Chmielewski, "Muscle strength in the lower extremity does not predict postinstruction improvements in the landing patterns of female athletes," *Journal of Orthopaedic & Sports Physical Therapy* 38, no. 6 (2008): 353–61.

48. R. Rerber, B. Noehren, J. Hamill, and I. Davis, "Competitive female runners with a history of iliotibial band syndrome demonstrate atypical hip and knee kinematics," *Journal of Orthopaedic & Sports Physical Therapy* 40, no. 2 (2010): 52-8.

49. J. D. Willson, S. Binder-Macleod, and I. S. Davis, "Lower extremity jumping mechanics of female athletes with and without patellofemoral pain before and after exertion," *American Journal of Sports Medicine* 36, no. 8 (2008): 1587–96.

50. D. C. Herman, J. A. Onate, P. S. Weinhold, K. M. Guskiewicz, W. E. Garrett, B. Yu, and D. A. Padua, "The effects of feedback with and without strength training on lower extremity biomechanics," *American Journal of Sports Medicine* 37, no. 7 (2009): 1301–8.

51. G. Cook, L. Burton, and K. Fields, "Reactive neuromuscular training for the anterior cruciate ligament–deficient knee: a case report," *Journal of Athletic Training* 34, no. 2 (1999): 194–201.

52. K. F. Spracklin, D. C. Button, and I. Halperin, "Looped band placed around thighs increases EMG of gluteal muscles without hindering performance during squatting," *Journal of Performance Health Research* 1, no. 1 (2017): 60–71; R. C. A. Foley, B. D. Bulbrook, D. C. Button, and M. W. R. Holmes, "Effects of a band loop on lower extremity muscle activity and kinematics during the barbell squat," *International Journal of Sports Physical Therapy* 12, no. 4 (2017): 550–9.

53. K. Kubo, H. Akima, J. Ushiyama, I. Tabata, H. Fukuoka, H. Kanehisa, and T. Fukunaga, "Effects of 20 days of bed rest on the viscoelastic properties of tendon structures in lower limb muscles," *British Journal of Sports Medicine* 38, no. 3 (2004): 324–30.

54. E. Rio, D. Kidgell, C. Purdam, J. Gaida, G. Lorimer Moseley, A. J. Pearce, and J. Cook, "Isometric exercise induces analgesia and reduces inhibition in patellar tendinopathy," *British Journal of Sports Medicine* 49, no. 19 (2015): 1277–83.

55. E. Rio, C. Purdam, M. Girdwood, and J. Cook, "Isometric exercise to reduce pain in patellar tendinopathy in-season: is it effective 'on the road'?" *Clinical Journal of Sport Medicine* 29, no. 3 (2017): 188–92.

56. S. P. Magnusson, M. V. Narici, C. N. Maganaris, and M. Kjaer, "Human tendon behaviour and adaptation, in vivo," *Journal of Physiology* 586, no. 1 (2008): 71–81; M. Couppe, P. Kongsgaard, P. Aagaard, J. Hansen, J. Bojsen-Moller, M. Kjaer, and S. P. Magnusson, "Habitual loading results in tendon hypertrophy and increased stiffness of the human patellar tendon," *Journal of Applied Physiology* 105, no. 3 (2008): 805–10.

57. R. Nisell and J. Ekholm, "Joint load during the parallel squat in powerlifting and force analysis of in vivo bilateral quadriceps tendon rupture," *Scandinavian Journal of Sports Sciences* 8, no. 2 (1986): 63–70.

58. R. Zernicke, J. Garhammer, and F. W. Jobe, "Human patellartendon rupture: a kinetic analysis," *Journal of Bone & Joint Surgery* 59, no. 2 (1977): 179–83; R. F. Escamilla, "Knee biomechanics of the dynamic squat exercise," *Medicine and Science in Sports and Exercise* 33, no. 1 (2001): 127–41.

59. R. Nisell and J. Ekholm, "Patellar forces during knee extension," *Scandinavian Journal of Rehabilitation Medicine* 17, no. 2 (1985): 63–74.

60. M. Rutland, D. O'Connell, J. M. Brismee, P. Sizer, G. Apte, and J. O'Connell, "Evidence-supported rehabilitation of patellar rehabilitation," *North American Journal of Sports Physical Therapy* 5, no. 3 (2010): 166–78.

61. P. Jonsson and H. Alfredson, "Superior results with eccentric compared to concentric quadriceps training in patients with jumper's knee: a prospective randomized study," *British Journal of Sports Medicine* 39, no. 11 (2005): 847–50.

62. P. Malliaras, J. Cook, C. Purdam, and E. Rio, "Patellar tendinopathy: clinical diagnosis, load management, and advice for challenging case presentations," *Journal of Orthopaedic & Sports Physical Therapy* 45, no. 11 (2015): 887–98.

63. S. Bohm, F. Mersmann, and A. Arampatzis, "Human tendon adaptation in response to mechanical loading: a systematic review and meta-analysis of exercise intervention studies on healthy adults," *Sports Medicine-Open* 1, no. 1 (2015): 7.

64. Malliaras, Cook, Purdam, and Rio, "Patellar tendinopathy" (see note 62 above); M. Kongsgaard, K. Qvortrup, J.

Larsen, P. Aagaard, S. Doessing, P. Hansen, M. Kjaer, and S. P. Magnusson, "Fibril morphology and tendon mechanical properties in patellar tendinopathy: effects of heavy slow resistance training," *American Journal of Sports Medicine* 38, no. 4 (2010): 749–56; K. Kubo, T. Ilebukuro, H. Yata, N. Tsunoda, and H. Kanehisa, "Time course of changes in muscle and tendon properties during strength training and detraining," *Journal of Strength and Conditioning Research* 24, no. 2 (2010): 322–31.

65. Bohm, Mersmann, and Arampatzis, "Human tendon adaptation in response to mechanical loading" (see note 63 above).

66. Bohm, Mersmann, and Arampatzis, "Human tendon adaptation in response to mechanical loading" (see note 63 above); R. W. Morton, S. Y. Oikawa, C. G. Wavell, N. Mazara, C. McGlory, J. Quadrilatero, B. L. Baechler, S. K. Baker, and S. M. Phillips, "Neither load nor systemic hormones determine resistance training-mediated hypertrophy or strength gains in resistance-trained young men," *Journal of Applied Physiology* 121, no. 1 (2016): 129–38.

67. J. Cook, podcast interview, November 5, 2018.

68. Kongsgaard et al., "Corticosteroid injections, eccentric decline squat training and heavy slow resistance training in patellar tendinopathy" (see note 19 above).

69. A. Arampatzis, K. Karamanidis, and K. Albracht, "Adaptational responses of the human Achilles tendon by modulation of the applied cyclic strain magnitude," *Journal of Experimental Biology* 210, Pt 15 (2007): 2743–53.

70. Kongsgaard et al., "Corticosteroid injections, eccentric decline squat training and heavy slow resistance training in patellar tendinopathy" (see note 19 above).

71. J. E. Earp, R. U. Newton, P. Cormie, and A. J. Blazevich, "Faster movement speed results in greater tendon strain during the loaded squat exercise," *Frontiers in Physiology* 7 (2016): 366.

72. Kongsgaard et al., "Corticosteroid injections, eccentric decline squat training and heavy slow resistance training in patellar tendinopathy" (see note 19 above).

73. J. Cook, podcast interview, November 5, 2018.

74. A. Rudavsky and J. Cook, "Physiotherapy management of patellar tendinopathy (jumper's knee)," *Journal of Physiotherapy* 60, no. 3 (2014): 122–9.

75. Malliaras, Cook, Purdam, and Rio, "Patellar tendinopathy" (see note 62 above).

76. J. Fairclough, K. Hayashi, H. Toumi, K. Lyons, G. Bydder, N. Phillips, T. M. Best, and M. Benjamin, "The functional anatomy of the iliotibial band during flexion and extension of the knee: implications for understanding iliotibial band syndrome," *Journal of Anatomy* 208, no. 3 (2006): 309–16.

77. M. Lavagnino, S. P. Arnoczky, J. Dodds, and N. Elvin, "Infrapatellar straps decrease patellar tendon strain at the site of the jumper's knee lesion," *Sports Health* 3, no. 3 (2011): 296–302.

78. M. D. Miller, D. T. Hinkin, and J. W. Wisnowski, "The efficacy of orthotics for anterior knee pain in military trainees. A preliminary report," *American Journal of Knee Surgery* 10, no. 1 (1997): 10–3.

79. E. Harman and P. Frykman, "Bridging the gap–research: The effects of knee wraps on weightlifting performance and injury," *Journal of Strength Conditioning Research* 12 (1990): 30–5.

80. J. P. Lake, P. J. C. Carden, and K. A. Shorter, "Wearing knee wraps affects mechanical output and performance characteristics of back squat exercise," *Journal of Strength Conditioning Research* 26, no. 10 (2012): 2844–9.

81. P. H. Marchetti, V. de Jesus Pereira Matos, E. G. Soares, J. J. da Silva, E. Serpa, D. A. Correa, G. C. Martins, G. V. Junior, and W. A. Gomes, "Can the technique of knee wrap placement affect the maximal isometric force during back squat exercise?" *International Journal of Sports Science & Coaching* 5, no. 1 (2015): 16–8.

82. Lake, Carden, and Shorter, "Wearing knee wraps affects mechanical output and performance characteristics of back squat exercise" (see note 80 above).

肩關節疼痛

肩關節是全身最多變、最複雜的關節。你每次將槓鈴從地上拿起來，或將槓鈴推過頭的時候，必定伴隨許多肌肉、韌帶與骨骼的完美配合，才能維持肩關節的安全。健康的肩關節必須有足夠的活動度來達到各種不同的姿勢，同時也要有足夠的穩定性來維持這些姿勢。

根據我多年來與運動員合作的經驗，肩關節是最常受傷的關節之一。事實上，研究顯示，無論是競技舉重選手或休閒舉重運動員，[1] 最常受傷的關節都是肩關節。

肩關節構造

在探討肩關節可能出現的受傷情況之前，我們必須先討論肩關節的構造（關節組成）以及功能（不同部位如何彼此配合以產生動作）。

肩關節也稱為盂肱關節，屬於球窩關節，並由三塊骨頭組成：肱骨、肩胛骨，以及鎖骨。肱骨（上臂的骨頭）末端的形狀像是一顆小球，剛好放進肩胛骨窩裡面。肩關節與髖關節同樣屬於球窩關節，但肩關節的窩非常淺，因此肩關節的形狀常常被比喻為放在球釘的高爾夫球。

肩關節肌肉解剖

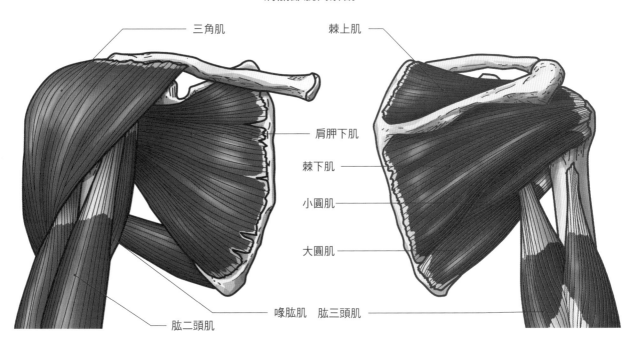

三角肌　　　棘上肌

肩胛下肌

棘下肌

小圓肌

大圓肌

喙肱肌　肱三頭肌

肱二頭肌

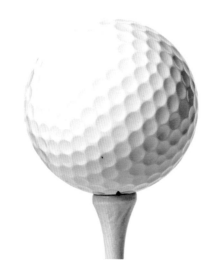

肩關節的深度較淺，常常比喻為
放在球釘的高爾夫球。
圖片出處：TK

　　許多微小卻非常重要的組織（韌帶和關節囊）將肱骨末端的「球」連結到肩胛骨的
「球釘」或關節窩裡面，稱為**關節盂**。這些組織就像緊繃的手套一樣圍繞著關節，形成
一個密閉的空間。

肩關節周遭的韌帶與關節囊

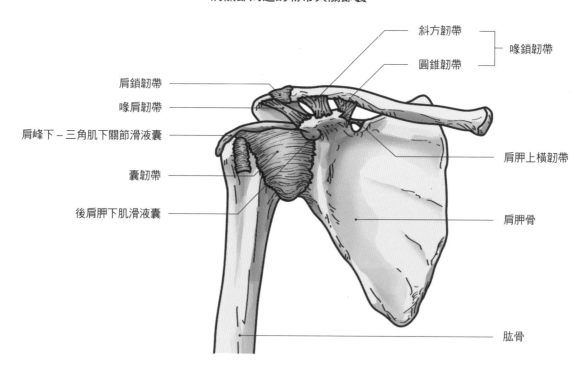

　　肩關節旋轉肌群就在這些韌帶和關節囊正上方，是由四塊小肌肉組成，從肩胛骨開
始一路延伸至肱骨。這些肌肉很接近關節處，而且會在手臂移動時將肱骨往關節窩的地
方壓，屬於「主要穩定肌群」。

肩關節旋轉肌群：主要穩定肌群

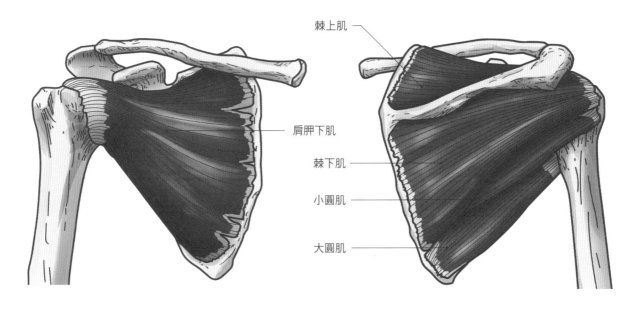

棘上肌

肩胛下肌

棘下肌

小圓肌

大圓肌

另外還有許多較大的肌肉連結肩胛骨和（或）肱骨，幫助手臂移動。闊背肌、胸肌、三角肌都屬於較大的肌肉，常稱為「主要移動肌群」。你會很常在健身房看到很多人（尤其是年輕男性）非常努力訓練，試著讓這些肌肉變大、變強壯。

闊背肌、胸肌、三角肌：主要移動肌群

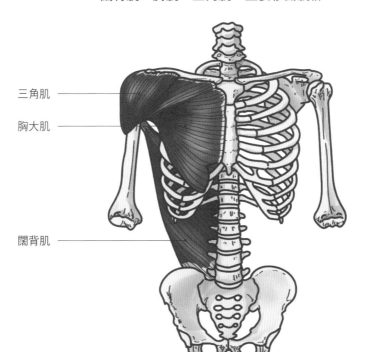

三角肌

胸大肌

闊背肌

肱骨的「高爾夫球」放在「球釘」正中間的時候，是肩關節活動最有效率的時候，但其實很難做到。這個概念看起來很簡單，但你的「高爾夫球」通常只有 25-30% 會和「球釘」接觸。[2] 不過強壯且健康的肩膀，會在幾乎所有手臂的動作中，讓肱骨的球與關節窩正中間維持幾公釐以內的距離。[3] 肩關節的動作會如此精準，是由於兩個因素的完美交織：靜態與動態（或主動）力量。

靜態與動態力量

靜態力量是指我們無法控制的結構所產生的拉力或張力，例如圍繞關節的韌帶和關節囊，以及使關節窩擴張的盂唇。這些組織所產生的張力以及關節窩的形狀，是決定肩膀「被動穩定性」的關鍵。[4]

有些人有所謂「雙關節」的狀況，造成這種極端活動度的原因，常與肩關節的靜態結構非常鬆弛有關。每個人的身體結構都不太一樣，韌帶與關節囊的剛性各有高低，而肩胛關節窩（球釘）的形狀與大小也因人而異，有些人的肩胛關節窩很深，有些人則像一塊板子一樣平。以上這些因素都會影響肩關節的穩定。

舉例來說，做抓舉或上挺將槓鈴帶過頭的時候，肩關節囊會收緊或「上緊發條」來穩定關節，同時避免肱骨滑出關節窩。如果關節囊較鬆（或擁有較淺且較平的關節窩），自然被動穩定性就會比較低，因此需要更多的「主動穩定性」（來自肩關節周遭的肌肉），否則就會有較高的受傷風險。

我們當然無法在不動手術的情況下，改變這些靜態穩定肌群的運作方法，但我們可以確保肩關節周遭的這些肌肉（動態穩定肌群）有在正常運作。所謂的**動態力量**就是肌肉創造的拉力或張力，而我們可以控制這些力量。

如前所述，組成旋轉肌群的四塊小肌肉（肩胛下肌、棘上肌、棘下肌、小圓肌）圍繞在肩關節周遭，並在你移動手臂時創造壓力，將「球」的中心維持在「球釘」上。這些肌肉會和連結手臂與肩胛的肌肉一同產生安全且有力量的動作，讓你能夠做出提起一袋雜物或將槓鈴往頭上送等等動作。

若要理解旋轉肌群和主要移動肌群如何互相配合以移動你的肩胛骨和肱骨，請想像一名小男孩正在幫父親架設梯子。小男孩跪在梯子的底部，將梯子穩穩固定在地上；父親將梯子往上推，將梯子靠在房子的牆邊（下圖中穿紅衣服的我，就是這個例子中的小男孩）。

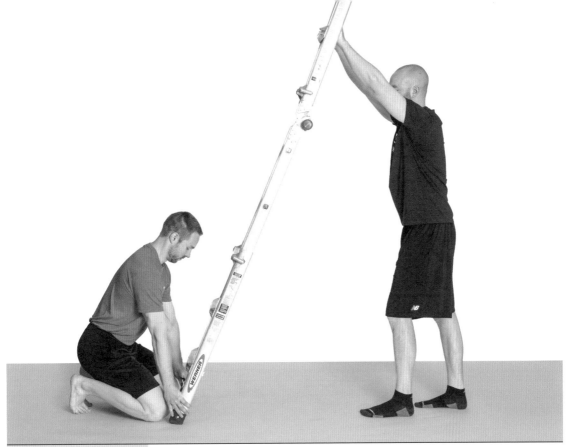

「小男孩」與父親架設梯子

這就是你每次移動手臂的時候，肩關節所產生的狀況！[5] 以下是各部位的類比：

- **父親**：主要移動肌群（闊背肌、胸肌、三角肌）
- **小男孩**：主要穩定肌群（旋轉肌群）
- **梯子**：肱骨
- **地板**：肩胛骨窩

小男孩（旋轉肌群）用力將梯子（肱骨）穩定維持在地板（肩胛骨窩）上，同時父親（力量較大的闊背肌、胸肌和三角肌）專心將梯子移動到正確的位置。

一個人固定梯子底部的位置，另一個人將梯子移動到目標位置，相當能夠解釋動態穩定性如何創造與維持。如果沒有足夠的被動與主動穩定性，我們就很可能會受傷，例如旋轉肌群肌腱炎、肌腱撕裂、盂唇撕裂、肩關節不穩定的傷害等等。

覺得很簡單對吧？

不幸的是，肩關節其實沒那麼簡單。我們不僅必須了解肩關節本身的力學機制，也要考量肩胛骨移動的方式：將手臂往頭頂上舉的時候，你的肩胛骨同時也會移動，來維持與肱骨的接觸。

讓我們回到梯子的譬喻，思考如果父親決定把梯子移動到其他位置，會發生什麼事。如果小男孩沒有從跪姿起來，並移動到可以穩定梯子的位置，梯子就會翻倒。正如同小男孩移動去讓梯子的底部接觸地面，肩胛骨也必須移動以配合上臂位置改變。這個動作會由一些連結至肩胛骨的肌肉完成，例如菱形肌、斜方肌、大圓肌和前鋸肌。

還有一塊非常重要的拼圖，也就是胸椎，或所謂背部中段。肩胛骨基本上可以說是飄浮在脊椎的上方，因此背部中段的形狀將決定肩胛骨移動的效率。肩胛骨要以正確方式移動，並在對的時間與對的位置提供穩定性給手臂，就必須能夠在上背部輕易滑動。若要做到這點，胸椎就需要一定程度的伸直。

肩胛骨在胸椎的上方移動

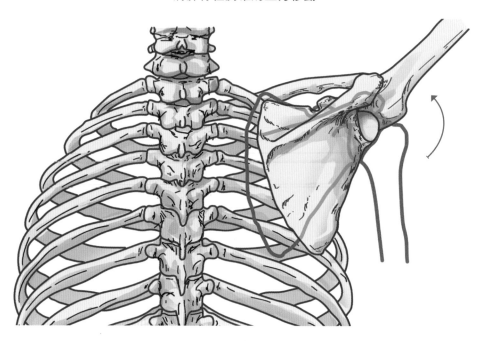

背部中段的結構天生就相當堅固、穩定。背部中段必須夠堅固，因為許多保護重要器官的肋骨就在下方。不幸的是很多人日常姿勢不良，造成僵硬的「駝背」或圓背。如果上背部圓背且無法完全伸直，肩胛骨的活動就會受限，[6] 進一步影響肩關節的力學機制與穩定性。如你所見，肩關節若要安全且有效率地活動，背後有非常多的因素。

簡單總結一下你必須記得的肩關節基本概念：**如果肩胛骨能夠在活動度正常的胸椎上移動，旋轉肌群就可以各司其職，以維持肩關節足夠的穩定性，而手臂就由上半身最大的主要移動肌群控制。總而言之，只要所有部位的功能都正常，就表示「球」穩穩放在「球釘」裡面，就能夠避免受傷。**

解構肩關節傷害

　　肩關節疼痛的原因是什麼？簡單來說，疼痛常常是因為肩關節周遭局部結構的壓力或張力過大。只要有一個部位功能異常（例如旋轉肌群太弱或被動肩關節穩定性太差），就可能影響整個肩關節的正常運作。對於力量型運動員而言，疼痛通常因為以下三種原因所造成的細微損傷：

- 主要移動肌群和主要穩定肌群的交互作用失調
- 穩定性不佳
- 動作及舉重技巧不佳

　　旋轉肌肌腱病變、盂唇撕裂、肩關節半脫位等持續性的特定疼痛，取決於平衡和控制的失衡狀態，讓我慢慢解釋。

不平衡與不穩定

　　讓我們先從解剖學的角度探討一個很常見的問題。肩膀若要正常運作，較小的主要穩定肌群（旋轉肌群）與較大的主要動作肌群（例如三角肌）必須平衡運作。如果這些肌群之間的力量不平衡，肩關節就會失去穩定性，力學機制也會受到破壞。[7]

肩關節外部夾擠的結構

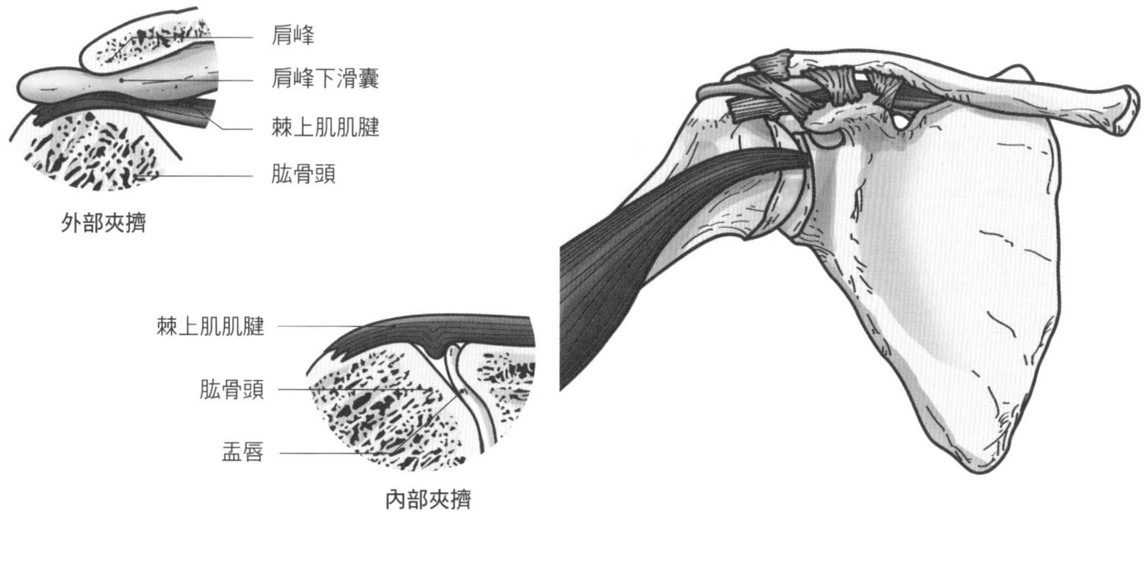

肩峰
肩峰下滑囊
棘上肌肌腱
肱骨頭

外部夾擠

棘上肌肌腱
肱骨頭
盂唇

內部夾擠

這種失衡所導致的一個常見傷害，就是肩夾擠。研究顯示，肩夾擠有兩種：外部（肩峰下）夾擠與內部夾擠。[8] 這種分類法的依據是夾擠發生的位置，也表示產生疼痛的部位不一樣。

看看肩關節的構造，你會發現肱骨的「球」和正上方結構（例如肩胛骨的肩峰）之間的空間不大。

• **外部夾擠**指的是關節囊（充滿液體的小「袋子」）或旋轉肌群肌腱擠壓到肩峰處骨頭這個「天花板」（肩峰和旋轉肌群、軟組織之間的空間稱為**肩峰下關節腔**），常常導致手臂高舉過頭時，肩膀前側感到疼痛。

• **內部夾擠**則是旋轉肌群肌腱被夾在肱骨的「球」和關節窩的「球釘」（通常是後側）之間，會造成手臂舉高和外旋時肩膀後側感到疼痛。

我們也可以根據疼痛的原因（**病理機制**）來將夾擠受傷分類。關節中交疊結構的擠壓主要有兩個原因：

• 構造（原發性夾擠）
• 動態失衡（後天性夾擠）

第一個原因與肩胛骨的構造有關。多數人的肩峰相當平坦，或是只有些微的曲線；但有些人的肩峰則呈現掛鉤的形狀，導致肩膀移動時旋轉肌群肌腱和關節囊之間的空間不足。在這種情況下，如果忽略不舒服的感受，硬是做出疼痛的姿勢，旋轉肌群肌腱可能會腫脹，肩峰下關節腔也會變得更狹窄，使得組織與肩關節中骨頭天花板之間的擠壓更嚴重。長此以往，細微損傷可能會變成旋轉肌群撕裂傷等大問題。

不幸的是，在不動手術的情況下，我們無法改變這種身體結構。及早發現症狀，是避免傷害失控的關鍵。建議找物理治療師或教練來調整你的訓練動作技巧，以配合你的身體結構，例如做抓舉或上挺的時候握寬一些，這樣也許能讓你在夾擠較不嚴重的情況下，持續進行過頭訓練動作。

根據我的經驗，運動員更常有的狀況是後天性夾擠。本章一開始，我曾經提過肩關節屬於球窩關節，其實這個說法並非完全準確。試想，肩關節來到極端的活動範圍時（例如將手高舉過頭），手臂不僅會使肩關節旋轉，也會稍微向前後或上下滑動。後天性夾擠的原因並非結構性異常，而是功能性的問題，通常有這種狀況的運動員很難在過頭訓練動作中維持肩關節的穩定；有時候肱骨頭（「球」）的動作過度，甚至可能導致內部擠壓。

後天性夾擠的可能因素包括：

- 肌力失衡
- 活動度限制
- 協調問題（肩胛骨與肱骨）
- 不穩定

肌力失衡是後天性夾擠最常見的原因。如果旋轉肌群用力不當或過於虛弱，肩關節周遭較強壯的肌肉（主要移動肌群）的作用就會大於主要穩定肌群（旋轉肌群）。以先前梯子的類比來看，小男孩（旋轉肌群）必須穩住梯子的底部，讓父親（主要移動肌群）將梯子推到穩定的位置。如果底部不穩定，梯子就會嚴重晃動，這時候父親就很難將梯子維持在正確的位置與高度。雖然旋轉肌群很小，但扮演的角色**非常重要**！

僵硬的闊背肌、胸肌和過度僵硬的胸椎等活動度限制，也可能導致夾擠，影響肩胛骨或肱骨的移動。活動度限制也會影響槓鈴或啞鈴的過頭訓練動作，讓我們來看看一個例子。

做軀體划船和硬舉時，為了維持足夠的上半身張力與穩定，身體必須啟動強而有力的闊背肌（側背部的大塊 V 型肌肉）。強大的闊背肌不僅可以創造足夠的核心穩定與軀幹剛性，也能讓肩關節保持內旋，讓槓鈴拉離地面時能夠靠近身體。

要將槓鈴高舉過頭，也需要一定的闊背肌活動度。手臂往頭頂移動時，若要將肱骨頭維持在肩關節的中心，肱骨就必須外旋。如果闊背肌過於僵硬，肱骨就沒辦法適當外旋，可能導致夾擠。如果有活動度限制，導致過頭動作受限，但訓練時仍然繼續強行讓肩關節來到不良的姿勢，很可能會造成細微損傷，最後導致肩關節受傷和（或）疼痛。

闊背肌活動度讓肱骨得以往頭頂移動

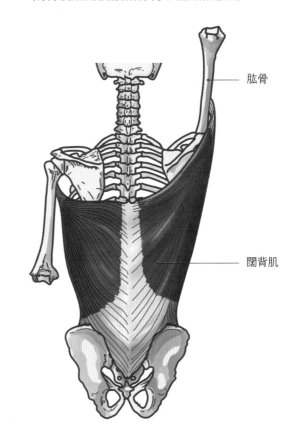

肱骨

闊背肌

肩胛骨與肱骨之間的妥善協調，是維持穩定性的關鍵。如前所述，肩胛骨的移動必須配合手臂。如果肩胛骨在手臂移動至頭頂上方時，無法做到足夠的上旋，肱骨頭在肩關節中的位置可能會過度移動，造成夾擠。前鋸肌虛弱或功能不佳，可能會導致肩胛骨上旋出問題。

前鋸肌

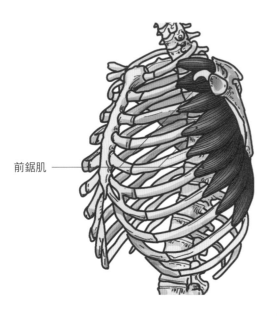

前鋸肌

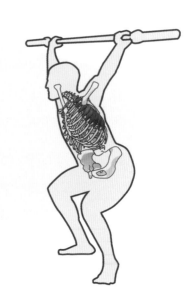

正常前鋸肌　　　　　　　虛弱前鋸肌

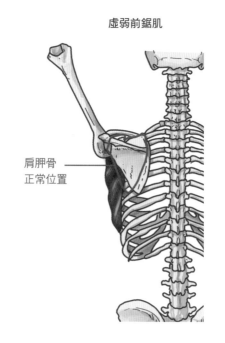

肩胛骨
正常位置

最後，後天性夾擠和肩關節其他嚴重傷害一樣，可能都是肩關節不穩定造成的，也就是力學機制的問題。[9]「肩關節不穩定」這個詞本身有點模糊，因為我們很難界定特定運動員的活動度是否有問題。有些運動員的活動度非常好，甚至因為先天或後天的因素，有所謂「關節過動」的狀態。

• **先天關節過動**指的是你天生就有這個狀況。有些人由於結締組織張力比較弱，因此關節天生比較「鬆」。這些人通常會在體操、啦啦隊和舞蹈等項目有很好的表現。

• **後天關節過動**通常都經過很長時間養成，是由於反覆的細微損傷，造成肩關節特定部位的伸展甚至撕裂。這種活動度異常的狀態，常見於反覆執行相同動作的運動員，造成穩定肩關節的靜態結構伸展過量，例如棒球和游泳選手會在訓練和比賽時，大量執行反覆的過頭動作。

不管是先天或後天的關節過動，只要肌力和（或）穩定性顯著不足，[10] 都可能導致受傷。

「研究顯示，5-15% 的人有先天關節過動的狀況，[11] 且女性多於男性。貝頓指數（Beighton score）可以讓你輕鬆評估自己是否有關節過動的狀況。[12]

請試試看以下五個檢測方法。執行前四項檢測時，身體的兩側都要做。如果你做得到就得 1 分，做不到則得 0 分，因此你的總分會介於 0 至 9 分。

• 抓住另一隻手的小指頭，並盡可能往後拉，記得不要讓自己受傷。你能否在不感到疼痛的情況下，將小指往後拉超過 90 度？
• 抓住另一隻手的大拇指，並往上臂的方向拉。你能否在不感到疼痛的情況下，將大拇指碰到上臂？
• 盡可能將手肘打直，是否有過度伸直的狀況（超過 10 度）？
• 盡可能將膝蓋打直，是否有過度伸直的狀況（超過 10 度）？
• 在不屈膝的情況下，屈髖讓手往地板的方向伸直。你能否將手掌放在地上？

結果如何？研究顯示，2 分以上就代表可能有關節過動的狀況，而因為肩關節不穩定造成的受傷機率，幾乎是一般人的 2.5 倍！」[13]

但是請注意，肩關節過動本身不一定危險。很多運動員都有關節過動的狀況（不管先天或後天），但整個運動生涯都沒有受傷。不過，如果旋轉肌群在執行動作時無法控制活動度太好的肩關節，就有可能因為不穩定而受傷。如果能讓肩關節維持動態穩定，

你擁有的是功能性關節過動；如果不行，你擁有的就是病態的不穩定。

不穩定如何導致舉起重量時受傷呢？

CrossFit 和舉重運動員都與棒球和體操選手很像，必須要有足夠的肩關節活動度。對他們而言，不斷將重量高舉過頭，肩關節會有受傷的風險，特別是在不穩定的情況下。雖然你不太可能在過頭動作（抓舉、上挺、肩推等等）時看到嚴重的脫臼，但如果穩定性不足，肩關節還是會累積細微的損傷。

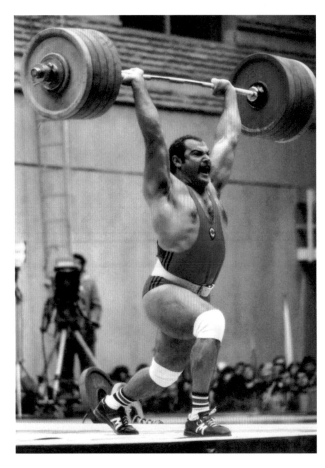

菁英舉重選手執行分腿上挺
安納托利‧皮薩連科（Anatoly Pisarenko），
圖片授權：Bruce Klemens

肩關節天生具有較大的活動度，因此不同人的受傷部位通常不太一樣，通常取決於肱骨頭的「球」在關節窩這個「球釘」上的移動方向。讓我們用內部夾擠來舉例：如果有人天生肩關節過動，而且肌肉控制力不足，他的旋轉肌群肌腱就可能在手高舉過頭的時候，擠壓到關節窩的後側。

不穩定也可能導致盂唇受到更嚴重的傷害。盂唇是一層厚厚的組織，讓肩關節的「球釘」變大或變深，可以增加與肱骨的連結。盂唇的功能是以被動的方式協助穩定肩關節，[14] 就像車子停在斜坡時，在輪胎下方放一塊東西來避免車子往下滑。

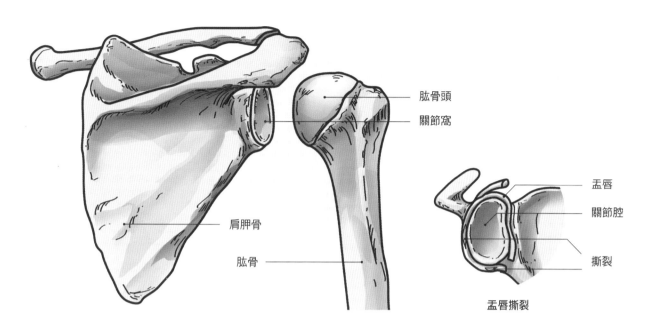

盂唇

肱骨頭

關節窩

肩胛骨

肱骨

盂唇

關節腔

撕裂

盂唇撕裂

　　盂唇與關節囊共同在肩關節上方創造出一個氣密的空間。但是，如果無法維持足夠的動態穩定，動作幅度就會失控，造成盂唇受傷甚至撕裂。盂唇撕裂（就算情況輕微）會造成肩關節內部壓力和被動穩定性大幅下降。最常見的狀況就是將手高舉過頭的時候，肩關節處會有疼痛的「拉扯」或「咔咔聲」。[15]

移動和動作技巧不佳

　　肩關節受傷的最後一個原因應該不會令人意外：動作技巧不佳會增加受傷風險，尤其是在有負重的情況下。造成肩關節疼痛的技巧缺失，最常出現在將槓鈴推過頭或維持過頭姿勢的時候，例如抓舉、上挺、肩推或過頭深蹲等等。以下讓我們仔細分析。

　　抓舉、上挺、肩推或過頭深蹲時肩關節若要維持安全姿勢，手腕、手肘、肩關節、肩胛骨，以及延伸的背部中段（胸椎）都必須保持在垂直的正確位置。槓鈴直接位於頸部後方時，肩關節周遭的肌肉可以有效運作，將很可觀的重量穩定維持在過頭位置。如果各部位都在妥當的位置，你應該能夠坐在深蹲底部的位置，將槓鈴往上推過頭，然後往下回到斜方肌上方，而且你移動的只會有手臂，身體其他部位都保持不動。

要在過頭動作時維持肩關節穩定，肩胛骨必須維持適當的位置。對多數運動員而言，肩胛骨應該稍微後收（拉在一起）並上旋，但不能聳肩。

有人說執行槓鈴過頭動作時應該將肩胛骨往上聳高，這其實是一個常見的迷思。有人將槓鈴穩穩支撐在過頭位置時，看起來確實有點像聳肩，但其實背後有兩個原因：首先，肩胛骨本來就必須上旋，讓肱骨更穩定；第二，上斜方肌會啟動，在維持槓鈴過頭動作時提供手臂更多的張力。肩胛骨上旋與上斜方肌啟動，看起來很

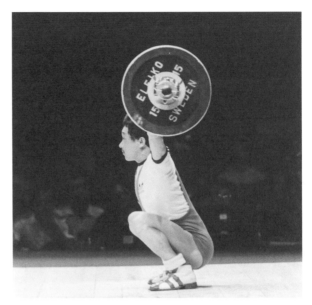

各部位呈現正確垂直位置的過頭深蹲
卡尼別克‧歐斯馬那列夫（Kanybek Osmanaliev），
圖片授權：Bruce Klemens

像是刻意聳肩，但其實並非如此，過度聳肩可能會讓肩關節的穩定肌群太快疲勞。簡單來說，對於維持穩定槓鈴過頭姿勢，過於強調聳肩其實是一個沒有效率的方法。

奧林匹克舉重選手查德‧范恩（Chad Vaughn）向運動員解釋這個概念的時候，會請他們想像將槓鈴高舉過頭，做 100 公尺的跨步蹲。如果真的聳肩來支撐槓鈴，在完成 100 公尺以前，斜方肌一定早就沒力了。

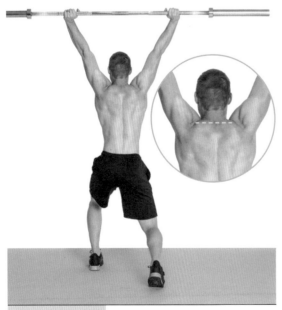

過頭跨步蹲：聳肩

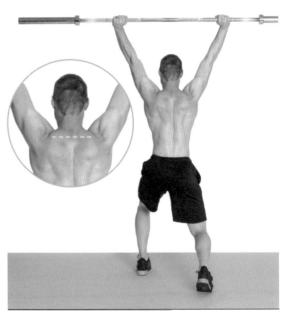

過頭跨步蹲：良好的肩關節位置

過頭訓練動作導致的肩關節受傷中，最常見的技術問題就是肩關節過度內旋或外旋。將手臂高舉過頭（或將槓鈴推過頭）的時候，你的肩膀會稍微外旋，讓「球」穩穩放在「球釘」正中間，但是如果動作技術不佳，肩關節就必須過度外旋才能保持身體（以及頭上的重量）平衡。如果你在過頭深蹲的時候將胸椎往前推，你的手臂就會反射性往後移動更多，將槓鈴平衡在腳掌中心的正上方。這個誇張的姿勢會讓肩關節大幅外旋，讓肱骨過度遠離肩關節。用這種不平衡的姿勢（偏離理想的位置）將重量高舉過頭，很容易造成肩關節的細微損傷，甚至導致受傷。

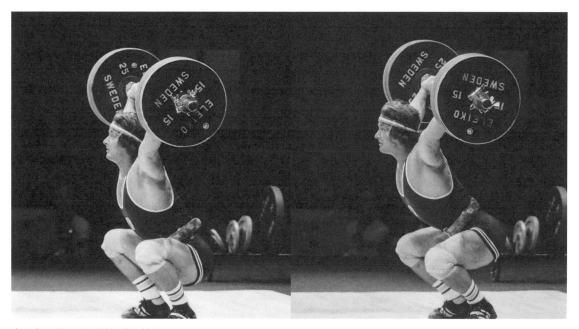

良好與不佳的過頭訓練動作技術
凱文‧溫特（Kevin Winter），圖片授權：Bruce Klemens

　　另外，很多人好奇教練為什麼會在執行過頭動作時，提醒運動員要將肩關節內旋，我認為這代表他們可能不理解肩關節的力學機制。之所以會有這個狀況，我認為是因為有些經驗豐富的運動員將槓鈴舉過頭時，看起來好像是將肩胛骨擠在一起，並將腋窩往前推，又稱為肩胛後縮。這個時候雖然肩關節看起來是內旋，但肱骨本身還是維持外旋，以維持在肩關節窩的正中間。

　　不管教練給你什麼指令，上半身都應該維持平衡有力的位置，讓肩關節在過頭動作時保持安全。每個運動員的身體構造不同，因此過頭姿勢看起來總會因人而異，但我們在執行動作時都必須遵守基本的安全守則，才能避免肩關節受傷。

如何檢測肩關節疼痛

現在你應該已經稍微理解肩關節受傷的共同機制。動作若要安全且有效率，就必須有良好的活動度與穩定性。如果沒有兩者兼備，肩關節就會累積細微損傷，長久下來會導致嚴重傷害。

檢測肩關節疼痛的方法其實很簡單，不過你要做的並非特別診斷感到疼痛的部位（例如盂唇或旋轉肌群），而是要找出疼痛的根本原因，才能（我希望啦）避免井蛙之見的復健計畫。

假設有一位運動員因為執行大量的借力推動作，旋轉肌群出了些問題。他的復健計畫也許會包括旋轉肌群強化動作，而這些動作可能是從網路上找的，或是從健友身上學到的。但是，如果疼痛的根本原因是胸椎活動度不佳（因此肩胛骨無法往上滑動到適當的位置）造成的夾擠，則再多的旋轉肌群強化動作都無法真正解決問題。他的疼痛可能會暫時減緩，但下次執行過頭動作時，很可能就會復發。

多數醫療人員都會使用一系列的檢測動作來找出疼痛原因，但是許多檢測動作都只能證實受傷的存在（例如確認盂唇或旋轉肌群撕裂傷），卻無法找出導致受傷的機制。知道一個人的旋轉肌群有撕裂傷，不一定能知道他受傷的原因和處理辦法。因此，我們必須根據造成疼痛的問題，將各種受傷狀況分門別類（我們舉的範例是胸椎活動度不足導致手臂無法高舉過頭），才能確認治療過程該如何進行。

但這不代表我們要忽略核磁共振或其他昂貴的檢測結果！其實以動作為基礎的檢測模式（稱為**運動病理學模型**（kinesiopathologic model），簡稱為 KPM）不會任意排除或假定各種疼痛的原因，而是將核磁共振的結果當作整體決策過程的一塊拼圖。往後退一大步，即時或透過影片觀察運動員動作，有助於做出更完善的判斷。放射學檢測報告提供的資訊當然有用，但不應該是復健與治療過程中的重點。換句話說，我們的治療重點不是受傷，而是人。

請先想想看你的肩關節疼痛符合下列哪一項：

• 動作或技巧不佳
• 活動度或柔軟度限制

- 不穩定

- 肌力失衡或不足

　你的受傷可能不只有一種原因，所以請記得將每個小節都讀過，這樣才能得到足夠的線索，拼湊出能夠修復受傷的復健計畫。

動作和技巧檢測

　要找出受傷的原因，第一步要檢測你的訓練動作品質。請回想你在健身房做的各種動作，是否有哪些可能造成肩關節疼痛。找到一、兩個可能導致疼痛的動作後，你是否能找出執行動作時，身體有哪些共同的動作模式或姿勢呢？

　舉例來說，健力選手在做背蹲舉的時候可能出現肩關節疼痛，因為手肘的位置跑到軀幹後方太多，造成肱骨「球」在關節窩的「球釘」中往前滑動（跑到前側）。如果聽起來很像你的狀況，你可以試試看將手肘壓低一些，讓手臂與軀幹切齊一些，看看症狀是否會改善。

　評估動作技巧時，要確保從手腕到下背部之間的每個部位都要觀察，因為當中每一個部位（你很快就會讀到）都會影響肩關節所受到的力量。如果你只有一邊的肩關節會痛，就需要找找身體兩側是否有細微的差異。另外，找一位專業的教練，也能從旁協助你找到這些症狀背後的小小技巧問題。

　肩胛骨的動作是這項檢測的重點。如果可以，請將上衣脫掉，或穿著看得出背部動作的緊身衣。將手臂往斜上方伸直、做一次槓鈴肩推、再做一次引體向上。請在每一個動作中，評估疼痛側的肩胛骨是否移動範圍過大或過小。肩胛骨上旋受到限制，可能表示前鋸肌的功能出問題；如果肩胛骨移動範圍過大，可能表示穩定性不足，以及後側旋轉肌群太弱。

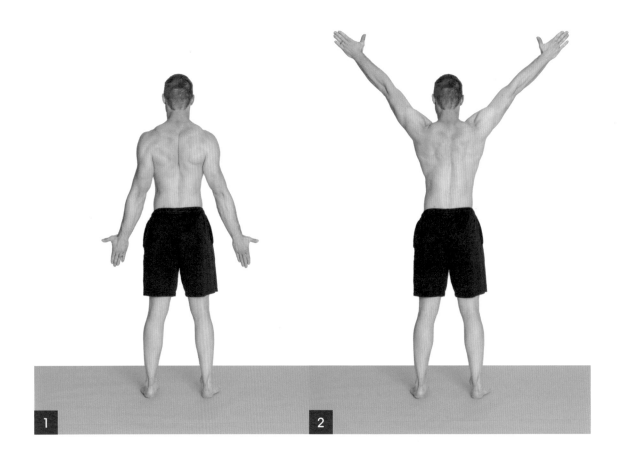

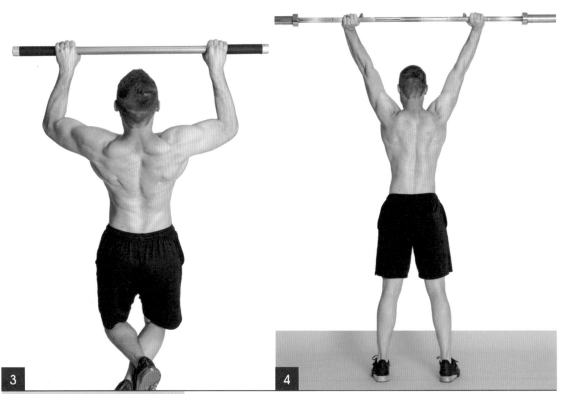

肩胛骨動作：外展、引體向上、肩推

活動度與柔軟度檢測

坐姿活動度檢測

舉重和 CrossFit 運動員都會大量執行各種過頭訓練動作，例如抓舉時的寬握，以及上挺或上推的窄握。如果運動員的活動度不夠，無法以正確方式執行動作，最後可能導致各種受傷狀況。

我第一次看到這個檢測方法，是由 Shiftmovementscience.com 的物理治療師戴夫・提立（Dave Tilley）所示範。先背靠牆坐在地上，你的頭、上背部和臀部都要貼在牆上，並讓下背部維持中立（也就是不必硬將下背部往牆壁擠）。

雙手往前伸直、手掌朝向地面，將雙手盡可能往頭上抬高。你也可以使用水管或掃把，雙手的握距就和挺舉或肩推一樣。執行動作的過程中，請保持核心穩定，並避免肋骨往前推。

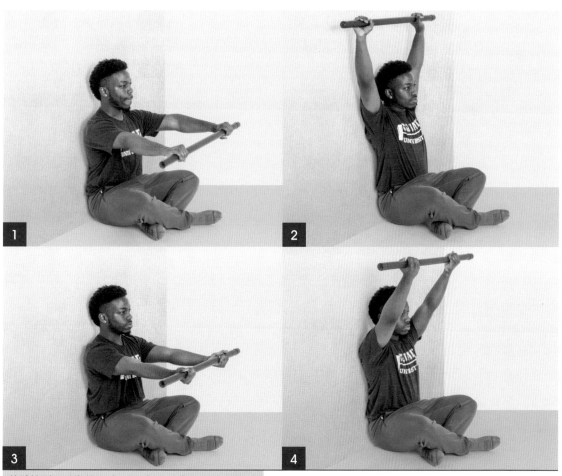

牆壁檢測：手掌朝下（1和2）、手掌朝上（3和4）

你能夠在雙手都不彎曲的情況下，將手貼到牆壁嗎？如果你的手能貼到牆壁，會覺得非常吃力嗎？

如果兩個問題的答案都是肯定的，請再試一次相同的動作，但這次要將手掌朝向天花板，讓肩關節外旋的角度更大。你還能夠讓手碰到牆壁嗎？手肘最後會彎曲嗎？你的頭有離開牆壁嗎？手掌貼到牆壁的時候，手臂是否已經離開「Y」的姿勢呢？如果你沒有使用水管，在你將雙手舉高時，大拇指會不會很想往頭的方向轉（肩關節內旋）？

理想情況下，你的手臂最終位置應該很接近耳朵，就像窄握肩推的動作，而這個動作應該不需要費什麼力氣就能完成。如果你可以，恭喜，你的過頭活動度沒問題！

現在，請將手臂貼著牆壁，來到「L」的姿勢，讓手肘彎曲 90 度，並在雙手都貼牆的前提下，將手臂順著牆壁往下滑。

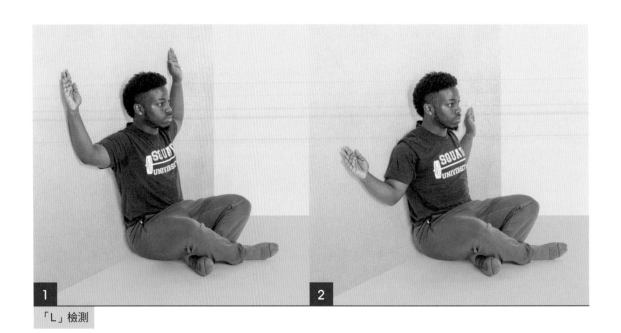

「L」檢測

感覺如何？

這個動作模仿的是執行背蹲舉時的手臂位置。如果你無法在沒有代償（胸椎往前推或下背部拱起）的情況下，將手臂往下滑動至少 45 度，你某些部位的活動度很可能不夠，而原因可能是肩關節外旋、胸椎伸直，或胸大肌、胸小肌活動度受限（我很快就會解釋）。

站姿活動度檢測

剛才的檢測項目主要著重肩關節外旋，但舉重和 CrossFit 運動員也必須有良好的肩關節**內旋**能力，才能在執行奧林匹克舉重動作時，讓槓鈴更為接近身體，尤其是在做抓舉的時候。如果肩關節內旋能力不足，就必須將整個肩關節往前旋（肩胛骨過度移動）來代償，才能避免槓鈴遠離身體。

檢測內旋的方法是採取站姿，雙手手臂來到「L」的姿勢，並在不讓肩胛骨往前移動的情況下，將手掌盡可能朝地板的方向扭轉。理想的肩關節內旋能力，應該至少要讓前臂達到平行地面的位置。

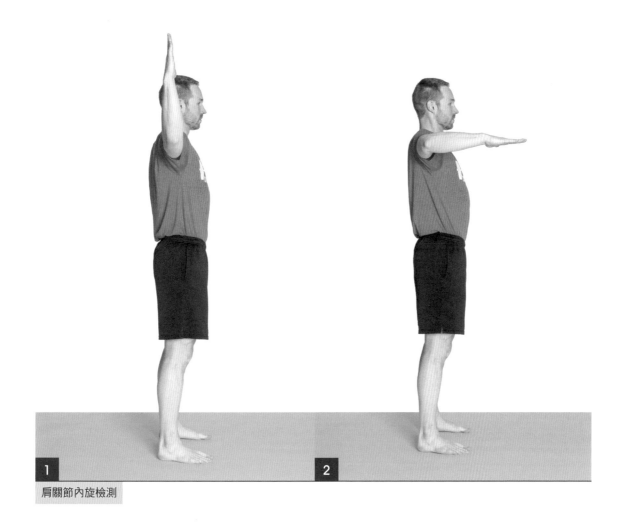

肩關節內旋檢測

如果你無法通過上述任何一項檢測，請執行接下來的檢測步驟，來看看活動度受限的原因為何。

闊背肌與大圓肌活動度檢測

　　仰躺，請一位朋友將你的手臂高舉過頭，同時請他用另一隻手穩定住你的肩胛骨。執行這個檢測動作時，大拇指朝向天花板以及大拇指朝向頭頂兩個角度都要做，這樣才能同時評估肩關節內旋與外旋的狀況。

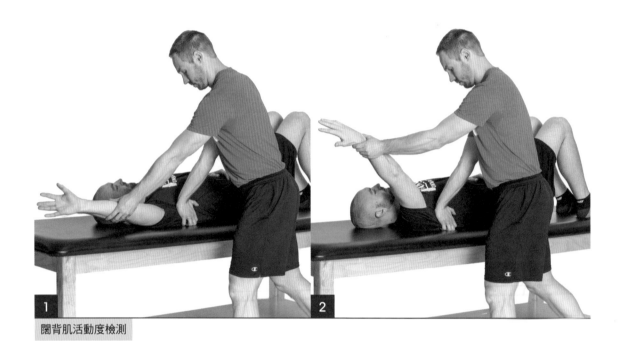

闊背肌活動度檢測

　　你能夠在大拇指朝向天花板的情況下，將手臂高舉過頭嗎？這個內旋姿勢會稍微減少闊背肌和大圓肌的張力，讓這些肌肉活動度受限的人能夠將手臂高舉過頭。

　　如果你的檢測結果是活動度受限，而且兩個手掌位置沒有明顯差異，就表示活動度限制可能來自關節的更深處，例如關節囊僵硬或受限。這種限制就必須要由復健專業人員妥善處理。

胸小肌與胸大肌活動度檢測

　　執行訓練動作時，足夠的胸小肌活動度是肩胛骨達到理想力學角度的關鍵。如果胸小肌活動度不足，會讓肩胛骨無法來到適當的位置，造成肩胛骨前突和前傾，而且可能導致肩關節中某些小結構夾擠。

　　若要檢測胸小肌活動度，請仰躺，並讓雙手手掌放在肚子上，手肘彎曲，此時雙手喙肱肌與肱二頭肌短頭的張力會消失。這兩條小肌肉都連結到肩關節的頂部，若張力沒有移除，很容易造成偽陽性的檢測結果。

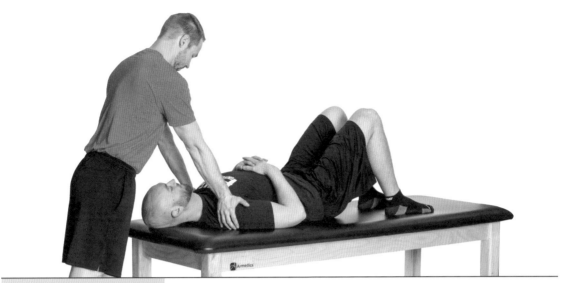

請夥伴幫忙的胸小肌活動度檢測

　　請朋友將手掌放在肩關節的頂部（凸起來的骨頭部位，又稱為喙突）並往下壓。如果你身上這些小肌肉的活動度足夠，肩膀應該能夠很容易推動，而不會感到上胸部位的肌肉有太多伸展感覺。[16]

胸大肌與胸小肌

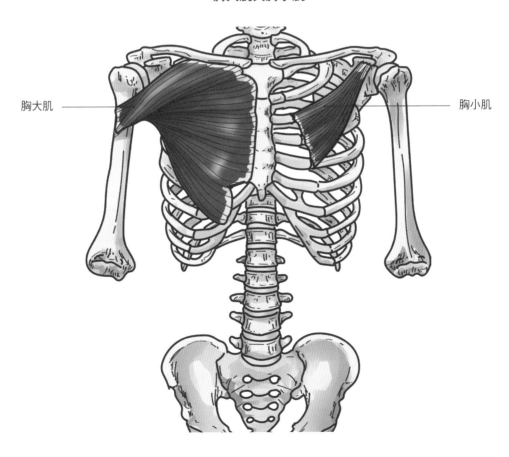

胸大肌 ——————————————————————— 胸小肌

胸小肌與肩胛骨連結，而且會影響肩胛骨的位置與動作；胸大肌則直接與肱骨連結。如果胸大肌過於僵硬，將導致手臂與肩關節往前旋轉，來到不良的姿勢。

若要檢測胸大肌活動度，請仰躺，雙手交疊放在頭的下方，並讓雙手手肘盡可能往地板的方向放鬆。如果你的手肘無法輕易碰地，就代表胸大肌過短或過於僵硬。[17]

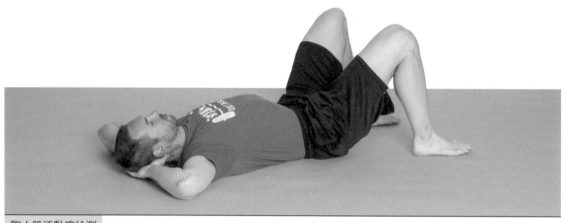

胸大肌活動度檢測

胸椎活動度檢測

胸椎包含數個脊椎關節，所以活動度不太容易檢測，而且脊椎這個部位的結構本來就比較僵硬，以保護裡面的重要器官。然而，如果過度僵硬，就會影響肩胛骨的移動，並干擾肩關節的活動度與穩定性。

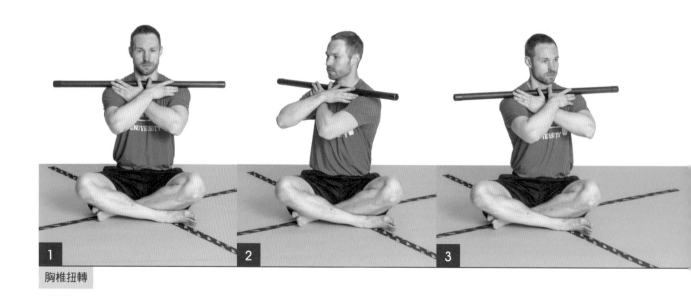

胸椎扭轉

請執行第 63 和 64 頁的胸椎活動度檢測。你應該要讓胸椎在兩個方向的扭轉都達到 45 度，讓水管和地上的膠帶平行。[18]

不穩定檢測

肩關節的穩定性，是由主動和被動力量創造與維持。我們可以透過提升或減少肌肉力量，來調整主動穩定性；但我們沒辦法控制被動穩定性（例如肩關節的韌帶、關節囊、盂唇，以及骨骼結構）。

以下提供一個檢測肩關節鬆弛度，稱作凹槽現象（sulcus sign）：採取坐姿或站姿，讓手放鬆擺在身體旁邊，請一位朋友抓住你的手肘，並輕輕往下拉，目標是看看這個拉力是否會讓肱骨和肩膀頂部之間產生明顯的落差。如果落差比手指還寬（8-10 公釐），[19] 就屬於陽性，代表肩關節穩定性不足。

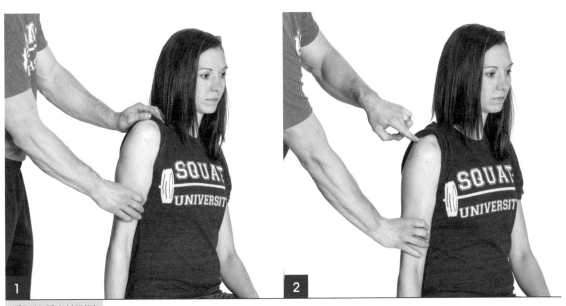

肩關節穩定性測試

雖然這個方法可以檢測肩關節下方或後方關節囊是否缺乏張力，但許多研究也指出，在這個方向缺乏穩定性的人，通常在另一個方向會有過多的活動度，而這個狀況稱為肩關節多方向不穩定（MDI）。[20] 因此，檢測結果為陽性的人，應該加強穩定性和肌力，來提升關節的控制能力。而且他們的肩膀活動度通常都沒問題，因此不應該伸展肩關節，就算他們「感覺很緊」也一樣，因為伸展會讓穩定性變得更差。

肌力失衡檢測

　　造成肩關節疼痛最常見的肌力失衡狀況，就是前側張力太強。不良的姿勢和訓練習慣（過於強調胸肌和三角肌），會造成前側肌肉比背部肌肉強很多。背部肌肉包括後側旋轉肌群、菱形肌、中（下）斜方肌、小圓肌，以及闊背肌。

背部肌肉

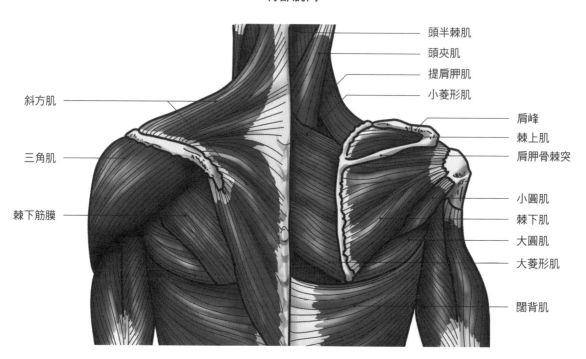

斜方肌
三角肌
棘下筋膜

頭半棘肌
頭夾肌
提肩胛肌
小菱形肌
肩峰
棘上肌
肩胛骨棘突
小圓肌
棘下肌
大圓肌
大菱形肌
闊背肌

胸肌與三角肌周圍肌肉

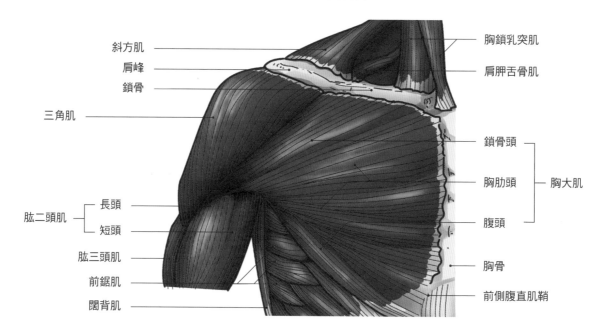

斜方肌
肩峰
鎖骨
三角肌
肱二頭肌 ─ 長頭
　　　　　 短頭
肱三頭肌
前鋸肌
闊背肌

胸鎖乳突肌
肩胛舌骨肌
鎖骨頭
胸肋頭 ─ 胸大肌
腹頭
胸骨
前側腹直肌鞘

很多上健身房的人都過度訓練胸肌和三角肌，而沒有花足夠的時間訓練肩胛和背部肌肉，而這些肌肉的力量提升，有助於維持肩胛骨的穩定性，以及避免姿勢不良（例如圓肩）。後側旋轉肌群也能幫助肩關節維持穩定。透過「T」檢測和「Y」檢測，你在家裡就可以檢測這些後側肌肉的肌力。

俯臥在墊高的平面上，或是來到四足跪姿。將一隻手臂往身體側邊伸直，就好像字母「T」的其中一邊，手掌朝向地板。請朋友將你伸直的手臂往下壓 3 秒，並請你抵抗這個力量。你的手臂是很容易被推動？還是能夠穩穩對抗朋友下壓的力量呢？

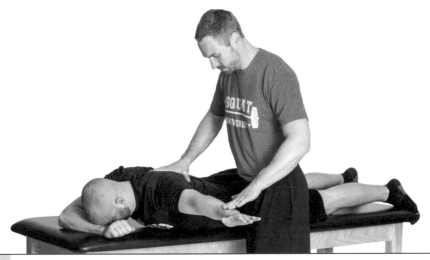

「T」檢測

現在請將伸直的手臂往頭頂的方向移動，就好像字母「Y」的其中一邊。一樣請朋友將你伸直的手臂往下壓 3 秒，並請你盡力抵抗這個力量。

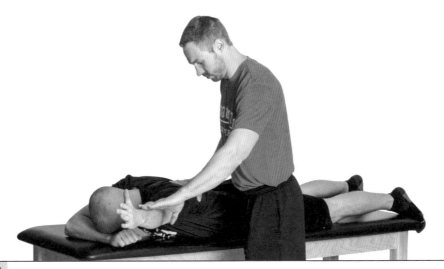

「Y」檢測

感覺如何？如果在兩個檢測中，你都不太能讓手保持不動，可能表示你的肩胛穩定性較差，原因是肩關節後側和背部中段的肌肉較弱。「T」這個姿勢是為了檢測斜方肌中段，而「Y」姿勢則是檢測斜方肌更下方的部位。如果你覺得「Y」檢測比較難，其實很多人都跟你一樣。下斜方肌較弱，是很多肩關節疼痛的人都有的失衡狀態。

　　如果連結肩胛骨的小肌肉較弱，肩關節周遭較強的肌肉（例如三角肌）的張力就會超過較小的旋轉肌群，造成肩關節動作失衡，最後就會受傷。如果你在這兩個檢測中發現弱點，建議在你的訓練計畫中，加上稍後會提到的前傾側平舉動作。

　　肩關節外旋肌力不足，是多數肩關節疼痛的主因。大部分的醫療人員在篩檢這個問題時，都會請運動員把手放在身體旁邊。讓雙手手肘彎曲，來到「L」的姿勢，並試著抵擋朋友將你的手往身體壓進來的力量。

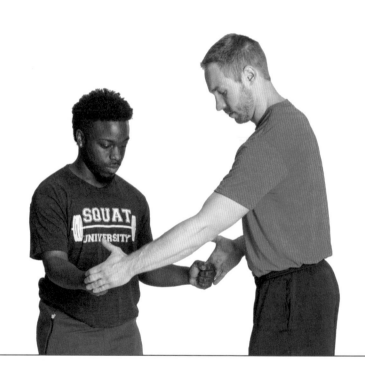

外旋檢測

　　你能夠維持拳頭朝向正前方嗎？還是手會很容易被往內推？是否有一邊比較弱？

　　請再次來到「L」的姿勢，不過要將手肘來到肩膀高度，就好像要跟別人擊掌一樣。請朋友站在你後面，並將你的雙手往內推到內旋的位置。請盡力抵抗這個力量。

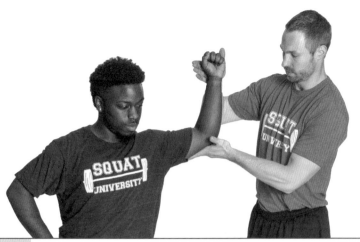

90 度角的外旋檢測

手臂抬高是否更難控制？如果是，就表示你的肩關節在抬高或過頭姿勢時比較容易受傷，因為抬高的位置會讓旋轉肌群更難控制肩關節的穩定。有趣的是，多數肩關節脫臼的狀況，都發生在肩關節抬高外旋的姿勢。如果你在這兩個檢測中發現弱點，建議在你的訓練計畫中，加上稍後會提到的外旋與穩定加強動作。

檢測旋轉肌群肌力與穩定（尤其是棘上肌）的另一個常見方法，叫做「滿罐檢測」（full can test）。[21] 站著將雙手抬到肩關節的高度來到「V」的姿勢，大拇指指向天花板。維持這個姿勢，請朋友將你的手往地板的方向推。如果你的旋轉肌群較弱或受傷，你將無法控制手臂不動。

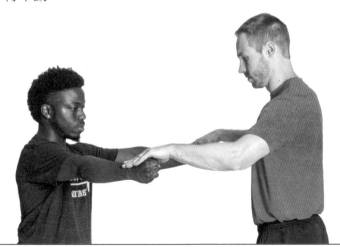

滿罐測試

最後一個項目是前鋸肌的肌力檢測。手臂高舉過頭時，前鋸肌會和斜方肌共同作用，將肩胛骨移動到有效率的位置，讓肩關節更穩定，並輔助肩胛骨上旋與後傾。如果前鋸肌無法理想地發揮作用，肩胛骨就無法適當上旋與後傾，此時過頭活動度就會受限，並造成肩關節的夾擠。前鋸肌較弱的運動員在執行槓鈴過頭動作時，常常會用上斜方肌代償。

檢測前鋸肌的肌力時，請將上衣脫掉（或穿著背心）。將手臂往前舉過肩關節的高度，停在這個位置，請朋友用一隻手抓住你的手臂，並用另一隻手感受你肩胛骨的底部（**肩胛下角**）。請朋友將你的手臂往下往後壓（朝向身體），而你要抵抗這個力量，並看看肩胛骨發生什麼事。

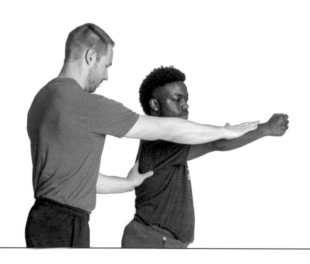

前鋸肌肌力檢測

如果前鋸肌較弱，肩胛下角就會下旋並往後突（稱為**翼狀肩胛**），或是上斜方肌就會往上提來代償。請將手臂抬高到耳朵高度再執行一次這個檢測，確保你檢測的位置與執行過頭槓鈴動作時類似。

如果在這個檢測動作中，你的雙手沒有明顯差異，但發現疼痛邊的肩胛骨上旋幅度不如無痛邊，就建議在復健計畫中，加入稍後會提到的前鋸肌訓練動作。

何時要尋求專業協助

如果你的的疼痛或麻痺（觸電）感會沿著手臂往下走（甚至來到手指），我建議你看看「肘關節疼痛」章節提到的神經檢測，看看你的症狀根源是否來自頸部。如果是，就建議尋求專業醫療協助。如果你的問題不是出在頸部，就可以在你的計畫中加入第五章肘關節疼痛中的神經滑動運動（請參閱第 345 和 346 頁）。

如果疼痛劇烈或肩關節虛弱的情況嚴重（例如無法將手臂舉到肩膀高度），建議尋求醫師協助。

重建過程

看過檢測方法以後，現在就要來處理你發現的弱點。讓我們先從活動度限制開始。

改善胸椎活動度

你必須有足夠的胸椎活動度，才能做到良好的動作技術，並減少肩關節受傷的風險。

處理上肢的弱點時，你應該先處理胸椎活動度的限制，再處理其他部位，例如闊背肌活動度或旋轉肌群的肌力與穩定性。你可以這樣想：如果要花費時間精力去修繕一間破舊的房屋，你會先處理地基的裂縫，再去粉刷牆壁。你的背部中段就像支撐房屋牆壁的水泥一樣，是整個肩關節的穩定基礎。

我將跟你分享六個提升胸椎活動度的動作，建議每個動作都執行，然後重新檢測活動度，這樣將有助於找出你的身體最需要哪一個動作。

自己使用「花生球」來增加活動度

提升胸椎活動度的最佳工具之一就是「花生球」。有些廠商做的花生球看起來很厲害，當然也價格不菲；但你只要將兩顆網球或按摩球綁在一起，就能省下很多錢。

要用花生球增加胸椎活動度，請先躺在地上，雙手交疊放在胸口，這樣會將你的肩胛骨往「外」拉開，挪出空間讓花生球來作用。此時花生球應該會在脊椎的兩側。

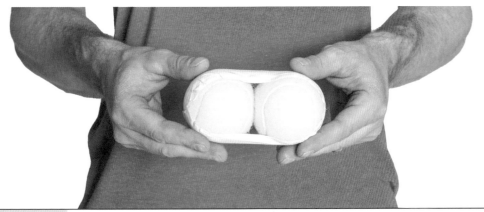

兩顆綁在一起的網球

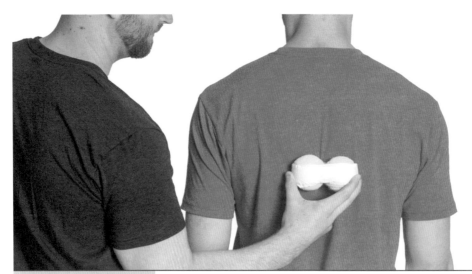

花生球放在背部中段的位置

做一個小小的捲腹，讓肩膀離地 5-15 公分，[22] 維持這個姿勢幾秒鐘，再回到起始位置。請確保動作過程中不要讓下背部過度伸直，只要活動到背部中段就好。

執行這個動作時，花生球的作用就是脊椎的支點，就像蹺蹺板中間的支點一樣。將這個力量施加在僵硬的關節上，可以增加活動度。

建議組數 / 次數：在背部中段每一個感到僵硬的部位，執行 2-3 組 15 下。

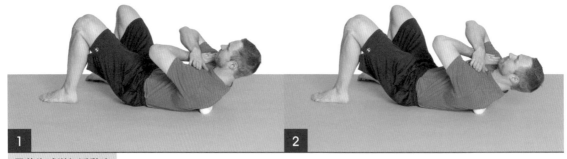

用花生球增加活動度

如果你在這個動作中沒有感到僵硬，就把花生球移到其他部位。胸椎某些地方的活動度限制會比較大，這點很正常。

執行這個動作時，你不應該感到劇烈疼痛。但如果真的很痛，請立即停止動作，並尋求醫療協助來找出原因。

祈禱式伸展

這個動作很類似瑜伽的經典動作孩童式。先從跪姿開始，將臀部往腳跟的地方坐下去，並將雙手往前推，一隻手交疊在另一隻手上，再讓胸部往地板貼下去。盡可能讓雙手交疊往頭頂的方向延伸，同時慢慢吐氣，並將胸部繼續往下貼。

建議組數／次數：3-4 組 30 秒動作維持（大約 5 次深呼吸）。

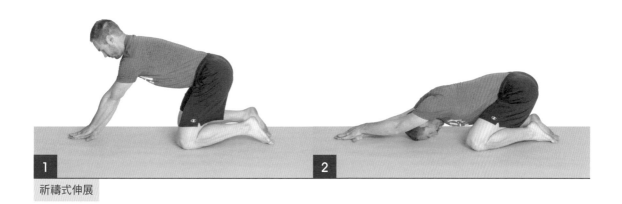

祈禱式伸展

如果你的背部中段很僵硬，這個動作可以讓你的脊椎得到很好的伸展。闊背肌活動度較差的人，也可以透過這個動作伸展背部的兩側，也就是闊背肌延伸到手臂下方，接近腋窩的地方。

若要增加這個伸展動作的強度，可將雙手放在滾筒上，這樣可以增加胸椎的伸展。

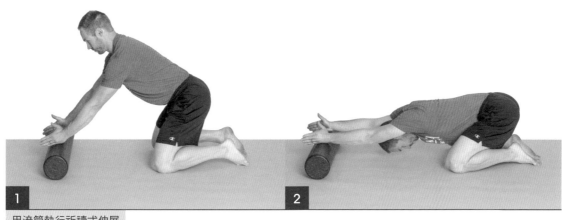

用滾筒執行祈禱式伸展

箱上胸椎伸展

在接近箱子或板凳的地方來到跪姿，拿一根水管（或掃帚），並將手肘放在箱子上面。執行類似祈禱式伸展的動作，將臀部往腳跟的方向坐下去，同時讓胸部往地板的方向延伸。這個動作應該能為背部中段（可能也包含闊背肌）帶來很棒的伸展。

建議組數 / 次數：3-4 組的 30 秒動作維持（大約 5 次深呼吸）。

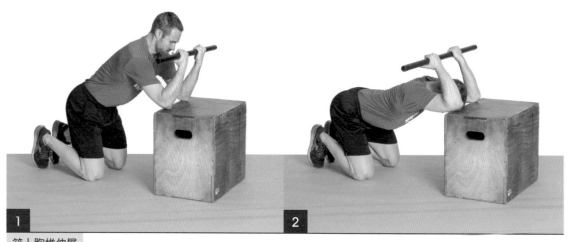

箱上胸椎伸展

四足向下扭轉伸展

背部中段的脊椎關節扭轉和伸直的時候會以類似的方式移動，因此你也能用扭轉動作來提升胸椎活動度。不管目前的活動度如何，任何人都可以執行四足向下扭轉伸展。

先從四足跪姿（雙手和膝蓋都在地上）開始，讓右手從左手臂下方滑過去，就可能滑遠一點。將右肩放在地上，好像試著要將身體往左側牽引，此時應該會感覺背部中段有些微的伸展感覺。接著回到起始位置，然後換手執行相同動作。

建議組數 / 次數：一邊執行 10 下停留 10 秒。

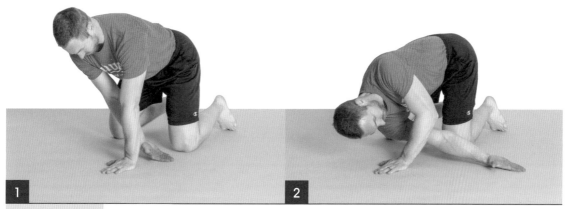

四足向下扭轉伸展

　　若要增加這個伸展的強度，可以使用彈力帶。將彈力帶綁在深蹲架上，並在距離彈力帶約 1 公尺的地方來到四足跪姿。讓距離深蹲架較遠的那隻手穿過身體，抓住彈力帶，並注意彈力帶的張力要足夠，這樣才能幫你創造更多背部中段的扭轉。

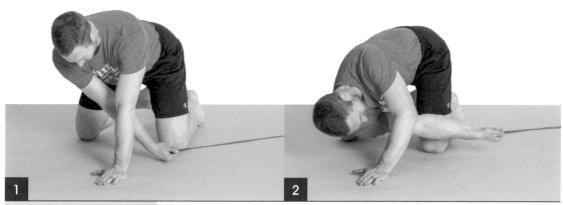

彈力帶輔助四足向下扭轉伸展

坐姿扭轉與側彎

坐在箱子或板凳上，並將水管或掃帚放在背上，姿勢就和高槓式背蹲舉一樣。雙腳膝蓋中間夾著一個小滾筒，以穩定下肢。

先盡可能將身體往右扭轉，扭轉到極限以後，再往右側彎。這個動作應該不會太大，否則你的臀部就會離開原本的位置，下背部也會移動。這個動作能讓你明顯感受到伸展的部位，包括背部中段，以及軀幹邊的闊背肌。

回到直立姿勢以後，往左邊重複一次動作。你是否感受到兩邊有明顯的差異呢？執行 3-5 次扭轉與側彎以後，你也許會發現動作幅度比以前更大了。

建議組數 / 次數：3-5 次扭轉，每次連續做 3 次側彎。

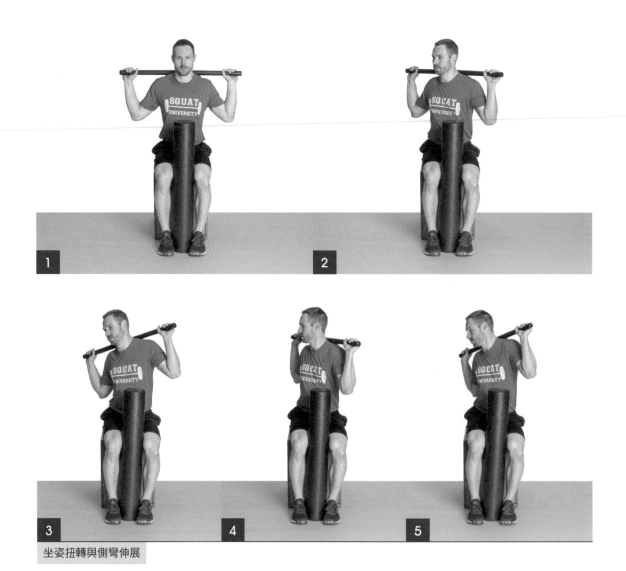

坐姿扭轉與側彎伸展

深蹲扭轉

胸椎的最後一個動作屬於進階動作，需要你有足夠的活動度來到深蹲的姿勢。來到自體體重深蹲低點後，讓左手抓住右腳掌，接著讓左肩盡量往地板壓下去，並將右手臂往天空的方向扭轉。在這個姿勢維持 5 秒，然後換邊。

建議組數 / 次數：3-5 次扭轉，每側停留 5 秒。

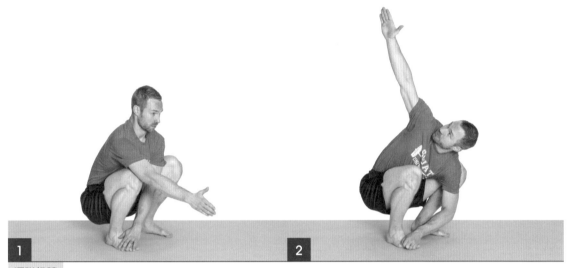

深蹲扭轉

留住活動度

你的胸椎獲得新的活動度以後，要怎麼留住它呢？你可以嘗試接下來這個動作，我是從功能性檢測（FMS）創辦人，同時也是《運動》（暫譯，*Movement*）一書的作者格雷・庫克那邊學到的。先從四足跪姿開始，將臀部往腳跟的方向坐下去。稍微圓背也沒關係，因為這樣可以「鎖住」你的下背部，讓你更專注在上背部。左手肘彎曲放在雙腳膝蓋中間，並將右手放在下背部。

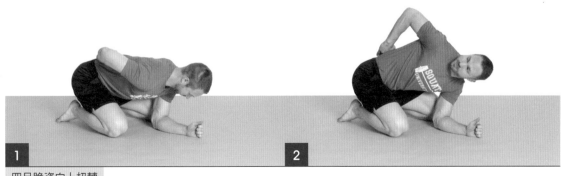

四足跪姿向上扭轉

接著將軀幹往右扭轉，並盡量將左側的肋骨貼向右大腿，這樣可以避免下背部過度扭轉。這個動作會使用到很多下背部穩定肌群。在這個姿勢停留幾秒後，回到起始位置然後換邊。

建議組數 / 次數：每側 10-20 下。

如果你的胸肌和闊背肌很緊，試著將右手放在左肩來執行動作。

永遠記得要檢測與再檢測，才能知道你執行的動作是否真的有助於改善背部中段的活動度。這邊分享的動作並非改善活動度的萬靈丹，不可能一次就改善僵硬的狀況。如果你再次檢測以後，真的發現動作品質有改善，就可以考慮每天執行這些矯正動作。持之以恆是改善活動度的關鍵。

改善胸肌與闊背肌活動度

處理完胸椎活動度的限制以後，就要處理從前側與後側限制肩關節活動度的肌群，包括闊背肌、大圓肌、胸大肌和胸小肌。要在任何過頭槓鈴動作達到良好動作技術（甚至是做深蹲時要將槓鈴穩穩放在背上），這些肌肉都需要有足夠的活動度。

闊背肌與大圓肌活動度

以下是三個簡單又有效的方法，可以改善闊背肌和大圓肌的活動度。

✛ 軟組織放鬆

利用滾筒來執行軟組織放鬆，是改善闊背肌、大圓肌活動度的好辦法。[23] 先來到側躺的位置，將小手臂舉到頭上，並將滾筒放在腋下的外側。由於這些肌肉是強壯的肩關節內旋肌群，你必須先讓身體來到目標活動範圍（外旋），再來放鬆這些組織。要達到這個姿勢，你躺在滾筒上時，要將伸長那隻手的手掌朝向天空。

將肌肉放在滾筒上反覆滾動尋找目標部位，找到以後停留幾秒再繼續滾動。你也可以更進一步，停在目標部位時，將頭頂上那隻手臂前後移動幾下。使用滾筒時記得動作不要太快，否則就無法有效提升活動度。

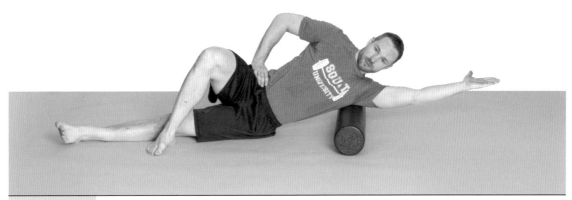

滾筒放鬆闊背肌

你也可以用小球（按摩球或網球）來執行這兩個肌肉的軟組織放鬆。球的表面積比滾筒小，讓你可以更針對特定部位，並讓深層組織帶來更多改變。站在牆壁旁邊，把球夾在腋下外側和牆壁中間，然後緩慢移動來找僵硬的目標部位。來到這個位置以後，一樣可以對目標部位加壓，並將手臂上下移動。

建議組數 / 次數：1 組滾動執行 1-2 分鐘。

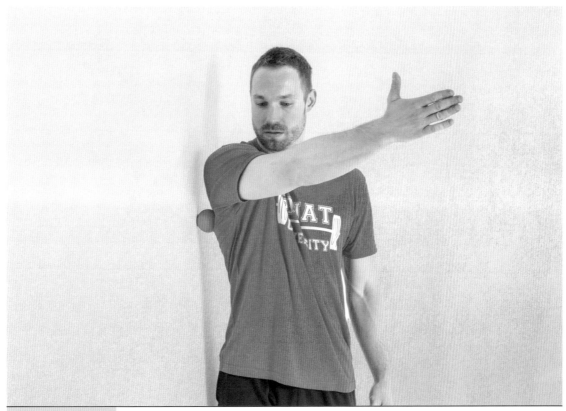

用按摩球放鬆闊背肌

✣ 箱上闊背肌伸展

跪在箱子或板凳的後方，抓著水管或掃帚，並讓手臂來到「V」的姿勢，即手掌間的距離大於手肘間的距離。手肘放在箱子上面。

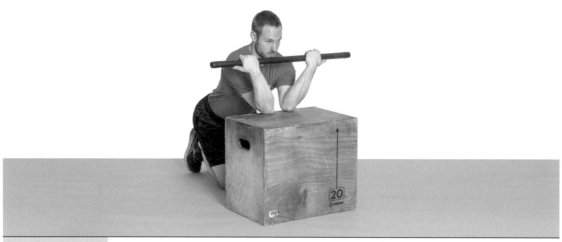

箱上「V」預備姿勢

接著將臀部往腳跟的方向坐下去，同時拱起上背部，並在將雙手往頭頂移動的同時，將臀部往身體下方拉下去。請注意，這個箱上伸展的執行方式，和改善胸椎活動度的方法不太一樣。

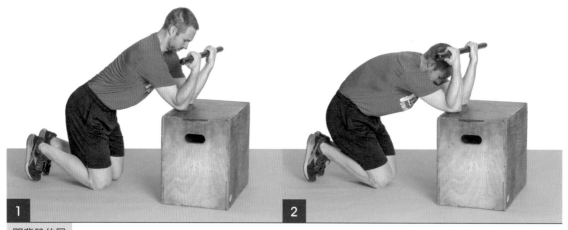

闊背肌伸展

闊背肌幾乎涵蓋整個脊椎的範圍，因此拱背同時將臀部往腳跟方向坐下去，可以伸展到闊背肌。如果你的動作正確，你應該會感覺到側背部在伸展，而且這個感覺會延伸到腋窩（闊背肌與手臂連結的位置）。但是，你的肩關節則不應該有伸展的感覺。維持在終端有伸展感覺的位置，執行 5 次深呼吸，再回到起始位置。

建議組數 / 次數：3-5 次。

✛ 離心反手引體向上

根據大部分的科學研究與實務經驗，伸展和軟組織放鬆才能改善僵硬或較短肌肉的活動度；不過，越來越多的科學研究指出，離心動作也有助於拉長肌肉。[24] 其實，有些研究發現，只要執行離心訓練六週的時間，就可以大幅改善活動度。[25]

離心收縮的意思是肌肉在有張力的情況下拉長，和肌肉收短的收縮相反（**向心收縮**），例如肱二頭彎舉的過程就是向心收縮。

用離心收縮拉長僵硬闊背肌的其中一個方法，就是離心反手引體向上。雙手反握單槓（外旋姿勢可以伸展闊背肌），往上跳到最高位置，再慢慢回到地面。將雙手完全伸直的時間，建議不要少於 5 秒。

建議組數 / 次數：2-3 組 5 下 5 秒下降。

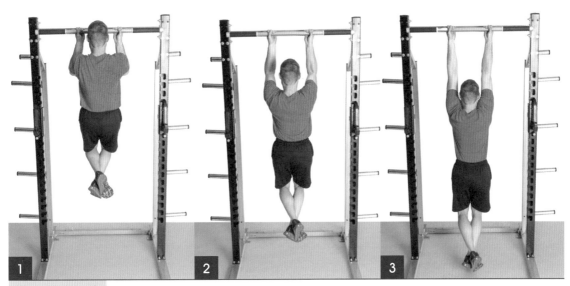

離心反手引體向上

如果你的肌力不足，無法在單槓上執行這個動作，我會建議你使用闊背肌下拉的機器。站在下拉機器的旁邊，抓住握把，並將握把拉向身體（就像引體向上的高點）。抓住握把，往下坐，然後讓雙手對抗機器的阻力，慢慢回到雙手伸直高舉過頭的位置，接著再站起來重複動作。

胸肌活動度

現在讓我們看看如何改善胸肌（胸大肌與胸小肌）的活動度。

✛ 軟組織放鬆

要放鬆胸肌，可以用胸部將按摩球或網球夾在牆上。讓球在肌肉上慢慢滾動，找到目標部位後停留幾秒，再繼續滾動。

你也可以在放鬆時加入一些主動動作。舉例來說，找到目標部位後，將手臂往側邊伸直（遠離身體），並上下移動，可以讓放鬆更有效果。

建議組數 / 次數：1 組執行 1-2 分鐘。

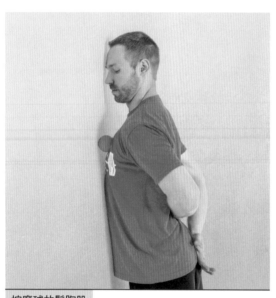

按摩球放鬆胸肌

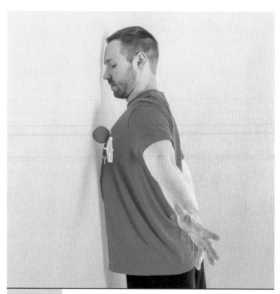

手臂動作

✛ 牆角胸肌伸展

找一個牆角，將手臂放在兩側的牆上，手肘彎曲來到「L」的姿勢。將手掌放在牆上，並慢慢將身體前傾，同時稍微收緊核心、背部打直。如果你的胸肌比較僵硬（尤其是胸小肌），這個動作應該會有明顯的伸展感覺。[26]

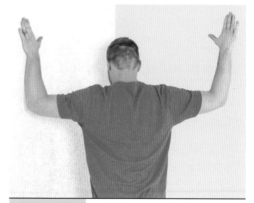

牆角胸肌伸展

做這個伸展動作時不要太大力，否則肩關節可能受傷。你應該只有胸肌會有伸展感覺，肩膀前側不應該有！

建議組數／次數：3 組 10-30 秒。

✛ 滾筒胸肌伸展

對某些人來說，牆角胸肌伸展的強度太高，這時候就可以改用水管來做伸展。

仰躺在滾筒或板凳上，雙手抓著水管或掃帚，將手臂往天花板的方向伸直。接著請讓手肘打直，盡可能將手臂往頭頂的方向移動。收緊核心，避免在手臂移動時拱起下背部或打開肋骨。手臂來到頭頂上方時，你應該會稍微感覺到胸部伸展。請在這個伸展位置維持 30 秒。

建議組數／次數：3 組 10-30 秒。

做這個伸展動作時，建議不要使用槓鈴或是其他重物，因為這樣會讓肩關節承受太多壓力。如果你覺得手臂或手指觸電或麻掉，就表示你大概伸展過頭了。如果這些症狀一直持續，請參閱「肘關節疼痛」章節提到的神經檢測。

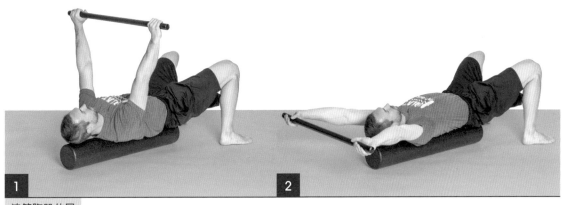

滾筒胸肌伸展

留住活動度

不管你是要改善闊背肌、大圓肌，還是胸肌的活動度，做完以上這些動作以後，就要學習如何控制這個新得到的動作範圍。你有以下兩個方法：

✢ 半俯臥天使

俯臥在地上，雙手放在肩關節旁邊，手掌朝下，並繃緊核心確保軀幹穩定。接著將雙手舉起離開地面，並盡量將手往頭頂上方推（和站姿槓鈴肩推很像）。手臂完全伸直以後，旋轉手掌，讓掌心朝向天空。

接著盡可能將雙手手臂抬離地面，並維持手肘打直。停留 3 秒以後，將手臂放下來，再將手掌轉回掌心朝下的姿勢，再回到起始位置。正確執行幾下以後，肩關節後側的肌肉應該會相當疲勞。

建議組數 / 次數：2 組 5-10 下。

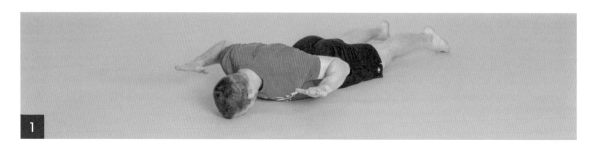

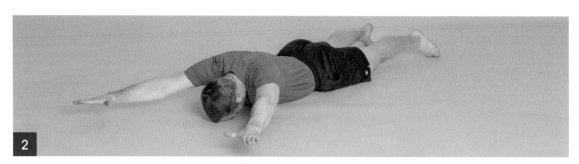

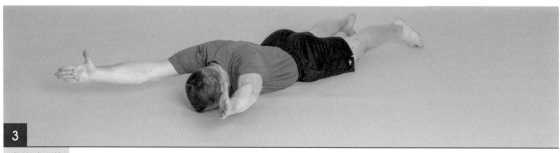

半俯臥天使

✛ 靠牆倒立

倒立是一個很好的動作，可以訓練借力推和上挺時使用到的肌群。倒立可以改善你的核心穩定、肩關節本體感受，以及肩關節肌耐力，也能讓手腕到髖關節之間的任何問題現形。執行倒立的時候，手腕伸直、手臂打直收緊，與肩胛骨和軀幹呈一直線。由於多數人的平衡能力不足以執行真正的倒立，所以可以用牆壁來調整動作，也能得到很棒的效果。

將雙腳沿著牆壁走上去，同時將身體推到倒立姿勢。你的目標是將雙手盡可能走近牆壁，讓身體來到垂直的位置，類似真正的倒立。來到最終位置時，必須讓手腕和上半身呈一直線。執行倒立時，身體可以完全伸直，也可以讓髖關節和膝關節彎曲靠著牆壁（很像反過來的過頭深蹲）。

建議組數 / 次數：3 組 20-30 秒。

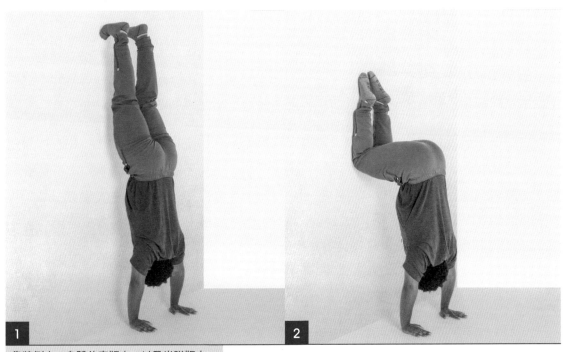

靠牆倒立，身體伸直版本，以及半蹲版本。

難怪體操選手在舉重和 CrossFit 的表現也都很好！體操選手通常都具備良好的肩關節穩定、核心肌力以及過頭穩定性，讓他們能以很好的技巧執行抓舉、挺舉和借力推。

訓練計畫考量

如果你活動度不足的情況嚴重，而且會造成肩關節疼痛，就建議調整訓練計畫。過量反覆執行相同的動作，會讓特定肌群負荷過大，最後會造成失衡，並影響活動度。舉例來說，做太多引體向上可能導致闊背肌僵硬、過度的伏地挺身或臥推則會造成胸肌過度緊繃。在處理過頭活動度或穩定性時，建議將下列動作移除，或減少訓練量和強度，讓你更容易恢復。等到你的過頭活動度與肩關節穩定性改善以後，再慢慢將這些動作加入訓練計畫中。

- 硬舉
- 抓舉、上膊或高拉
- 引體向上
- 爬繩
- 臥推或伏地挺身
- 吊環雙槓下推
- 借力推

很明顯，這些動作對於舉重選手、健力選手以及 CrossFit 選手來說都很重要。建議不要犧牲肩關節活動度來執行這些動作，更不要冒著劇烈疼痛的風險硬做。

你應該也發現了，要改善上肢活動度，重點不只在於選擇做哪些動作，更在於要避免或調整哪些動作。活動度改善不是一、兩天的事，但是若能持之以恆執行這些活動度動作並調整訓練計畫，應該就會慢慢感受到肩關節活動度改善，疼痛也慢慢減少（如果之前會痛的話）。撞牆的時候，有時候最聰明的做法是後退一步，讓身體重新啟動。

你需要更多內旋嗎？

我最常被問到的肩關節相關問題是：「我需要更多內旋嗎？」而我的答案是：「看狀況。」

如果你手肘彎曲 90 度將手臂靠在身體旁邊，內旋的動作就是將手掌往肚子移動；如果你將手臂舉到肩關節的高度（就像要和朋友擊掌一樣），內旋的動作就是將手掌往地板壓低。

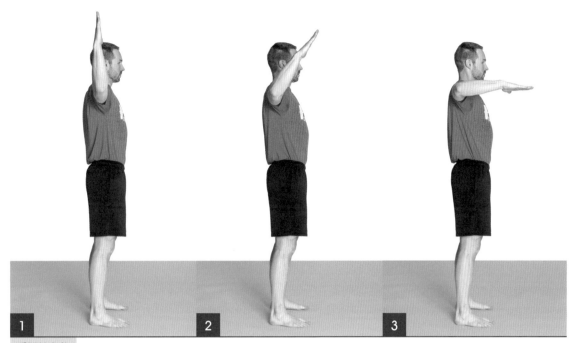

肩關節內旋

　　活動度並非越大越好，對於會做到過頭動作的運動員特別如此，而他們的肩關節活動度通常會太好。除了會規律執行抓舉、挺舉等過頭動作的舉重選手以外，也包括棒球、壘球、網球、排球，或任何會讓手舉過頭反覆執行動作的運動員。我們不能假設所有內旋能力不足的人（尤其是上述這些運動員），都必須伸展來取得更多的活動度；我們必須先評估他們為什麼會缺乏內旋能力，並適當處理問題。讓我慢慢解釋。

　　我在本章討論檢測的部分，提過一個檢測肩關節主動內旋程度的動作。靠牆坐下，雙手手臂彎曲來到「L」的姿勢，將肩關節和前臂盡可能往地板的方向扭轉，同時不能讓肩胛骨離開牆壁。多數人都應該至少能夠讓前臂平行地面。

　　如果你可以輕易通過檢測，恭喜你，你的肩關節內旋應該沒問題，不必執行其他任何的活動度相關動作。其實對你而言，利用伸展來創造更多活動度，反而會降低你的穩定性。不過，如果你無法通過這個活動度檢測，請問自己一個問題：「執行這個動作時，我感覺到的是疼痛還是僵硬？」

　　內旋能力不足的原因有很多，例如肌肉活動不足（軟組織僵硬或緊繃）、肩關節囊過度緊繃或肩關節結構不佳（例如姿勢不良或肌肉失衡），甚至也可能是執行某些運動所帶來的自然結果，例如棒球的投擲動作，以及排球的殺球動作。

舉例來說，研究顯示許多棒球選手的肱骨都會有長期往後「旋轉」的狀況（稱為肱骨後傾），因為他們長時間反覆執行過頭投擲動作。[27] 就像把濕毛巾擰乾一樣，肱骨生長板的位置會往後旋轉，造成骨骼結構的永久改變，使得這些運動員肩關節過度外旋，同時內旋的角度非常少。不過，這個狀況無病也無害！

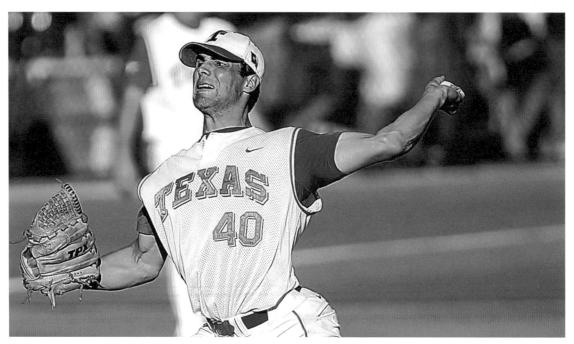

棒球選手的肱骨可能會往後「旋轉」。

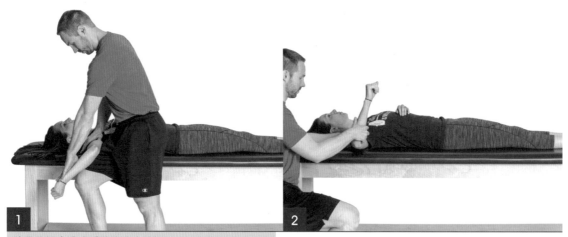

肱骨後傾會造成肩關節過度外旋，以及內旋角度受限。

　　不管你內旋受限的原因為何，如果主動內旋會痛，就絕對不要往會痛的範圍伸展，因為這樣只會讓疼痛持續更久，並讓受損組織的問題更嚴重。我建議你專心處理造成疼痛的根本原因，例如肌肉結構失衡（請參閱第 294 頁）。

如果你沒有完美的肩關節內旋能力，但執行「L」檢測的時候不會痛，你就要問問自己是否真的需要完整的內旋活動範圍。雖然內旋受限可能不會影響臥推、深蹲以及硬舉的動作技巧，卻可能對於奧林匹克舉重的動作品質有很大影響。舉例來說，你必須要有足夠的肩關節內旋角度，才能夠在舉重動作從高拉轉為接槓的階段，將槓鈴貼近身體，尤其是在做抓舉的時候。這個動作做不好的運動員，通常會有兩種代償狀況。

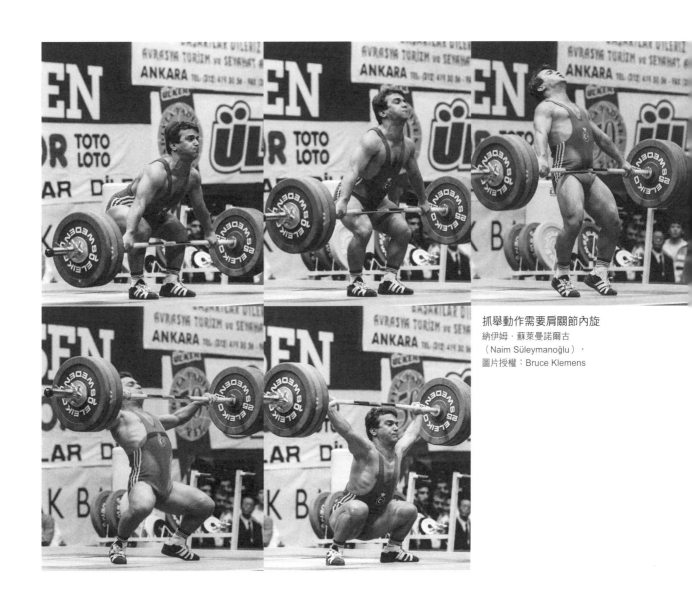

抓舉動作需要肩關節內旋
納伊姆‧蘇萊曼諾爾古
（Naim Süleymanoğlu），
圖片授權：Bruce Klemens

第一種狀況是讓槓鈴繞離身體很遠，大幅降低動作的效率，而這也是多數運動員執行大重量抓舉會失敗的主因。為了改善這個明顯的技巧缺陷並讓槓鈴貼近身體，運動員常常會將整個肩關節往前旋（過度移動肩胛），來補償受限的內旋能力。如果你發現自己會出現其中任一狀況，可能就必須花點工夫來改善肩關節內旋的活動範圍。

找到正確的伸展姿勢

如果奧林匹克舉重是你的訓練重點，而你又發現自己肩關節內旋受限，就必須找到正確的訓練和伸展動作，來解決內旋活動範圍不足的問題。要解決這個問題，最常見的伸展動作就是經典的側睡伸展。請側躺在地，將肩膀推到內旋的姿勢，這樣應該會讓肩關節側邊的肌肉感到些微伸展。這個動作紅到很多醫師都會特別問我是否要讓病人執行。不過，我不太喜歡這個動作，而且我希望你小心使用這個動作。以下是我的理由。

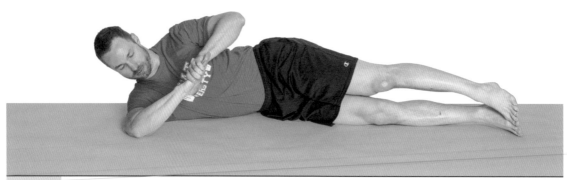

側睡伸展

第一個原因是這個伸展動作很容易做錯。我常常看到運動員將太多的重量放在肩關節上，並太用力將手往地板的方向壓。這樣會讓肩關節某些組織（後側關節囊）的壓力太大，造成更多的問題。

側睡伸展也和霍金-甘迺迪檢測（Hawkins-Kennedy test）這個夾擠受傷檢測動作很像。將手臂內旋到這個位置，會關閉旋轉肌群和肱二頭肌肌腱之間的空間，讓某些人的肩關節夾擠，造成疼痛。如果你把這個檢測動作拍照，並轉個方向來看，根本就和側睡伸展一樣。物理治療師麥克-雷諾（Mike Reinold）認為，側睡伸展和霍金·甘迺迪檢測極為類似，而這個檢測動作會讓肩關節前側的疼痛更明顯，[28] 所以他通常會建議運動員不要執行側睡伸展。

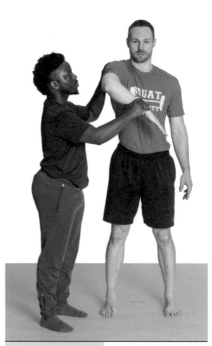

霍金-甘迺迪檢測

即使你有辦法正確執行側睡伸展，我相信還有其他更有效、對肩關節更友善的做法。舉例來說，《骨科與運動物理治療雜誌》（*Journal of Orthopaedic & Sports Physical Therapy*）在 2007 年出版一篇研究，比較了側睡伸展和單純的橫越身體肩關節伸展，結果發現橫越身體肩關節伸展更能有效改善肩關節內旋。[29]

這種伸展的執行方式是用手抓住另一隻手臂（大約手肘的位置），並將手臂拉過你的胸口，這樣會讓肩關節的後側感受到伸展。如果要讓伸展效果更好，可以靠在堅固物或是門邊，並將橫跨胸口那隻手臂的肩胛抵著堅固物或門枋，避免手臂被你的另一隻手拉動。

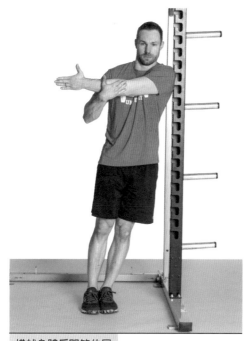

橫越身體肩關節伸展

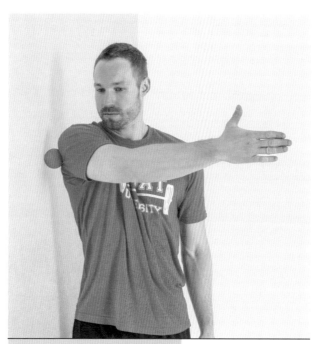

利用按摩球放鬆肩關節後側軟組織

另一個改善肩關節內旋的好方法，是使用按摩球或網球之類的小球，來放鬆軟組織。站在牆壁旁邊，並將小球夾在牆壁和你的肩關節後側之間。慢慢將球滾到目標部位，稍作停留，同時慢慢讓手臂橫越身體。

內旋的最後幾個注意事項

在你決定是否需要更多肩關節內旋角度時，一定要考量個人需求、出問題的部位，以及訓練目標。如果你沒有先執行適當的檢測就盲目伸展，可能反而會弊大於利。

運動員所需要的活動度，只要剛好足夠達到專項動作的需求。如果活動度太好，身體功能很可能就會從正常變成異常。只要有「剛好足夠」的活動度，運動員就能做出各種動作並達到最佳運動表現；過於追求活動度反而會降低穩定性，造成動作無法控制，甚至增加受傷風險。

你可以問問自己這些問題：

- 我的肩關節內旋是否足夠？
- 如果我的內旋受限，是因為疼痛還是僵硬？
- 我平常做的活動和訓練，是否需要更多的內旋？

如果能先思考這些簡單的問題，你就更能確定自己是否真的需要更多的內旋角度。

肌肉失衡的處理

你已經解決了活動度與柔軟度的限制，現在就來處理肌力、肌耐力以及協調性的不足，來提升穩定性與動作技巧。如果你無法順利通過本章稍早提到的穩定性檢測，這裡請你專心閱讀。接下來會討論幾個我最喜歡的動作，可以有效處理這些問題。

接下來討論的許多動作都會有某一段範圍的姿勢暫停，讓你更能加強肩關節穩定性。值得注意的是，肌力和穩定性不同，肌力是產生力量的能力，而穩定性則是限制過度或多餘活動的能力。如果肌肉很強壯，卻無法維持適當的張力，也無法與附近的肌肉協調，就會造成不佳的肩關節力學角度，造成受傷。

穩定性也需要肌耐力，所以很多提升穩定性的矯正動作一開始都要做很多下，因為這樣可以訓練肌肉「啟動」的能力，並讓你在訓練全程以及日常生活中的所有動作，都能維持足夠的穩定性。

側躺外旋

如果你在本章討論過的檢測動作中，發現外旋肌力和穩定性不足，建議你可以從側躺外旋這個動作開始。研究顯示，這個簡單的動作最能有效啟動後側旋轉肌群（棘下肌和小圓肌）。[30]

手臂在做動作時，這兩塊肌肉能將肱骨壓在肩關節窩的中間（也就是讓「球」放在「球釘」的中間）。

側躺，並將一條捲起來的毛巾夾在上方手臂和肋骨之間，這樣就可以讓手臂來到理想的位置。[31]

先讓手臂平行地面、肩胛往後往下收好（肩胛後縮與下移）。在肩胛不動的情況下，將手推向天空的方向（這就是外旋的動作），再回到起始位置。

建議組數 / 次數：2-3 組 15-20 下。

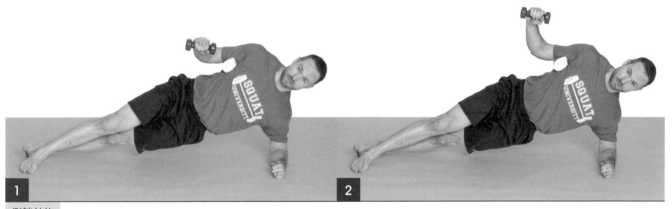

側躺外旋

如果你現在的肌力水準還不太夠，一開始建議先徒手執行這個動作；等到你可以做到建議的組數次數，且不會明顯疲勞或疼痛，就可以開始使用重量。

如果你因為肩關節疼痛，而無法做到完整的外旋角度，可以先在無痛的範圍執行動作就好，這些「部分行程」動作也會有效果，同時也能避免讓受傷或疼痛的狀況更嚴重。疼痛減緩後，再視情況增加動作範圍或阻力。

彈力帶「W」

彈力帶「W」是我最喜歡的動作之一，也是我每次暖身都會做的動作，不管我當天會不會做奧林匹克舉重動作或深蹲都一樣。這個動作屬於側躺外旋的進階動作，不僅可以處理旋轉肌群肌力和穩定性的問題，也能啟動較不易徵召的下斜方肌。[32]

運動員最常見的失衡之一，就是上下斜方肌的失衡。上斜方肌在上膊、抓舉等拉系列動作會高度啟動，因此很容易過度主導，影響肩關節的力學機制。研究顯示，彈力帶「W」是啟動下斜方肌、並處理上下斜方肌失衡的最佳動作之一。[33]

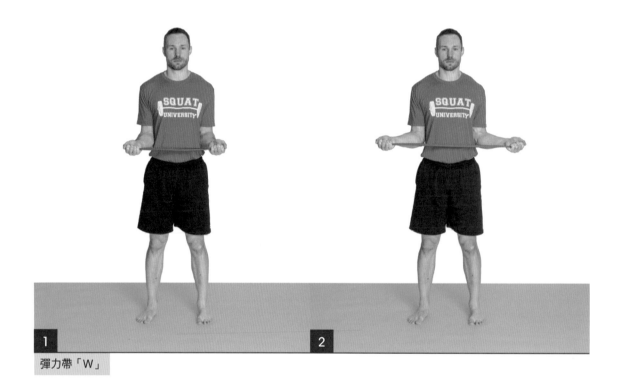

彈力帶「W」

雙手抓著彈力帶，讓手臂貼著身體，並讓手肘彎曲 90 度，呈現「L」的姿勢。大拇指朝上朝下都可以，如圖所示。雙手抵抗彈力帶的阻力，往兩側打開的時候（這就是外旋動作），記得讓手肘維持彎曲並貼著身體。在最終位置停留 5 至 10 秒，再回到起始位置。

建議組數 / 次數：2-3 組 15-20 下。

外旋肩推

以上兩個動作都能有效強化後側旋轉肌群，但很多運動員執行訓練動作都會比肩關節的位置更高，讓肩關節更容易不穩定甚至受傷。因此，我建議你在檢測肩關節外旋肌力和穩定性時，要做手臂在身體側邊的動作、也要做手臂在肩關節高度的動作！所以改善肩關節穩定性的矯正動作，也必須包括各種不同的肩關節高度。

先將彈力帶綁在堅固物或深蹲架上，再用划船的動作把彈力帶拉近身體，手掌會維持在手肘前方，同時手臂會平行地板。這個位置可以啟動菱形肌和斜方肌的中段，[34] 把肩胛骨鎖在理想的位置。請在這個位置維持 3 秒。

接著請將肩關節往後扭轉（也就是外旋的動作），這樣可以啟動後側旋轉肌群（尤其是棘下肌），和抓舉的接槓階段類似。[35] 你的拳頭會朝向天花板、手肘彎曲 90 度、肩胛骨在扭轉的全程要保持不動。一樣請在這個位置維持 3 秒。

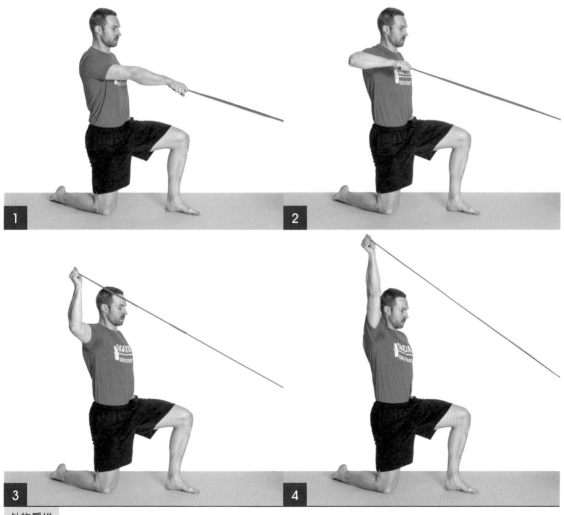

外旋肩推

最後將手往頭上推，並在這個位置維持 3 秒（如果你有在做奧林匹克舉重，你的手應該會塞在後腦的正上方，和上挺的動作一樣）。手臂伸直時，肩胛骨的穩定肌群會用力對抗彈力帶的阻力，來避免手臂往前掉。有趣的是，這個動作不僅可以大幅徵召旋轉肌群，也能大幅啟動前鋸肌來幫忙讓肩胛骨穩穩靠著肋骨。[36]

稍微暫停以後，用倒帶的方式回到起始位置，中間一樣要暫停。

建議組數／次數：2-3 組 10 下。

俯臥側平舉

先前提過，運動員最常見的肌肉失衡狀況之一，就是上斜方肌主導，而俯臥側平舉是強化斜方肌中下段的絕佳動作。如果你無法通過「Ｔ」和「Ｙ」的肌力失衡檢測（請參閱第 269 頁），就建議你在復建計畫中加入俯臥側平舉。

先俯臥在長椅或床上，一隻手臂從側邊放下來。手肘打直，將手臂往側邊抬高，讓手臂與地面平行，就好像字母「Ｔ」的其中一邊。抬起手臂的時候，請同時想著將肩胛骨往脊椎的方向拉近（這就是肩胛後縮的動作）。執行這個動作時，可以讓手掌朝下地面，會讓大拇指指向天花板（這就是肩關節外旋的動作）。在這個姿勢維持 5 秒，再把手放回去。

建議組數／次數：2-3 組 10-15 下。

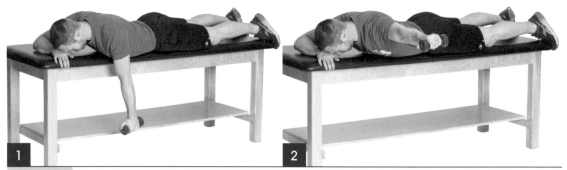

俯臥側平舉

俯臥地板天使

這個動作是半俯臥天使（請參閱第 286 頁）的進階動作。俯臥在地面，將雙手放在臀部旁邊，手掌朝下。手肘打直鎖死，將雙手抬離地面同時將肩胛向中間收緊。這個肩關節伸直的動作能有效啟動背部中段的菱形肌，可以協助穩定肩胛。[37]

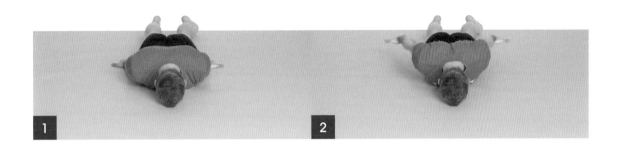

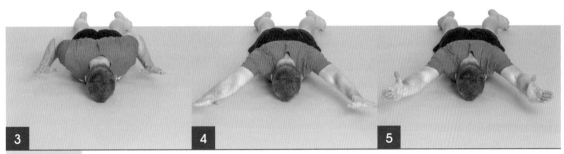

俯臥地板天使

接著請在肩胛向中間收緊並下沉的同時，將雙手往上扭轉，這個姿勢會和背蹲舉有點像。然後請將雙手往頭頂的方向盡可能推長，這個動作和站姿槓鈴肩推有點像。手臂完全伸直以後，將手臂往上扭轉，讓手掌朝向天空，並盡可能讓雙手手臂離地，同時確保手肘打直。維持 3 秒以後，將手臂放下來、扭轉回原本手掌朝下的姿勢、再讓雙手回到臀部旁邊。

建議組數 / 次數：2-3 組 10 下。

懸吊繩划船

划船是改善肩關節後側弱點的絕佳動作，你可以使用懸吊繩來做，也可以使用體操吊環。如果你沒做過反式划船，可以從「划船」的頂部位置來開始這個動作。

雙手抓著懸吊繩或吊環，將肩胛往中間收緊，然後雙腳開始往前走，同時將身體往地面的方向下沉，創造一個更難拉的角度。找到一個有點難拉、維持姿勢又不會太難的位置，此時你的雙腳和頭部應該能夠呈一直線。

接著將身體下沉，直到雙手完全伸直。動作全程收緊核心、並讓身體呈一直線，不能讓背部掉下來，也不能讓臀部鬆掉！

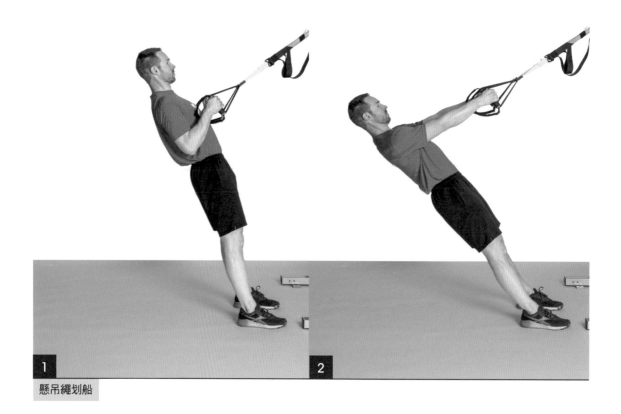

懸吊繩划船

如果要提升動作難度，就繼續將身體往下沉，直到接近與地面平行為止。如果你沒有懸吊繩或吊環，可以將槓鈴放在蹲舉架上來做反式划船。你也可以將雙腳放在板凳或箱子上來提升難度。

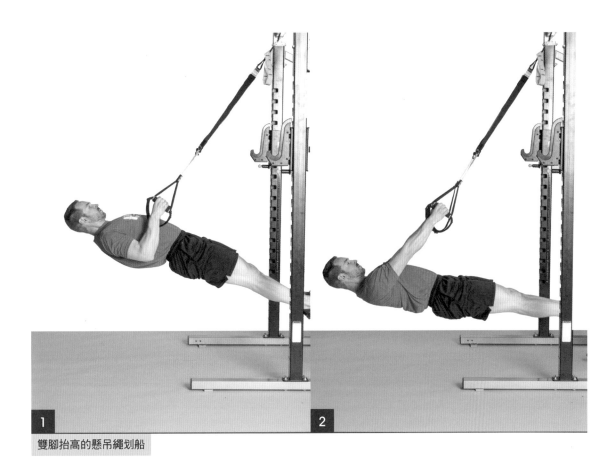

雙腳抬高的懸吊繩划船

建議組數 / 次數：2-3 組 10 下，在「划船」頂部位置暫停 3 秒。

節律性穩定

肌肉疲勞會干擾肩關節的穩定能力，也對本體感覺（關節與身體的感知）有負面影響。[38] 你的疲勞程度越高，對身體的控制就越差，就越難維持理想的動作型態與技巧。因此，疲勞如果再加上肌肉穩定性不佳，就會引發一連串的問題，讓關節不穩定，甚至導致受傷。

節律性穩定動作對於改善本體感覺和關節穩定性非常有效，目標是改善肌肉共同收縮的機制（讓周遭的肌群同時啟動），[39] 而你需要一位夥伴。

仰躺在長椅上或床上，一隻手往天上伸直。請夥伴從不同角度推你的手，而你要努力將手維持不動。請夥伴一開始輕輕推，隨著你的控制能力越來越好，就請他加速並加大力道。如果執行動作的力量正確，你的肩關節應該在 20 秒後就會相當疲勞。

建議組數 / 次數：4-5 組 20 秒。

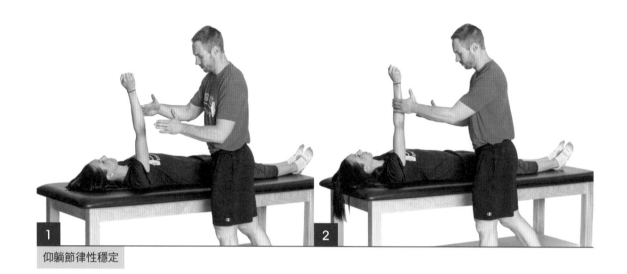

仰躺節律性穩定

節律性穩定動作也能以不同姿勢執行，例如將手臂伸直，手掌抵著抗力球。[40] 你可以探索各種不同角度，找到你覺得最不穩定的位置來執行節奏穩定動作。

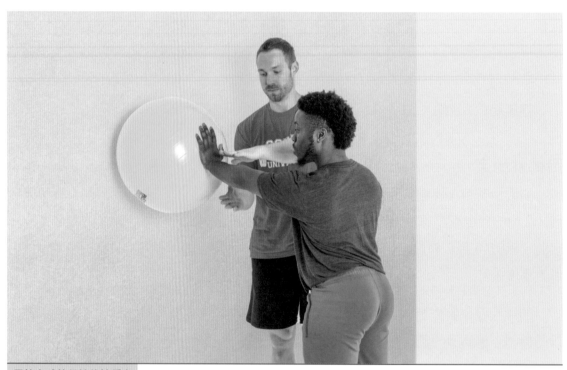

用抗力球執行節律性穩定

如果你的肩關節不穩定，建議在復健計畫中加入節律性穩定動作。我有一些病人無法透過一般物理治療動作（彈力帶、啞鈴、纜繩器械等動作）來改善身體狀況，而節奏穩定動作對他們來說都很有效。

倒提壺鈴肩推

倒提壺鈴肩推是我最喜歡的肩關節穩定動作之一，因為它對於力量型運動員的很多動作都有遷移效果。

先來到單跪姿，手腕打直（指節朝上）、手肘彎曲 90 度，將壺鈴倒提起來。將壺鈴往頭上推，在高點暫停 5 秒，再慢慢放下來。推的動作要以肩胛骨平面來執行，也就是手肘要往側邊打開 30 度左右，不要指向前方或完全指向側邊。

比起一般啞鈴，倒提壺鈴會讓重心離手更遠。如果你的肩膀無法在這個不平衡的姿勢抓緊壺鈴，壺鈴就會掉下來。

建議組數 / 次數：2-3 組 10 下。

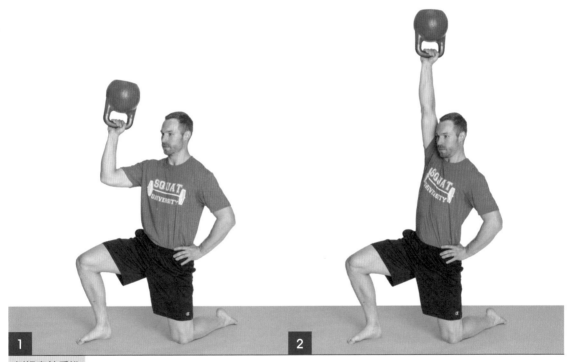

倒提壺鈴肩推

你也可以增加難度，方法是將彈力帶綁在手腕上，而彈力帶的力量方向是身體中線，如下圖所示。你可以將彈力帶綁在堅固物上，或請夥伴抓著彈力帶的另一端。這個變化動作會強迫肩關節側邊和後側肌肉更用力，才能維持壺鈴的穩定和協調。

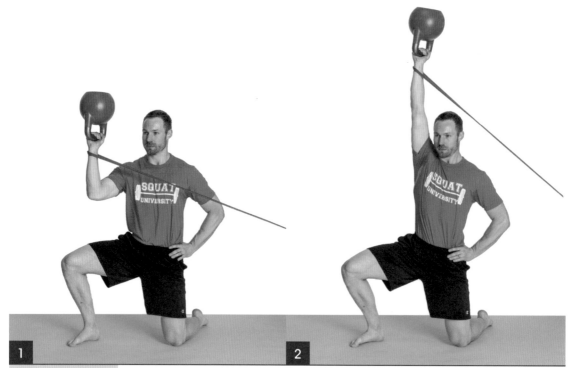

彈力帶倒提壺鈴肩推

壺鈴土耳其起立

起立是上一個壺鈴動作的進階版，需要你將全身（當然也包括肩關節）移動到各種不同位置。每次轉換姿勢的時候，控制手臂穩定的每條肌肉都必須用力，才能避免重量往前或往後掉。

先仰躺在地，左腳伸直，右腳屈膝。用手拿一顆小壺鈴，將手臂往天空的方向伸直。上半身往左扭轉，以左手肘撐住身體，同時試著避免左腳離地。

接著用臀肌的力量將臀部帶離地面。在這個位置稍作停留，感受肩胛的位置，同時避免壺鈴往前掉，你可以想像自己正把一杯水往上舉，這樣有助於平衡。如果手臂往前傾，水就會從杯中撒出來。

將左腳帶到身體的下方，並將重心來到左膝。暫停幾秒以後，來到穩定的單跪姿，一樣將壺鈴高舉過頭，感受肩關節後側肌肉的用力。最後請將身體站直，手臂依然維持往上伸直。接著，以同樣的順序倒帶回去，躺回地板。

如果要提升難度，也可以使用更重的壺鈴或槓鈴、在每一個動作轉換階段停留更久，或將壺鈴倒提。

執行動作時，記得視線要向前看，不要看著壺鈴（雖然有些教練會這樣教）。任何矯正動作的目的，都是要將效果遷移至槓鈴動作。既然沒有任何槓鈴動作的終點會需要你看著槓鈴，矯正動作當然也一樣，同時也要讓你在不需要看著頭上重量的情況下，訓練你感受肩關節位置的能力。

建議組數 / 次數：2-3 組 10 下。

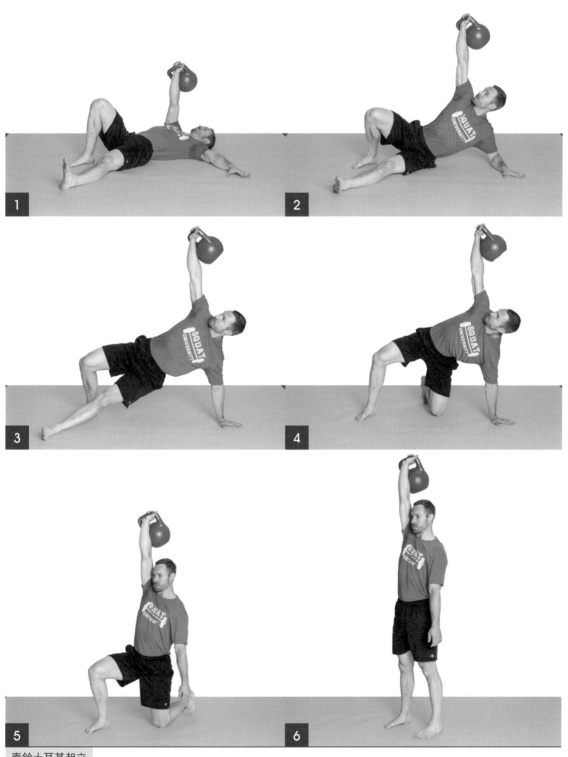

壺鈴土耳其起立

如果完整的起立動作太難，你可以簡化做壺鈴風車。從單跪姿開始，手提重量，並將手臂往頭頂方向伸直，當然也可以倒提壺鈴。讓身體慢慢側傾直到手掌貼地，而手上的重量應該全程指向天空的方向，手臂也要全程打直鎖死。

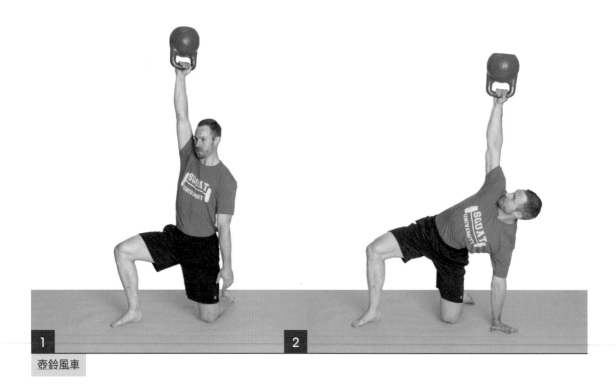

1 **2**

壺鈴風車

　　在這個姿勢維持幾秒，感受肩關節後側肌肉用力穩住頭上的重量，然後再回到起始位置。請確保肩關節回到穩定位置，不會過度聳肩。

「滿罐」

　　傳統上，有兩個動作是針對旋轉肌群中的棘上肌。執行這兩個動作時，雙手手臂都要伸直並抬到肩胛平面（大約與身體前側呈 30 度角），唯一的差別在於手臂的位置。

　　執行「空罐」動作時，拇指要朝下地板，就好像把罐子裡的水倒掉；而「滿罐」的動作方向則剛好相反，拇指要朝向天空。

　　醫療專業人員常常在臨床上使用空罐，來排除肩關節夾擠傷害，但空罐動作的使用最早可以追溯回 1980 年代早期。[41] 空罐動作徵召棘上肌的效果確實和滿罐動作一樣好，但同時也會大量徵召三角肌。這樣其實不太理想，理由有兩個：

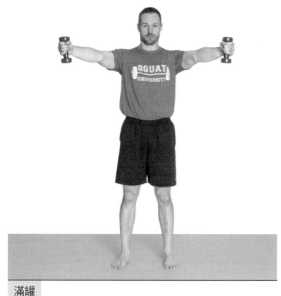

滿罐

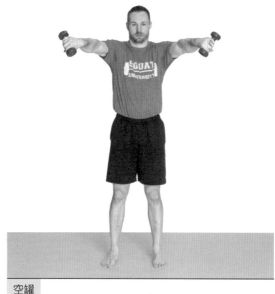

空罐

• 用高度啟動三角肌的動作來強化較弱的旋轉肌群，可能會導致不良的肩關節力學角度。舉例來說，空罐動作造成的肱骨上提角度比滿罐大，這樣會增加肩關節夾擠的風險，[42] 因此肩關節受傷的運動員在執行空罐動作時，常常會伴隨疼痛。

• 比起滿罐動作，執行空罐時，常常會因為肩胛骨內轉而產生翼狀肩胛。[43] 當產生翼狀肩胛（也就是肩胛骨前突以及前傾），肩關節深處留給肱骨的空間就會受限，增加了夾擠的風險。

相比之下，執行滿罐動作的時候，肩胛骨會往中間收緊（後收），同時，肩關節外旋、手指朝上的姿勢會讓出更多關節空間，因此能以一個力學角度更佳的位置來強化旋轉肌群。

執行滿罐動作時，請將雙手手臂提到肩關節高度，並來到肩胛平面。維持這個姿勢3-5 秒後，再將雙手放下來。

建議組數 / 次數：2 組 15-20 下。

隨著你的肌力越來越進步，可以增加阻力，並改為 3-4 組 10 下。

這個動作有兩種進階方式，如下圖所示。第一種是增加重量，或將彈力帶綁在手腕上；第二種則是靜態姿勢維持。將一隻手臂移動到肩胛平面，將手臂上下移動。舉例來說，你先將右手臂抬高到肩關節高度，同時用左手執行 20 下滿罐，接著換手，將左手臂維持在肩關節高度，同時用右手執行滿罐動作。

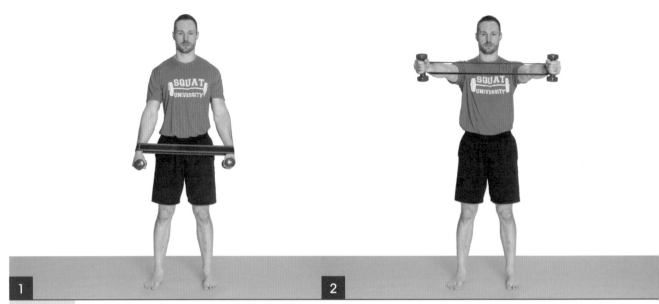

彈力帶滿罐

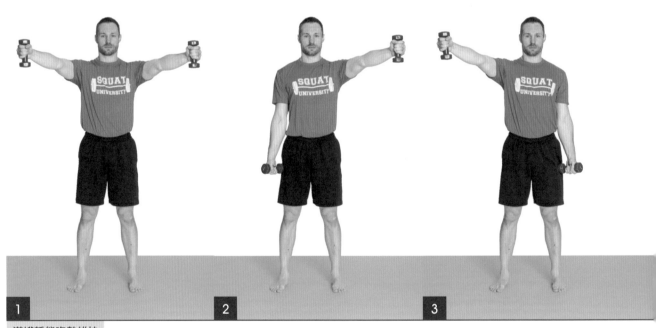

滿罐靜態姿勢維持

改善過頭協調性

槓鈴高舉過頭時，肩胛骨和手臂之間的協調，對於維持肩關節穩定與避免夾擠非常重要。如果你將手臂高舉過頭時，肩胛骨無法妥善上旋，肱骨就可能在關節窩中過度移動，導致夾擠。如果你已經做過檢測動作，排除了所有可能的活動度限制，但肩胛協調還是有問題，可能就表示你的前鋸肌出了問題。

前鋸肌會讓肩關節上旋和前突（引導肩胛骨離開身體中線），也會輔助肩胛骨貼近肋骨，避免過度側旋。[45] 如果前鋸肌太弱或疲勞，可能會導致肩關節多餘的活動（過多的肱骨上抬與前旋）、不良的力學角度，甚至夾擠等受傷狀況。

傳統上，復健專業人員會建議執行前推（或出拳）和伏地挺身上臂前撐（push-up plus）來強化前鋸肌的肌力。[46] 執行這兩個動作來強化前鋸肌的肌力和協調性其實沒什麼問題，但我發現其中有兩個缺點。

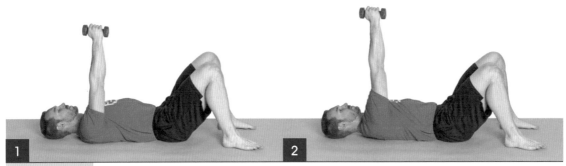

仰臥前鋸肌出拳

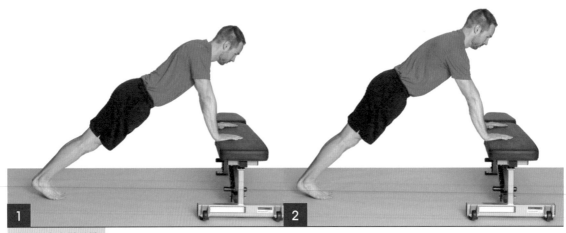

伏地挺身上臂前撐

首先，兩個動作都會將身體推遠。這個動作可以強化前鋸肌，但同時也會強化本來就很活躍的胸肌。[47]

第二，這些動作會以固定位置啟動前鋸肌（手臂抬高 90 度），[48] 而多數運動員的肩關節力學問題，都要將手抬高超過這個動作範圍以後才會出現。因此，以這個手臂高度強化前鋸肌，對於需要執行過頭運動的運動員來說，並沒有太好的遷移效果。

接下來分享三個動作，可以強化前鋸肌的啟動、肌力以及肌耐力，而且會使用完整的動作範圍，同時不會強化胸肌等已經很活躍的部位。你可以透過這些矯正動作來修復並改善肩胛骨與肱骨的協調，讓你執行過頭動作時能夠順利又無痛。

肩胛舉手

在肩胛面（大約與身體前側呈 30 度）將手舉高，是一個很棒的前鋸肌初期復健動作，也能徵召下斜方肌這個通常很不活躍的肌肉。[49] 先仰躺在地，雙腳屈膝，將雙手放在大腿上，大拇指朝向頭頂的方向。將肩胛往地板的方向下壓，並向後夾緊。「把肩胛骨塞進褲子後面的口袋裡」這個指令的效果很不錯，可以讓一些人來到理想的起始位置。

手肘打直，慢慢將手臂盡量往頭頂方向舉，同時維持手肘與身體 30 度的角度。手臂舉到頭上時，要用力將肩胛骨貼穩地面。稍微繃緊核心，動作全程請避免下背部移動。真正需要這個動作的人，會很容易拱起下背來讓手舉過頭，這是一種作弊的方法。請盡量避免這個狀況，只要在下背部不代償的情況下盡量把手舉高就好。

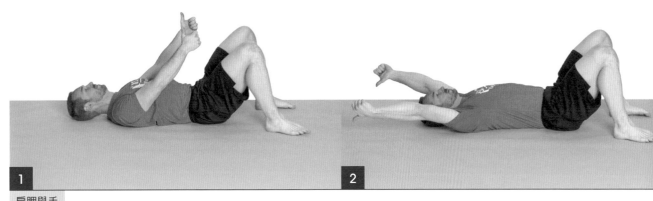

肩胛舉手

舉高手臂時，要感覺以同樣程度的力量將肩胛推向地板，這樣可以讓你感覺肩胛骨的位置，且更容易辨認兩邊的肩胛骨是否有不同的外旋角度，或有任何不對稱的狀況。

維持這個姿勢（將肩胛骨壓進地面）會強迫你啟動前鋸肌，才能讓手臂順利高舉過頭。如果肩胛動作失當，肩關節就可能夾擠，這樣你的肩關節前側或後側就可能感到被掐住一般的疼痛。

為了確保肩胛骨有足夠的動作，你必須將手臂抬過肩關節的高度，因為在這個點之前的動作範圍，肩胛骨都會相對穩定地貼在背部。[50] 研究顯示，手臂從下巴舉到耳朵位置時（介於 120-150 度之間），[51] 是前鋸肌徵召最活躍的時候。

一開始做這個動作時，請先試著讓大拇指碰到頭頂後方的地面。等這個動作變簡單後，再將大拇指收入手掌，試著讓拳頭碰到地面。你的最終目標是讓整隻手掌（掌心朝天）碰到地面，並讓整隻手臂貼平地面，並確保沒有代償的情況發生，例如下背部拱起和肋骨打開。

建議組數／次數：2-3 組 15-20 下。

仰臥地板天使

等到你熟悉地板肩胛舉手，而且可以在手掌朝上的情況下讓手臂平貼地面，就可以開始做地板天使。

仰躺在地，雙手彎曲 90 度呈現「L」的姿勢放在身體旁邊，整個前臂和手背都要貼在地面。（如果你無法做到這個姿勢，建議你先改善胸椎和闊背肌的活動度，然後先專心做前鋸肌的舉手動作，再來做地板天使。）

接著將手臂往頭頂的方向滑上去（如同過頭肩推），同時注意不要讓手臂離開地面。主動將手臂往地上壓，可以抑制胸肌等容易主導動作的肩關節前側肌肉。要將手臂完全高舉過頭，你的肩胛骨就必須上旋並後收。

建議組數／次數：2-3 組 10 下。

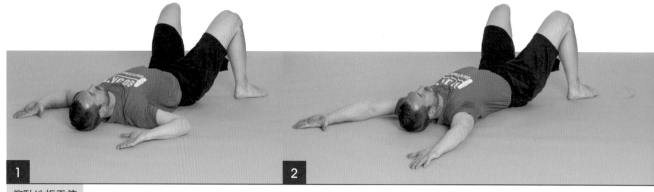

仰臥地板天使

請確保你的肩關節後側全程貼穩地面。我常常看到有人在嘗試把手臂推過頭的過程中，因為肩胛骨上旋能力不足，就用聳肩（徵召太多的上斜方肌）來代償。若要避免這個狀況，請在將手臂滑向頭頂時，想像將肩胛骨推離自己的身體（而非把肩胛骨往上推）。

以俯臥的姿勢執行這個動作，可以雕琢你的動作技巧，也能發現一些其他姿勢（例如站在牆邊）看不出來的代價。舉例來說，和前一個動作一樣，我們常常看到有人在試著將手臂高舉過頭的時候，將下背部拱起。請用力抵抗這個衝動！等你熟悉地板天使以後，就可以用其他姿勢來做動作，例如坐著背靠牆。

以坐姿執行動作時，請將你的頭、上背部，以及臀部靠牆。你的下背部應該維持中立、稍微拱起，而不是平平靠著牆。用這個姿勢執行天使動作時，請專注於避免下背部拱起以及肋骨往外打開。如果闊背肌太緊繃，建議先做一些活動度動作，因為活動度的限制可能導致手臂舉過頭時發生代償（例如下背部拱起）。

建議組數 / 次數：2-3 組 10 下。

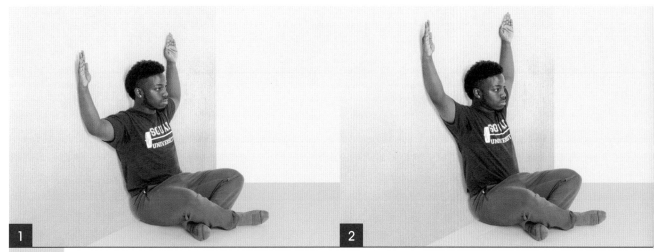

1 **2**

坐姿天使

靠牆滑動

有人說靠牆滑動是啟動前鋸肌的最佳動作。[52] 這個動作之所以優於出拳或伏地挺身上臂前撐，是因為能夠強化前鋸肌，並在手臂舉超過肩膀高度時，改善肩胛與手臂的協調。多數運動員在手臂高舉過頭時比較容易出現肩關節疼痛，而在手臂低於肩關節時疼痛的狀況反而比較少（或甚至不痛）。

請將手臂舉到肩關節的高度，手肘呈現 90 度，並將前臂靠牆。你的手臂應該剛好比肩膀寬一些，並讓兩手前臂平行。我從肌力訓練教練艾瑞克‧奎西那邊學到一個讓肩胛骨達到理想動作範圍的指令：「手伸出去、圓背、旋轉。」

先將前臂沿著牆壁慢慢往上滑，同時將肩胛骨往外打開。這個肩胛骨外展的動作（讓肩胛骨遠離身體中線）應該會讓你的上背部稍微遠離牆壁。許多前鋸肌需要加強的運動員，上背部通常很平，所以「圓背」這個指令能幫助你將肩胛骨和軀幹貼在一起。

最後，請想像「將肩胛骨旋轉進腋窩」（也就是上旋的動作）。如果有夥伴可以幫忙，可以請他們推你的肩胛骨內側。

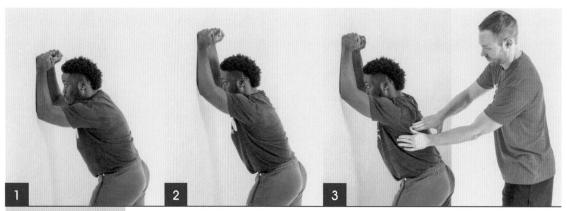

請夥伴幫忙的靠牆滑動

要達到這個動作的效果，不一定要讓手臂完全伸直。如果你的上斜方肌或肩關節前側會痛，就表示你的手臂抬太高了。如果你的動作正確，應該會注意到側邊腋窩附近的肌肉有些疲勞。

執行動作時，請全程稍微收緊核心，因為很多人在手臂往上滑的時候常常讓下背部過度拱起。以分腿姿勢執行動作，並將身體重心從後腳移到前腳，可能有助於你做到正確的重心轉移，同時維持背部中立平坦。

手臂抬高的時候，稍微徵召上斜方肌很正常。這個狀況不令人意外，而且也很理想，因為上斜方肌會和前鋸肌一起讓肩胛骨上旋。但是請不要過分使用上斜方肌（例如聳肩），因為這樣會讓肩胛骨過度上旋，並可能在你處理肩關節疼痛時，再度引發夾擠的狀況。這種上斜方肌代償的情況很常見，尤其是在舉重選手或執行奧林匹克舉重動作的 CrossFit 運動員身上。

傳統的靠牆滑動有兩個小限制。首先，你將手臂舉過頭時，前臂大概就會離開牆壁。這樣會讓你的前鋸肌訓練在動作末端受到限制，但這個位置卻是許多槓鈴運動員最常執行動作的位置，例如抓舉、上推或上挺。再來，主動將手臂往下拉來抵抗牆壁的摩擦力，會徵召原本就過度活躍的胸肌，尤其是胸小肌。

因此在做這個動作時，建議加入一點點的扭轉。請來到一樣的起始位置，但這次將手放在滾筒上，並讓滾筒靠著牆壁。滾筒大概放在眼睛的高度，這樣才不會限制下一步動作的空間。接著在你往前傾，並讓手臂沿著牆壁往上滑的時候，稍微將核心收緊。滾筒會讓你輕易將手臂滑回起始位置，同時你也不必擔心會大量使用過度活躍的胸小肌。

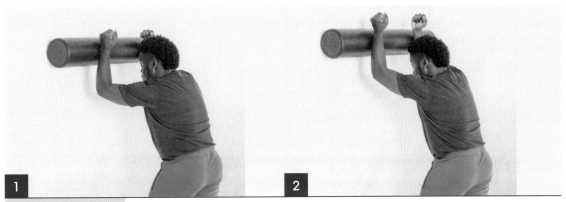

使用滾筒來做靠牆滑動

前鋸肌較弱的人，常常會出現肩胛下肌過度活躍的狀況。肩胛下肌屬於旋轉肌群，位於肩胛骨的前側。要在執行靠牆滑動時抑制或「關掉」這條肌肉，只需要在手上套著一條小彈力帶就好。將手臂沿著牆壁往上滑的時候，製造外旋的力矩（由後側轉肩肌群來執行），能讓你用最理想的方式訓練前鋸肌。使用的彈力帶不需要很重，輕一點的就很好用了。

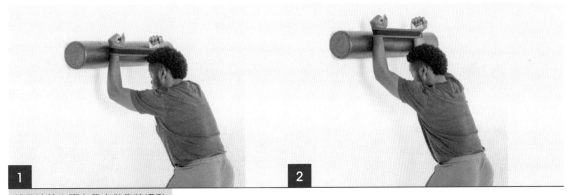

使用滾筒和彈力帶來做靠牆滑動

若要進階，可以慢慢讓雙腳遠離牆壁。變大的傾斜角度，會讓身體執行上述指令時遇到更大的挑戰。讓雙腳來到分腿位置，一樣有助於確保你在將手往下滑時，不會過度徵召胸小肌。

建議組數／次數：2-3 組 10-20 下。

過頭協調性的最後注意事項

乍看之下，本章介紹的動作似乎不難執行，如果你只是隨便做做，會發現它們簡單到不行！但是，如果你有真正注意到細節，會發現這些動作其實很有挑戰性，而且效果非常好。

第四章 參考文獻

1.　G. Calhoon and A. C. Fry, "Injury rates and profiles of elite competitive weightlifters," *Journal of Athletic Training* 34, no. 3 (1999): 232–8.

2.　G. C. Terry and T. M. Chopp, "Functional anatomy of the shoulder," *Journal of Athletic Training* 35, no. 3 (2000): 248–55; K. E. Wilk, C. A. Arrigo, and J. R. Andrews, "Current concepts: the stabilizing structures of the glenohumeral joint," *Journal of Orthopaedic & Sports Physical Therapy* 25, no. 6 (1997): 364–78.

3.　Wilk, Arrigo, and Andrews, "Current concepts: the stabilizing structures of the glenohumeral joint" (see note 2 above).

4.　Wilk, Arrigo, and Andrews, "Current concepts: the stabilizing structures of the glenohumeral joint" (see note 2 above).

5.　Terry and Chopp, "Functional anatomy of the shoulder" (see note 2 above).

6.　M. Kebaetse, P. McClure, and N. A. Pratt, "Thoracic position effect on shoulder range of motion, strength, and three-dimensional scapular kinematics," *Archives of Physical Medicine and Rehabilitation* 80, no. 8 (1999): 945–50.

7.　Wilk, Arrigo, and Andrews, "Current concepts: the stabilizing structures of the glenohumeral joint" (see note 2 above).

8.　A. M. Cools, D. Cambier, and E. E. Witvrouw, "Screening the athlete's shoulder for impingement symptoms: a clinical reasoning algorithm for early detection of shoulder pathology," *British Journal of Sports Medicine* 42, no. 8 (2008): 628–35.

9.　M. L. Gross, S. L. Brenner, I. Esformes, and J. J. Sonzogni, "Anterior shoulder instability in weight lifters," *American Journal of Sports Medicine* 21, no. 4 (1993): 599–603.

10.　M. F. Saccomanno, M. Fodale, L. Capasso, and G. M. Cazzato, "Generalized joint laxity and multidirectional instability of the shoulder," *Joints* 1, no. 4 (2013): 171–9; F. A. Cordasco, "Understanding multidirectional instability of the shoulder," *Journal of Athletic Training* 35, no. 3 (2000): 278–85.

11.　Saccomanno, Fodale, Capasso, and Cazzato, "Generalized joint laxity and multidirectional instability of the shoulder" (see note 10 above).

12.　K. L. Cameron, M. L. Duffey, T. M. DeBerardino, P. D. Stoneman, C. J. Jones, and B. D. Owens, "Association of generalized joint hypermobility with a history of glenohumeral joint instability," *Journal of Athletic Training* 45, no. 3 (2010): 253–8.

13.　Cameron, Duffey, DeBerardino, Stoneman, Jones, and Owens, "Association of generalized joint hypermobility with a history of glenohumeral joint instability" (see note 12 above).

14.　Wilk, Arrigo, and Andrews, "Current concepts: the stabilizing structures of the glenohumeral joint" (see note 2 above).

15.　S. J. Snyder, R. P. Karzel, W. Del Pizzo, R. D. Ferkel, and M. J. Friedman, "SLAP lesions of the shoulder,"

Arthroscopy 6, no. 4 (1996): 274–9.

16. D. J. Magee, *Orthopedic Physical Assessment*, 5th Edition (St. Louis, MO: Saunders Elsevier, 2008).

17. Magee, *Orthopedic Physical Assessment* (see note 16 above).

18. K. D. Johnson, K. M. Kim, B. K. Yu, S. A. Saliba, and T. L. Grindstaff, "Reliability of thoracic spine rotation range-of-motion measurements in healthy adults," *Journal of Athletic Training* 47, no. 1 (2012): 52–60; K. D. Johnson and T. L. Grindstaff, "Thoracic rotation measurement techniques: clinical commentary," *North American Journal of Sports Physical Therapy* 5, no. 4 (2010): 252–6.

19. R. J. Emery and A. B. Mullaji, "Glenohumeral joint instability in normal adolescents: incidence and significance," *Journal of Bone and Joint Surgery, British Volume* 73-B, no. 3 (1991): 406–8; Magee, *Orthopedic Physical Assessment* (see note 16 above).

20. Emery and Mullaji, "Glenohumeral joint instability in normal adolescents" (see note 19 above).

21. E. Itoi, T. Kido, A. Sano, M. Urayama, and K. Sato, "Which is more useful, the 'full can test' or the 'empty can test,' in detecting the torn supraspinatus tendon?" *American Journal of Sports Medicine* 27, no. 1 (1997): 65–8.

22. K. D. Johnson and T. L. Grindstaff, "Thoracic region self-mobilization: a clinical suggestion," *International Journal of Sports Physical Therapy* 7, no. 2 (2012): 252–6.

23. C. Beardsley and J. Škarabot, "Effects of self-myofascial release: a systematic review," *Journal of Bodywork and Movement Therapies* 19, no. 4 (2015): 747–58; S. W. Cheatham, M. J. Kolber, M. Cain, and M. Lee, "The effects of self-myofascial release using a foam roll or roller massager on joint range of motion, muscle recovery, and performance: a systematic review," *International Journal of Sports Physical Therapy* 10, no. 6 (2015): 827–38.

24. K. O'Sullivan, S. McAuliffe, and N. Deburca, "The effects of eccentric training on lower limb flexibility: a systematic review," *British Journal of Sports Medicine* 46, no. 12 (2012): 838–45.

25. N. N. Mahieu, P. McNair, A. Cools, C. D'Haen, K. Vandermeulen, and E. Witvrouw, "Effect of eccentric training on the plantar flexor muscle-tendon tissue properties," *Medicine & Science in Sports & Exercise* 40, no. 1 (2008): 117–23; R. T. Nelson and W. D. Brandy, "Eccentric training and static stretching improve hamstring flexibility of high school males," *Journal of Athletic Training* 39, no. 3 (2004): 254–8.

26. J. D. Borstad and P. M. Ludewig, "Comparison of three stretches for the pectoralis minor muscle," *Journal of Shoulder and Elbow Surgery* 15, no. 3 (2006): 324–30.

27. C. B. Chant, R. Litchfield, S. Griffin, and L. M. Thain, "Humeral head retroversion in competitive baseball players and its relationship to glenohumeral rotation range of motion," *Journal of Orthopaedic & Sports Physical Therapy* 37, no. 9 (2007): 514–20; T. Mihata, H. Hirai, A. Hasegawa, K. Fukunishi, C. Watanabe, Y. Fujisawa, T. Kawakami, et al., "Relationship between humeral retroversion and career of pitching in elementary and junior high schools," *Orthopaedic Journal of Sports Medicine* 5, no. 7 suppl 6 (2017): 2325967117S00371.

28. "5 reasons why I don't use the sleeper stretch and why you shouldn't either," MikeReinold.com, accessed June 1, 2019, https://mikereinold.com/why-i-dont-use-the-sleeper-stretch/.

29. P. McClure, J. Balaicuis, D. Heiland, M. E. Broersma, C. K. Thorndike, and A. Wood, "A randomized controlled comparison of stretching procedures for posterior shoulder tightness," *Journal of Orthopaedic & Sports Physical Therapy* 37, no. 3 (2007): 108–14.

30. M. M. Reinold, K. E. Wilk, G. S. Fleisig, N. Zheng, S. W. Barrentine, T. Chmielewski, R. C. Cody, G. G. Jameson, and J. R. Andrews, "Electromyographic analysis of the rotator cuff and deltoid musculature during common shoulder external rotation exercises," *Journal of Orthopaedic & Sports Physical Therapy* 34, no. 7 (2004): 385–94; M. M. Reinold, R. Escamilla, and K. E. Wilk, "Current concepts in the scientific and clinical rationale behind exercises for glenohumeral and scapulothoracic musculature," *Journal of Orthopaedic & Sports Physical Therapy* 39, no. 2 (2009): 105–17.

31. Reinold, Wilk, Fleisig, et al., "Electromyographic analysis of the rotator cuff and deltoid musculature" (see note 30 above).

32. R. A. McCabe, "Surface electromyographic analysis of the lower trapezius muscle during exercises performed below ninety degrees of shoulder elevation in healthy subjects," *North American Journal of Sports Physical Therapy* 2, no. 1 (2007): 23–43.

33. McCabe, "Surface electromyographic analysis of the lower trapezius muscle" (see note 32 above).

34. Reinold, Escamilla, and Wilk, "Current concepts in the scientific and clinical rationale behind exercises for glenohumeral and scapulothoracic musculature" (see note 30 above).

35. A. T. Ernst and R. L. Jensen, "Rotator cuff activation during the Olympic snatch under various loading conditions," in *Proceedings of XXXIII Congress of the International Society of Biomechanics in Sports*, eds. F. Colloud, M. Domalian, and T. Monnet (2015), 670–3.

36. Reinold, Escamilla, and Wilk, "Current concepts in the scientific and clinical rationale behind exercises for glenohumeral and scapulothoracic musculature" (see note 30 above); J. B. Myers, M. R. Pasquale, K. G. Laudner, T. C. Sell, J. P. Bradley, and S. M. Lephart, "On-the-field resistance-tubing exercises for throwers: an electromyographic analysis," *Journal of Athletic Training* 40, no. 1 (2005): 15–22.

37. Reinold, Escamilla, and Wilk, "Current concepts in the scientific and clinical rationale behind exercises for glenohumeral and scapulothoracic musculature" (see note 30 above).

38. J. B. Myers and S. M. Lephart, "The role of the sensorimotor system in the athletic shoulder," *Journal of Athletic Training* 35, no. 3 (2000): 351–63.

39. K. E. Wilk, L. C. Marcina, and M. M. Reinold, "Non-operative rehabilitation for traumatic and atraumatic glenohumeral instability," *North American Journal of Sports Physical Therapy* 1, no. 1 (2006): 16–31.

40. M. M. Reinold, T. J. Gill, K. E. Wilk, and J. R. Andrews, "Current concepts in the evaluation and treatment of the shoulder in overhead throwing athletes, part 2: injury prevention and treatment," *Sports Health* 2, no. 2 (2010): 101–15.

41. F. W. Jobe and D. R. Moynes, "Delineation of diagnostic criteria and a rehabilitation program for rotator cuff injuries," *American Journal of Sports Medicine* 10, no. 6 (1982): 336–9.

42. N. K. Poppen and P. S. Walker, "Forces at the glenohumeral joint in abduction," *Clinical Orthopaedics and Related Research* 135 (1978): 165–70.

43. C. A. Thigpen, D. A. Padua, N. Morgan, C. Kreps, and S. C. Karas, "Scapular kinematics during supraspinatus rehabilitation exercise: a comparison of full-can versus empty-can techniques," *American Journal of Sports Medicine* 34, no. 4 (2006): 644–52.

44. S. W. Alpert, M. M. Pink, F. W. Jobe, P. J. McMahon, and W. Mathiyakom, "Electromyographic analysis of deltoid and rotator cuff function under varying loads and speeds," *Journal of Shoulder and Elbow Surgery* 9, no. 1 (2000): 47–58; A. Dark, K. A. Ginn, and M. Halaki, "Shoulder muscle recruitment patterns during commonly used rotator cuff exercise: an electromyographic study," *Physical Therapy* 87, no. 8 (2007): 1039–46.

45. D. H. Hardwick, J. A. Beebe, M. K. McDonnell, and C. E. Lang, "A comparison of serratus anterior muscle activation during a wall slide exercise and other traditional exercises," *Journal of Orthopaedic & Sports Physical Therapy* 36, no. 12 (2006): 903–10.

46. M. J. Decker, R. A. Hintermeister, K. J. Faber, and R. J. Hawkins, "Serratus anterior muscle activity during selected rehabilitation exercises," *American Journal of Sports Medicine* 27, no. 6 (1999): 784–91.

47. Decker, Hintermeister, Faber, and Hawkins, "Serratus anterior muscle activity during selected rehabilitation exercises" (see note 46 above).

48. R. A. Ekstrom, R. A. Donatelli, and G. L. Soderberg, "Surface electromyographic analysis of exercises for the

trapezius and serratus anterior muscles," *Journal of Orthopaedic & Sports Physical Therapy* 33, no. 5 (2003): 247–58.

49. Ekstrom, Donatelli, and Soderberg, "Surface electromyographic analysis of exercises for the trapezius and serratus anterior muscles" (see note 48 above); Decker, Hintermeister, Faber, and Hawkins, "Serratus anterior muscle activity during selected rehabilitation exercises" (see note 46 above).

50. Ekstrom, Donatelli, and Soderberg, "Surface electromyographic analysis of exercises for the trapezius and serratus anterior muscles" (see note 48 above).

51. J. B. Mosely, Jr., F. W. Jobe, M. Pink, J. Perry, and J. Tibone, "EMG analysis of the scapular muscles during a shoulder rehabilitation program," *American Journal of Sports Medicine* 20, no. 2 (1992): 128–34.

52. Hardwick, Beebe, McDonnell, and Lang, "A comparison of serratus anterior muscle activation during a wall slide exercise and other traditional exercises" (see note 45 above); Ekstrom, Donatelli, and Soderberg, "Surface electromyographic analysis of exercises for the trapezius and serratus anterior muscles" (see note 48 above); Mosely, Jr., Jobe, Pink, Perry, and Tibone, "EMG analysis of the scapular muscles during a shoulder rehabilitation program" (see note 51 above); Decker, Hintermeister, Faber, and Hawkins, "Serratus anterior muscle activity during selected rehabilitation exercises" (see note 46 above).

肘關節疼痛

肘關節疼痛通常很難診斷與治療。許多專業的醫療人員都覺得肘關節疼痛很令人費解，而且治療手段也很複雜。如果你去看科學研究，會發現舉重與健力等力量型選手最常受傷的部位，幾乎都是肘關節。[1]

你可以花好多天的時間尋找各種研究期刊和網路資料，但你會發現，即使這些傷害很常見，它們的處理方法在醫療與復健專業上仍然沒有共識。

　　肘關節傷害為什麼會那麼令人費解呢？讓我們先來討論肘關節的構造。

解構肘關節傷害

　　許多醫師都認為，肘關節是一個很單純的樞紐關節，運作方式就和門框上的金屬鉸鏈一樣。這個說法乍看之下很準確，但肘關節其實遠比眼睛看到的更複雜。與膝關節的股骨與脛骨不同的是，肘關節中有 3 塊骨頭參與鉸鏈動作，也就是肱骨以及前臂的橈骨和尺骨，而這 3 塊骨頭形成 3 個小關節。

肘關節骨骼構造

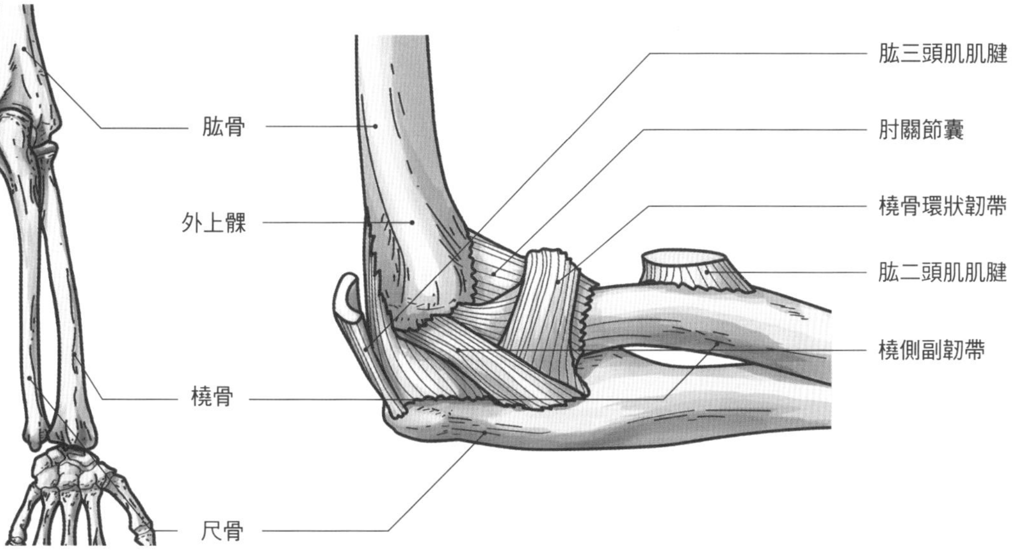

肱骨
外上髁
橈骨
尺骨

肱三頭肌肌腱
肘關節囊
橈骨環狀韌帶
肱二頭肌肌腱
橈側副韌帶

　　更複雜的是，有 16 條小肌肉橫越這 3 個關節，而這些肌肉會共同運作，讓肘關節彎曲或伸直，也能讓前臂旋轉（也就是旋前和旋後的動作）。[2] 你很快就會明白，肘關節可不只是一個單純的樞紐關節。

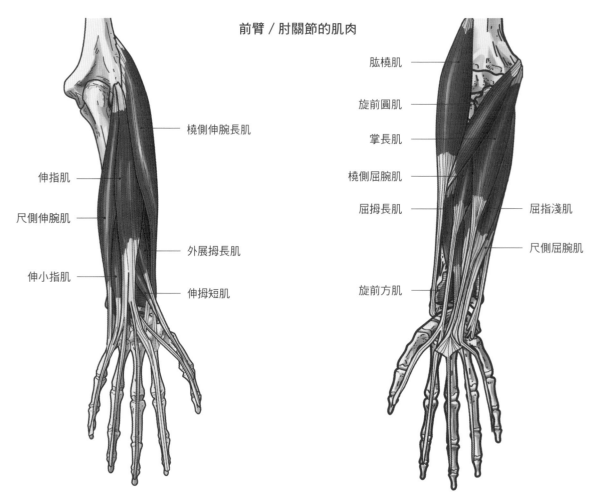

前臂／肘關節的肌肉

橈側伸腕長肌

伸指肌

尺側伸腕肌

外展拇長肌

伸小指肌

伸拇短肌

肱橈肌

旋前圓肌

掌長肌

橈側屈腕肌

屈拇長肌

旋前方肌

屈指淺肌

尺側屈腕肌

要妥善檢測肘關節的疼痛，我們必須先確認以下事項：

- 疼痛的部位在哪裡？
- 疼痛的原因是神經的問題嗎？
- 什麼因素會誘發造成疼痛？

我在評估運動員肘關節疼痛時，第一步是先分辨出現症狀的位置。雖然復健計畫絕對不會只針對疼痛的部位，但找出疼痛的位置，能讓我們理解受傷的機制，讓我們找到解決問題最有效的辦法。

手肘外側

我們先從手肘外側開始。手肘外側的小塊骨頭（外上髁）是前臂伸直肌群常見的附著點。在早期，疼痛在這個位置會被稱為「網球肘」或是肱骨外上髁炎，但是最近許多專家建議使用其他術語，讓我們來看看背後的兩個原因。

手肘外側解剖

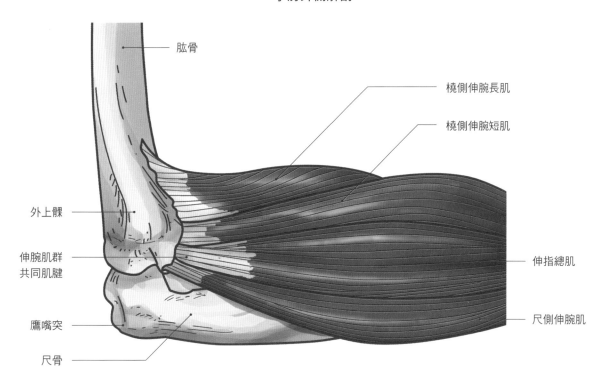

肱骨

橈側伸腕長肌

橈側伸腕短肌

外上髁

伸腕肌群
共同肌腱

伸指總肌

鷹嘴突

尺側伸腕肌

尺骨

首先，多數手肘外側疼痛都沒有出現發炎的狀況。[3] 再來，許多出現這種症狀的人根本不打網球！這個部位的疼痛，現在一般稱為外上髁疼痛（lateral epicondylalgia），原因通常是肌腱病變、退化所造成，也就是類似髕骨或股四頭肌肌腱受傷這種組織過度使用的狀況。

如果手肘有這種受傷狀況，通常在戳外上髁下方部位（前臂總伸腕肌腱的交會處）時會感到疼痛。抓握類的活動也很容易誘發疼痛，尤其是以手掌朝地面的抓握方式，或是手掌會從朝下變成朝上的姿勢，例如肱二頭肌彎舉。[4]

許多人不太明白為何抓握類的動作會誘發手肘外側疼痛。畢竟負責抓握動作的肌群，不應該是手臂對側的前臂屈肌才對嗎？確實如此。

前臂前側的肌肉可以讓手腕屈曲（例如屈腕動作）**和**手指屈曲（例如握拳）。然而，要在不移動手腕的情況下，將手指屈曲來抓握槓鈴等重物，就會發生有趣的事情。基本上，這時候前臂後側的伸腕肌群就必須啟動，才能避免手腕過度屈曲。如果屈腕肌啟動時，伸腕肌群卻保持沉默，則任何抓握類動作都會變得很困難，因為腕關節就會大幅屈曲。[5] 也就是說，你抓握的力道越大，伸腕肌群所承受的壓力就越大，而這些肌腱的起點就是手肘外側。

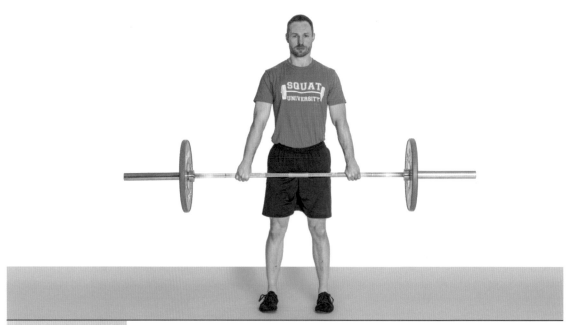

將槓鈴抓握在腰部高度

手肘內側

來到手肘的另一側，我們會看到另一個叫做內上髁的小塊骨頭，是許多**前臂屈肌**的共同附著點。這個部位的疼痛一般稱為「高爾夫球肘」或所謂肱骨內上髁炎。不過就和手肘外側的狀況一樣，手肘內側疼痛現在比較常稱為內上髁疼痛（medial epicondylalgia）。

手肘內側解剖

肘關節囊

環狀韌帶

肱二頭肌肌腱

骨間膜

肱骨

內上髁

肱三頭肌肌腱

尺側副韌帶

尺骨

過度使用所導致手肘內側損傷，會讓內上髁附近的組織感到疼痛；而在對抗屈腕阻力（例如大重量屈腕的動作）或伸直腕關節時，疼痛會特別明顯。[6]

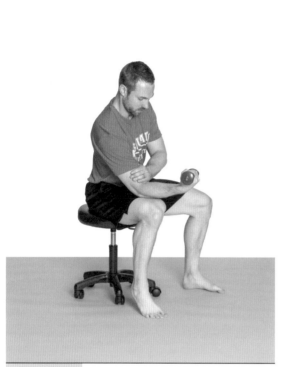

對抗屈腕阻力

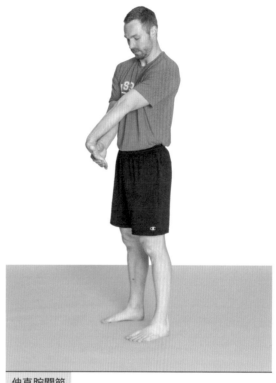

伸直腕關節

手肘前側與後側

　　手肘內側與外側是力量型運動員最常受傷的部位，但手肘前側與後側也有可能受傷。手肘後側肱三頭肌的 3 個頭組成共同肌腱，附著於鷹嘴突；而前側則有肱二頭肌、肱橈肌，以及肱肌。

肱三頭肌遠端解剖

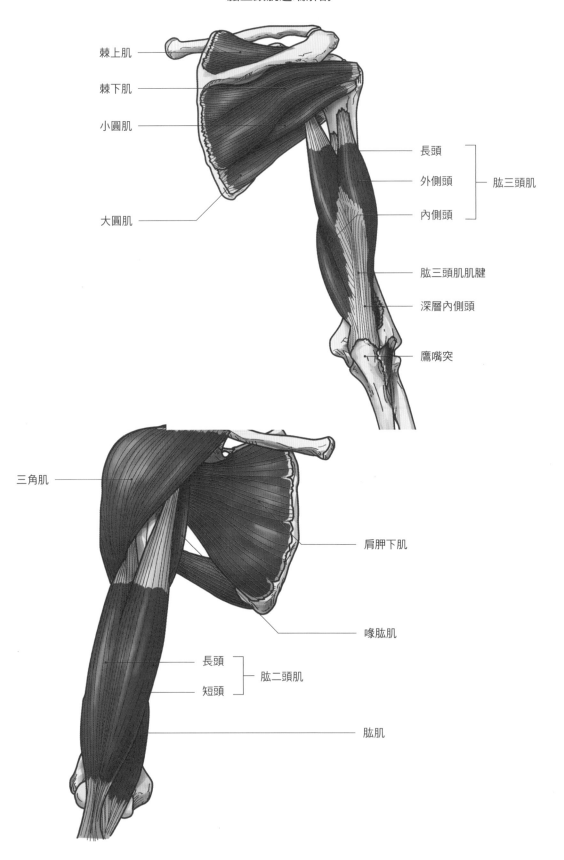

棘上肌

棘下肌

小圓肌

大圓肌

長頭

外側頭　肱三頭肌

內側頭

肱三頭肌肌腱

深層內側頭

鷹嘴突

三角肌

肩胛下肌

喙肱肌

長頭　肱二頭肌

短頭

肱肌

神經傷害

　　力量型運動員的肘關節疼痛多半都來自軟組織（肌肉和肌腱）的過度使用，但手臂中的神經若有一條受傷，也可能導致疼痛的症狀。過度壓迫或伸展這些神經，也可能導致肘關節疼痛（通常和內上髁與外上髁疼痛的感覺類似）、燒灼感，以及擴散至前臂甚至手掌感到麻木或刺痛。[7]

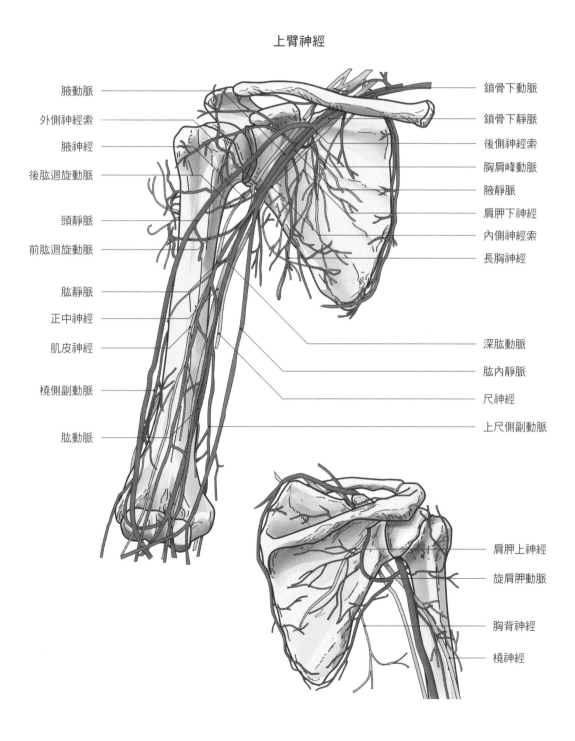

上臂神經

腋動脈
外側神經索
腋神經
後肱迴旋動脈
頭靜脈
前肱迴旋動脈
肱靜脈
正中神經
肌皮神經
橈側副動脈
肱動脈

鎖骨下動脈
鎖骨下靜脈
後側神經索
胸肩峰動脈
腋靜脈
肩胛下神經
內側神經索
長胸神經
深肱動脈
肱內靜脈
尺神經
上尺側副動脈

肩胛上神經
旋肩胛動脈
胸背神經
橈神經

如何檢測肘關節疼痛

找出肘關節疼痛的部位以後,就可以開始嘗試找出可能原因。你有兩種方法可以找出疼痛的原因:神經檢測與動力鏈檢測。

神經疼痛檢測

如果你發現自己有先前提到的症狀,就必須檢測你的頸椎,來確保問題不是來自頸部。先將你的頭部盡量往各方向移動,包括上下看、左右看、並將頭部往兩側擺動。

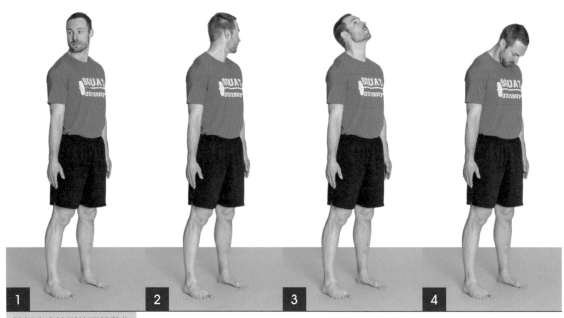

神經疼痛檢測的頭部動作

也建議看向肩膀兩側(讓頸部伸直、扭轉、並加入一點側彎),並用對側手掌將頭部稍微往下壓。如果上述任何動作會觸發肘關節疼痛,我建議你去找醫生或其他復健專業人員評估。如果你在執行這些頸部動作時沒有發現任何症狀改變,就可以試試接下來的檢測方法,來看看疼痛是來自哪一條神經。

尺神經

先從肘關節內側的尺神經開始。由於周遭結構的關係，尺神經很容易過度被壓迫、摩擦、和拉扯。當神經沿著手臂向下延伸時，會經過**肘隧道**。你在彎曲肘關節時，這條隧道會縮小至原本大小的 55%，增加壓迫與受傷的機率。[8]

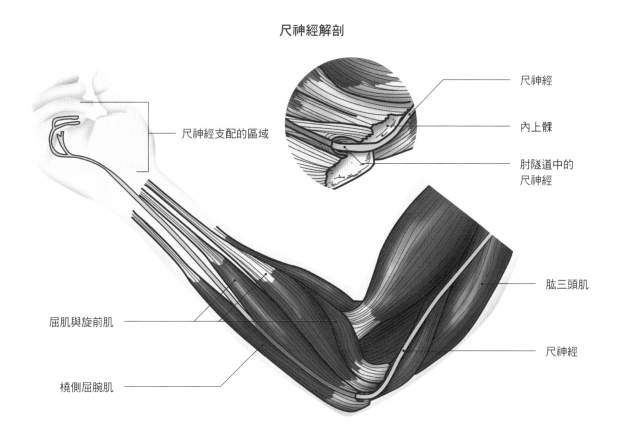

尺神經解剖

尺神經

內上髁

肘隧道中的尺神經

尺神經支配的區域

肱三頭肌

尺神經

屈肌與旋前肌

橈側屈腕肌

肘關節尺神經壓迫受傷的症狀（稱為**肘隧道症候群**），包括前臂內側的疼痛與麻木，而這個感覺可能延伸至第四和第五根手指，或延伸至肱二頭肌。[9]反覆彎曲手肘的動作可能會誘發這些症狀，包括臥推、引體向上、上膊接槓的動作、甚至彎曲手肘側睡的時候。長久下來，尺神經的小問題甚至可能導致握力受限。

使用以下檢測方法，可以讓你確認肘關節內側疼痛是否是因為尺神經受傷。請將手腕維持打直的「中立」姿勢，並像在做肱二頭彎舉一樣盡可能彎曲肘關節，然後維持這個姿勢 1 分鐘。你也可以用另一隻手的大拇指用力壓迫肘關節內側，位置就在內上髁的上面，這樣可以壓迫下方的尺神經。如果這些檢測方法會誘發疼痛，就表示你的症狀來自於尺神經受傷。[10]

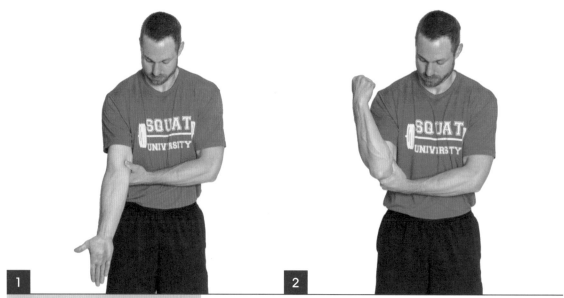

1   **2**

尺神經檢測（肱二頭彎舉與用力壓迫）

橈神經

    另一條可能受傷並導致肘關節疼痛的神經，就是橈神經。這條神經沿著手臂外側、而且通過肘關節，會經過組織間的一條小小通道，稱為**橈隧道**。就像對側的尺神經一樣，橈神經也可能受到壓迫與擠壓，導致所謂的**橈隧道症候群**。橈神經擠壓和外上髁痛一樣，會導致深層的疼痛或燒灼感，可能從肘關節外側延伸至手掌。[11]

肘關節橈神經解剖

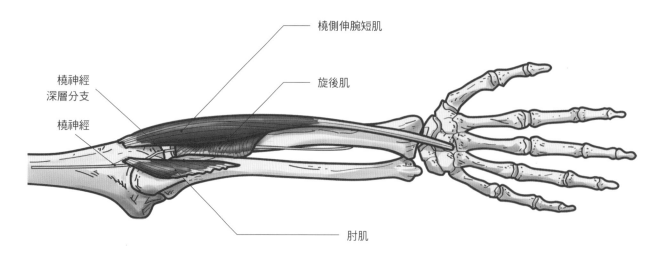

橈側伸腕短肌

旋後肌

橈神經
深層分支

橈神經

肘肌

如果你的肘關節外側疼痛，可以試試以下這個檢測方法。先將不痛的那隻手掌放在對側肩膀，接著輕輕將肩膀往下拉，同時在接下來的步驟中避免往上聳肩。

將有疼痛症狀的手臂放在身體旁邊，完全將肘關節打直，並讓手掌朝向身體後上方。接著請讓這隻手握拳，四指壓住大拇指，就像做勾握的動作一樣，然後微微屈曲手腕，讓手腕往前臂的方向移動。如果這個動作不會引發疼痛，就慢慢將手臂往側邊舉起。如果你的症狀是因為橈神經受傷，這個側舉的動作就會誘發肘關節外側疼痛，而聳肩或頸部側彎都會改變疼痛的強度。[12]

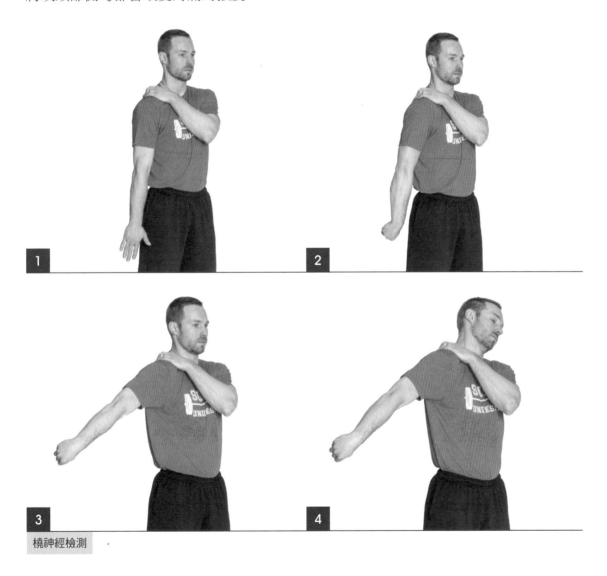

橈神經檢測

如你所見，肘關節的受傷狀況有很多種。了解肘關節基本構造以及常見的受傷部位以後，我們就可以討論疼痛發生的原因。不過要了解疼痛的原因，我們就必須先退一步看看你的全身。

動力鏈檢測

在重訓室發生的肘關節受傷（例如肘關節脫臼），多半都不是太嚴重，原因大多是身體部位長時間磨損所累積的壓力。這些壓力會受以下因素影響：

- 活動度（移動和控制身體來到理想位置的能力）
- 穩定性（維持姿勢並限制不必要的關節活動能力）
- 姿勢／技術

舉起重量會對組織和關節施加壓力（或所謂**負荷**）。如果使用理想的技術搭配適當的負荷，並且有足夠的恢復與休息，身體就會向上適應，處理負荷的能力也會變強。不過，如果上述任一因素出現問題，身體就會出狀況。不良的動作力學角度，以及活動度、穩定性的限制，通常是肘關節出狀況的元兇。因此，一個完整的檢測，不能只看出現症狀的部位。

我常常看到病人在經歷失敗的治療後感到非常挫折，因為他們遇到的復健專業人員只處理疼痛的部位，忽略了肩帶部位，也沒有關注造成疼痛的動作或活動。效果不彰的肘關節治療計畫，通常包含針對前臂肌肉的訓練，以及針對疼痛部位的「被動」治療手法（超音波、貼紮或是刮痧等等）。我不是說這些復健手法有問題，而是如果我們不退一步並看看其他可能造成疼痛的因素，就會見樹不見林。

還記得嗎？有一首兒歌是這樣唱的：「膝蓋骨頭連到大腿、大腿骨頭連到屁股……」（The knee bone's connected to the thigh bone, the thigh bone's connected to the hip bone...）其實很多醫療和復健專業人員，都可以從這首可愛歌曲的歌詞中學到東西。

有一句話是這麼說的：「整條動力鏈有多強壯，取決於其中最弱的環節。」如果一個環節失守，整條動力鏈就會崩潰。如果我們把全身視為一個聯合的系統或「動力鏈」，就可以發現一個關節的問題，將直接影響其他關節的表現。我們可以檢測疼痛部位以外的「弱環節」，來找到受傷發生的所有可能因素。

不管你肘關節的問題出在哪裡，我們必須先看看最鄰近疼痛部位的關節：腕關節與肩關節。

肘關節疼痛動力鏈

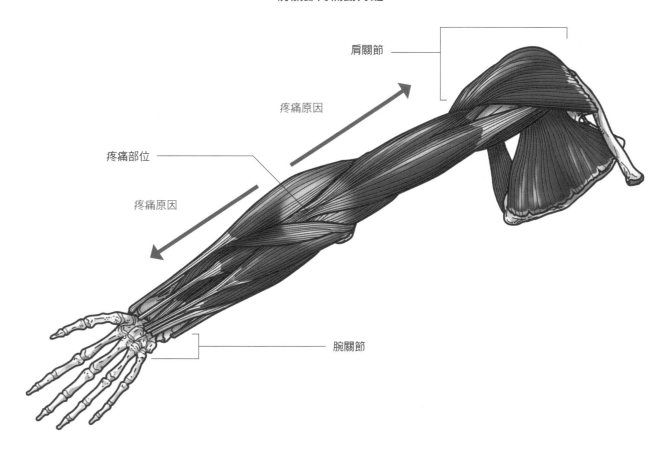

肩關節

疼痛原因

疼痛部位

疼痛原因

腕關節

活動度與穩定性

　　執行抓舉、挺舉或過頭推舉等動作時，若要創造穩定的平台來支撐槓鈴，就需要一定的腕關節活動度。你可以想像體操選手執行倒立時的腕關節姿勢。無論是體操選手在倒立時要穩定身體重量，或舉重選手將槓鈴高舉過頭，都需要腕關節有足夠的延展，才能提供足夠穩定的平台來支撐重量（請見下頁圖片）。如果運動員在推拉槓鈴或啞鈴時，無法讓腕關節順利做到承受重量的姿勢，整個身體就無法做出理想動作。

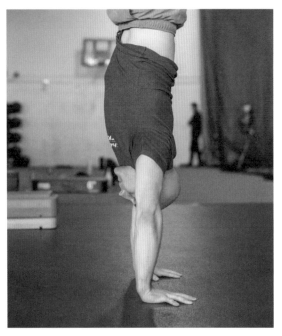

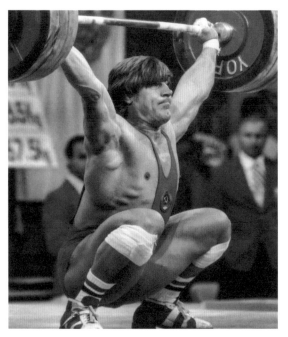

體操選手倒立時的腕關節位置。
圖片授權：戴夫·提立醫師（Dr. Dave Tilley）

舉重選手將槓鈴高舉過頭時將手腕伸直。
大衛·瑞傑特（David Rigert）執行抓舉，
圖片授權：Bruce Klemens

　　執行過頭動作時，如果無法充分伸直腕關節，可能使腕關節以下「動力鏈」中較小的結構承受過多的力量，來彌補穩定性的不足。[13] 這些力量經過長時間的累積，可能導致肘關節受傷。

　　若要檢測腕關節活動度，請將雙手手掌壓在一起，並盡可能將雙手往下壓（祈禱姿勢）。你的手腕必須要能移動到 90 度的「L」姿勢。如果沒辦法，可能表示你前臂的肌肉太緊或太短、或是腕關節活動度受限，而我待會就會告訴你怎麼解決！

　　下一步就是往上檢查肩關節。我們需要徹底評估肩關節的肌力、穩定性，以及胸椎、脊椎、闊背肌與胸肌的活動度。

　　許多研究都發現，背部和肩關節肌肉太弱，可能會導致肘關節疼痛，尤其是外上髁痛。[14] 事情是這樣發生的：有一位平常會執行奧林匹克舉重動作的運動員，如果他的肩關節穩定性不足，抓舉、挺舉等過頭動作也會受到影響。姿勢與控制能力不理想，會增加肘關節周遭肌肉的穩定性需求（以避免槓鈴掉下來），最後因為過度磨損而造成傷害。

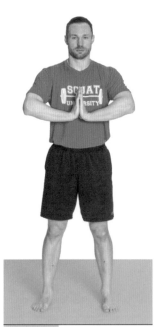

祈禱檢測

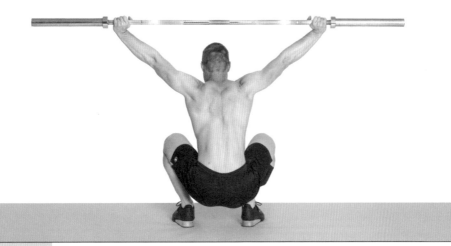

過頭深蹲（背後視角）

　　以上這個範例，如果不處理肩關節穩定性不足的問題，再怎樣努力提升肘關節周遭肌肉力量，也無濟於事。其實，止痛根本也不需要找專業醫療人員。只要暫停會造成疼痛的動作（就想很多醫生都會說：「兩個星期不要碰槓鈴。」），使用能夠減緩急性疼痛的藥物，再稍微讓周遭肌群做一些強化和伸展動作，你立刻就不會痛了。但是這樣真的有治本嗎？還是只能治標？你來判斷吧。

　　在這個情況下，將手臂往側邊抬高來做檢測肩關節外旋肌力，是很有用的檢測工具。讓雙手手肘在身體側邊，並彎曲來到 90 度「L」的姿勢，接著請朋友用力試著讓你的雙手合併，而你要盡量避免手臂被推動。然後請進行下一個檢測動作，請將手臂抬高，好像要和朋友擊掌一樣，並一樣請朋友將你的手掌往前推，試著創造肩關節內旋，而請你一樣盡量避免手臂被推動。

　　如果你無法維持起始位置，手臂會往前倒，就表示必須進一步檢查肩關節。關於肩關節的深入檢測辦法，請參閱第四章的第 258 至 273 頁。

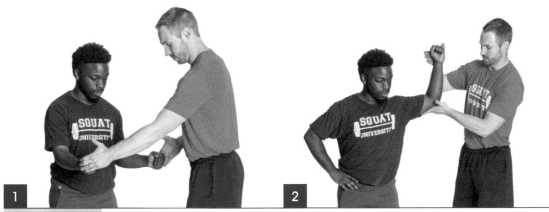

1　2

徒手外旋肌肉檢測

姿勢／技術

　　找到疼痛部位周圍關節的活動度和（或）穩定性不足以後，下一步就是評估你的動作技術。許多專業醫療人員在評估受傷的過程中，都沒有做好動作技術評估。你可以執行各種想做的肌力和活動度檢測，然後花很多錢做核磁共振或電腦斷層掃描，但如果你都不看看這個人的動作，根本不可能完整分析。

　　讓我們回到背槓深蹲的例子，看看肘關節內側疼痛是如何造成。腕關節稍微伸直，是在過頭槓鈴動作產生足夠穩定的理想姿勢，但如果握槓時腕關節完全伸直，就可能會出問題，尤其是動作需要完全握住槓鈴的時候。舉例來說，有一名運動員執行背槓深蹲時，肘關節在槓鈴的正下方，這時候他就必須讓腕關節大幅伸直，才能抓住槓鈴。

　　這樣大幅伸直腕關節，會伸展你的前臂屈肌，而屈肌如果來到這個拉長的位置，力量就會受限（與「中立」打直的腕關節相比），也就是這時候握力會自動下降。[15]

　　腕關節完全伸直的時候，若還要用力握住槓鈴，會增加這些肌肉過度使用的風險。疲勞加上反覆訓練，可能會引發一連串的問題，最後造成肌腱磨損，並可能導致肘關節

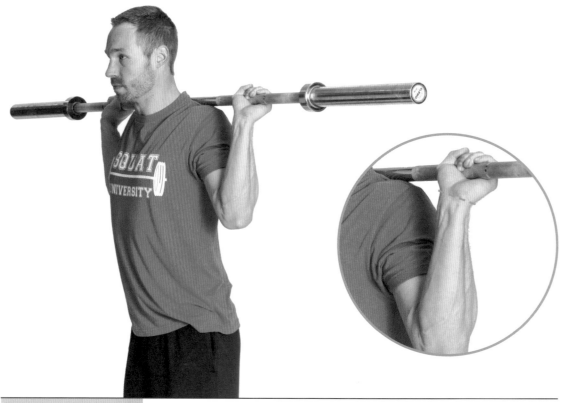

背槓深蹲時腕關節過度伸直

內側疼痛。[16] 因此，復健過程的第一步，就是要用一些簡單的技術指令來修正腕關節位置。讓腕關節來到更中立的位置，就能減輕肘關節內側的壓力。

我們也必須考量疲勞對於動作品質的影響。以當天執行大量臥推訓練的健力選手為例，如果你曾經辛苦完成一次困難的訓練，你應該很清楚，反覆動作下的疲勞會改變動作型態。你的第一組動作品質可能很好，但隨著疲勞程度越來越高，你的動作品質會開始下降。

動作力學機制的小變化，對於你的身體控制與力量輸出會有很大的影響。舉例來說，研究發現臥推如果做到顯著疲勞，會造成動作技術改變、相關肌肉的肌力下降，並讓肘關節承受更多的壓力。[17] 長久下來，動作形式的改變以及肌力下降所造成的微小失衡，將讓身體更容易因過度使用而產生傷害。[18]

因此，如果你在處理肘關節疼痛時還想繼續訓練，建議微調訓練計畫，安排足夠的休息與恢復時間，並盡量避免執行大量反覆動作，這樣才能專心調整動作技巧與品質。

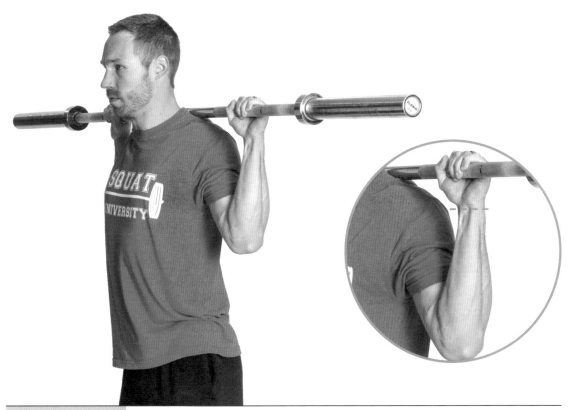

背槓深蹲時腕關節中立

重建過程

如你所見，肘關節疼痛的種類很多。如果考量疼痛部位附近（肩關節與腕關節）可能出現的「弱點」，我們會發現導致疼痛的原因有很多種。因此，肘關節受傷復健沒有固定的解決方法，你必須根據個人狀況擬定計畫才能處理特定的疼痛。

整體處理法

如果你真的有確實執行檢測，應該會相當了解你的「弱點」，這時候就能據此使用更全面的方法來處理疼痛。（這就是所謂的「整體處理法」，與針對患部的「局部」處理法不同。）找出你的弱點後，你可以回頭參閱第四章的內容，就能找到各種狀況的處理辦法。

暫停肩胛引體向上是我最喜歡的動作之一，同時可以改善肩關節的活動度、穩定性，以及肌肉間的協調。雙手與肩同寬懸吊在單槓上，完全放鬆上半身，盡可能把肩胛往兩側拉開。如果你的闊背肌緊繃，會感覺到側邊腋窩（肌肉與肱骨連接的地方）輕微伸展。

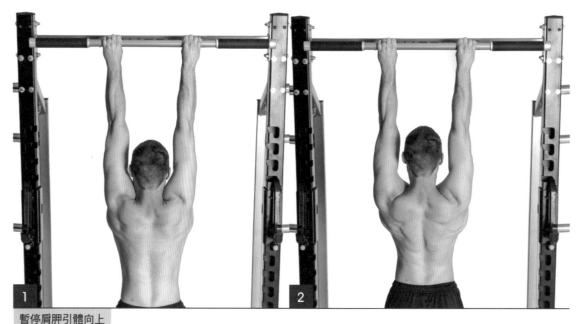

暫停肩胛引體向上

維持這個姿勢伸展 5-10 秒後，讓肩胛骨往後、往下收緊來啟動背部肌肉。如果你的動作正確，手肘會維持鎖死且伸直（只有肩胛骨會互相靠近和些微向下移動）。在這個姿勢維持 5 秒後，放鬆回到輕鬆的懸吊姿勢。執行 2-3 組 5 下，肘關節疼痛減輕以後，你就可以在暫停肩胛後縮之後，加入完整的引體向上。

這一系列動作不僅可以改善闊背肌活動度，也能透過維持肩胛骨在穩定的位置上，讓上肢的動作更為協調。就好像房子必須要有穩定的地基一樣，肩胛骨的位置與功能對於運動表現和肘關節長期健康非常重要。

我也喜歡用單跪姿的啞鈴或壺鈴風車。先來到單跪姿，將重量架在肩關節的位置。你可以把另一隻手往旁邊伸出去來平衡，或是放在軀幹上來感受上推動作時可能出現的肋骨外展。

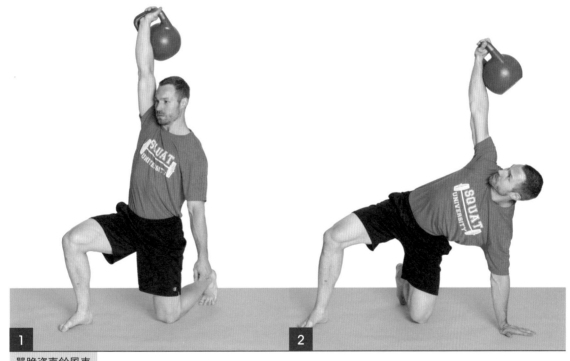

單跪姿壺鈴風車

將重量推過頭以後維持 1 秒，感受肩關節後側的肌肉收縮來穩定關節。此時肩胛骨應該與手臂、手肘、手腕呈一直線，並避免過度聳起上斜方肌。

接著慢慢將軀幹往地面側傾，同時舉過頭那隻手要保持指向天空，這個動作和土耳其壺鈴起立的向下階段類似。停在這個位置時，你會感覺到肩胛骨往脊椎的方向拉進來，而肩胛骨周遭的肌肉也會很用力來穩定手臂。最後，慢慢回到起始位置，並避免過度聳肩，再將重量放回架槓位置。請執行 2-3 組 3-5 下。

研究顯示，透過這些針對肩帶肌肉（斜方肌、菱形肌、旋轉肌群、後三角肌等）的動作，來改善肩胛骨與肩關節穩定性，是消除肘關節疼痛的基本辦法。[19]

局部處理法

採用整體處理法來解決肘關節疼痛當然非常重要，但有些局部動作和復健技巧也對整體治療計畫有所助益，包括前臂強化、彈力帶關節鬆動（尤其適用於肘關節外側疼痛）、軟組織鬆動以及神經滑動。

單一部位強化

許多肘關節內側和外側的疼痛，都相當適合用前臂強化來處理，[20] 重點就在於選擇最有效率的強化動作來解決傷害。

我們之前討論過，近期的研究都把肘關節外側疼痛歸類為肌腱病變，而研究顯示等長動作（肌肉收縮時關節沒有動作）對於治療下肢肌腱病變相當有效，例如執行西班牙深蹲來治療髕骨肌腱病變。[21] 等長動作對於上肢肌腱傷害是否有效，還需要更多研究證實，但我發現等長動作對許多肘關節外側疼痛都相當有效。[22]

因此，如果你的肘關節外側發炎狀況嚴重，可以嘗試等長收縮維持，看看是否有助於減緩疼痛。將手臂放在桌子的邊邊（或大腿上，如圖所示），然後讓腕關節微微伸直拿著一顆小啞鈴，維持 30-45 秒，總共做 4-5 次。

如果這的動作真的適合你，在做到第二下或第三下時，你的疼痛應該完全消失，此時應該只有前臂的伸腕肌群會有些疲勞。如果動作做起來太輕鬆，就增加啞鈴的重量，目標是維持接近 45 秒，但仍能在無痛的情況下進行動作。

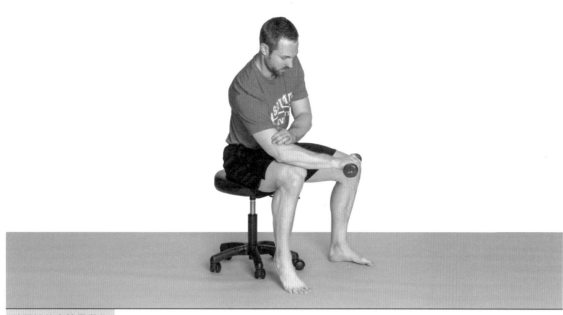

腕關節伸直等長動作

等長動作有助於減緩疼痛，但你最終還是必須使用傳統肌力訓練動作。啞鈴彎舉動作（如果是肘關節外側疼痛，就讓腕關節伸直；如果是肘關節內側疼痛，則讓腕關節屈曲）可以當作第一個動作。總共執行 10-15 下，向心抬高 3 秒、離心下降 3 秒，在不會增加疼痛感的情況下，選擇可以做 3-4 組的重量。[23] 肌腱受傷對於負荷的反應通常比較慢，所以你要小心確保前臂強化動作不會讓你隔天更加疼痛！肌力和耐痛能力都進步以後，就增加重量。

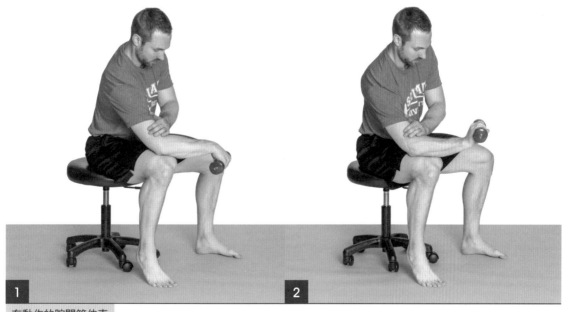

1 2

有動作的腕關節伸直

單一部位強化動作也可以進階為更有功能性的負重動作。肘關節外側疼痛的人在復健初期，如果使用單手的「公事包走路」或雙手的「農夫走路」，由於腕關節會處在中立位置，對伸腕肌群的負荷較小，低於硬舉等前負重動作時採用的正握姿勢。

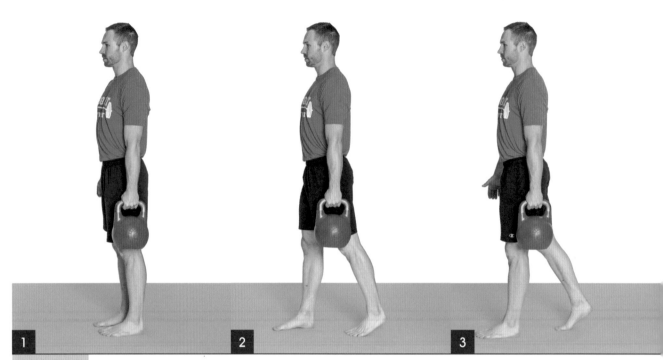

壺鈴負重行走

　　如果你正在處理肘關節外側疼痛，最終還是要以正握的訓練動作來強化伸腕肌群。有一個很棒的動作叫做架上支撐（rack hold），我是從菁英健力選手布萊恩‧桑姆納那邊學到的。將槓鈴放在深蹲架上，大約在髖關節的高度。用一隻手抓住槓鈴的正中間，然後收緊核心以及肩膀到手臂的每一條肌肉，將槓鈴從蹲舉架上舉起 5-15 公分的高度，維持 10 秒後再把槓鈴放下，這樣算 1 下。這個動作適合的負重，應該要讓第十下動作非常辛苦，但不會讓先前的疼痛復發。

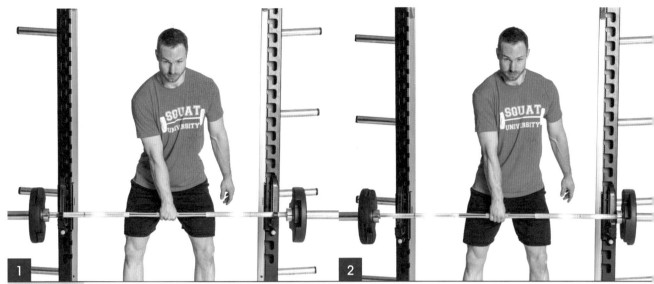

正握架上抓握

彈力帶動態關節鬆動術

有些人可以用關節鬆動術來處理肘關節疼痛。物理治療師布萊恩‧莫里根（Brian Mulligan）設計出**動態關節鬆動術**（MWM），有助於改變肘關節錯位（排列或動作問題）。[24] 如果做握拳、抓握物體、扭轉手腕等動作時肘關節外側會痛，這種鬆動術就特別有效。

執行方式是將一條較粗的彈力帶（大約 5-10 公分寬）綁在前臂上，剛好位於肘關節下方。仰躺在地，手肘放在身體旁邊、手掌朝下，讓彈力帶拉力的方向與你的身體垂直。

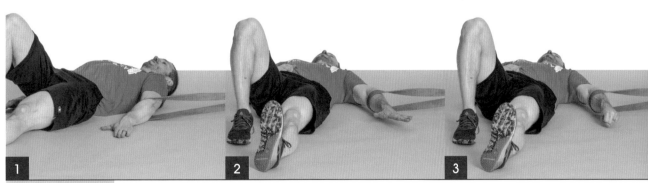

側向彈力帶關節鬆動

維持彈力帶將你的手臂往側向拉動的張力（製造肘關節的側向關節滑動），握緊並放鬆拳頭 10-20 次，也可以拿著小啞鈴往前往後旋轉。請確保整隻手臂（除了手掌以外）都要貼平地面。

如果這個動作適合你的受傷狀況，而且你的動作與彈力帶張力都正確，則完成動作後，抓握或拿著重量移動手腕時，感到的疼痛應該會立即消除或大幅減少。[25] 如果做完這個鬆動動作後，你的疼痛沒有顯著減緩，就別再浪費時間了，因為你需要的不是這個動作。

軟組織鬆動

對幾乎任何形式的肘關節疼痛而言，軟組織鬆動都是有幫助的治療方法。[26] 小球（按摩球或網球）和槓鈴是兩種非常好用的工具。

如果你的肘關節內側或外側疼痛，就將球放在桌上或板凳上，再把手放到球上。到處滾動看看有沒有哪個點會痛，找到疼痛的部位後暫停幾秒，然後將手腕上下移動 1 分鐘左右。這個主動放鬆的技巧有助於改善組織和關節活動度。

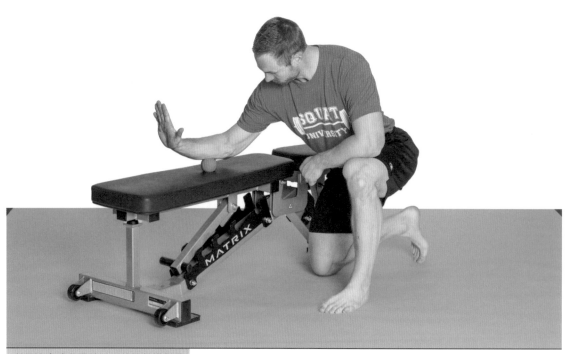

利用按摩球做屈腕肌群的軟組織鬆動

如果你伸腕的活動度不足，可以在做完這個軟組織鬆動運動之後，立即重新檢測你的腕關節活動度，可能會發現腕關節活動範圍短暫提升。

　　如果你的肘關節後側或肱三頭肌下部疼痛，可以將槓鈴放在深蹲架上，再把手臂放上去。（我是從物理治療師凱利・史達雷那邊學到這個鬆動動作）將手臂往下拉，讓肱三頭肌在槓鈴上慢慢前後滑動。就像剛才提到使用球的鬆動動作一樣，在疼痛部位暫停一下，再開始將手肘上下移動 1 分鐘。有些運動員可能會在做完這個動作以後，立刻感受到症狀改善。

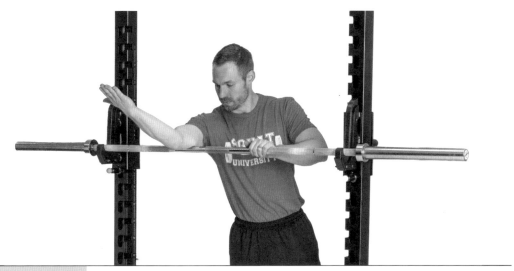

槓鈴肱三頭肌軟組織鬆動

神經滑動

　　如果神經檢測會觸發疼痛，一個減緩疼痛的好辦法就是神經滑動。神經鬆動技巧有兩種，目標是讓神經伸展或滑動（相對周遭組織）。[27]

　　伸展神經的滑動技巧稱為**神經張力**（nerve tensioning），會暫時提高周遭神經鞘的張力和壓力，並讓某些人身上的症狀惡化；而移動神經的「滑動」對整體結構帶來的張力明顯較小，是一個較溫和的神經鬆動方法，不會讓症狀惡化。[28]神經鬆動技巧的整體目標，是減少神經內部與周遭的腫脹、促進血液循環，並幫助恢復神經的自然動作能力與活動度，因而減緩症狀。[29]

　　下圖顯示的是尺神經滑動，先將手臂往側邊伸直，肘關節打直，腕關節微微伸直（手掌朝上、手指朝向地面）。接著彎曲手肘，同時將手臂帶到身體正前方，動作全程讓腕關節維持同樣的伸直姿勢。手來到身體前方後維持 1 秒，再慢慢回到起始位置。[30]

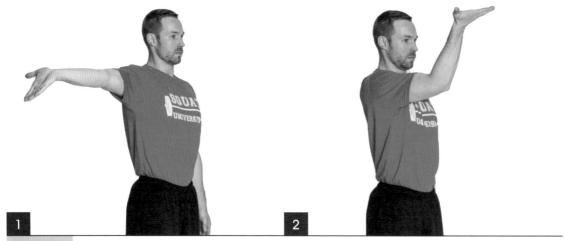

尺神經滑動

橈神經滑動的起始位置和尺神經滑動一樣。讓對側手掌將肩膀往下拉，並將伸直手的肘關節完全打直，手掌朝向後上方。接著讓伸直那隻手握拳，四隻手指壓住拇指，就好像做勾握一樣，並稍微屈腕，讓拳頭貼近前臂。然後再把伸直的手臂抬高，並讓視線跟著手走。做到肘關節稍微有壓力的位置後，就回到起始位置。

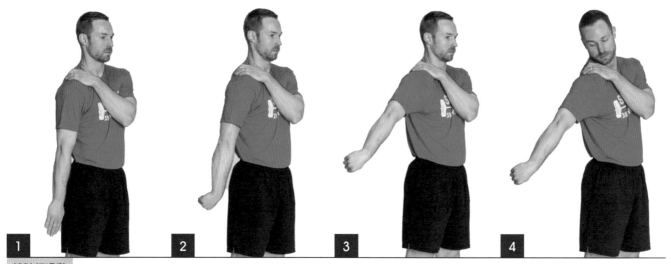

橈神經滑動

每次做滑動的次數不要太多，因為就算使用強度較低的滑動動作，對神經過度加壓還是可能讓症狀惡化。另外，也請避免過度伸展屈腕肌群，因為可能會刺激神經並讓症狀惡化。

如果這些鬆動動作有助於減緩症狀，我建議每幾個小時就做一次。

肘關節復健的最後注意事項

如你所見，肘關節疼痛沒有一體適用的解方。不過，本章列出了相當完整的檢測過程，能夠幫助你根據身體狀況設計復健計畫，讓你以更有效率的方法處理症狀。

不幸的是效果不會立竿見影。治療所需時間幾乎一定比你想像的更久，但請保持耐心，畢竟沒有任何複雜問題可以快速解決，而肘關節其實比很多人想像的複雜得多。

如果在過程中，你發現肘關節無法完全伸直，感到肘關節「卡住」，有引發疼痛的啪啪聲或喀喀聲或是頸部疼痛，我強烈建議你尋求醫師或復健專業人員的協助。

第五章 參考文獻

1. U. Aasa, I. Svartholm, F. Andersson, and L. Berglund, "Injuries among weightlifters and powerlifters: a systematic review," *British Journal of Sports Medicine* 51 (2017): 211–20.

2. M. Stroyan and K. E. Wilk, "The functional anatomy of the elbow complex," *Journal of Orthopaedic & Sports Physical Therapy* 17, no. 6 (1993): 279–88; C. M. Hall and L. T. Brody, *Therapeutic Exercise: Moving Toward Function*, 2nd Edition (Philadelphia: Lippincott Williams & Wilkins, 2005).

3. E. Waugh, "Lateral epicondylalgia or epicondylitis: what's in a name," *Journal of Orthopaedic & Sports Physical Therapy* 35, no. 4 (2005): 200–2.

4. L. M. Bissert and B. Vicenzino, "Physiotherapy management of lateral epicondylalgia," *Journal of Physiotherapy* 61, no. 4 (2015): 174–81; S. Dimitrios, "Lateral elbow tendinopathy: evidence of physiotherapy management," *World Journal of Orthopedics* 7, no. 8 (2016): 463–6; C. M. Kaczmarek, "Lateral elbow tendinosis: implications for a weight training population," *Strength and Conditioning Journal* 30, no. 2 (2008): 35–40.

5. Hall and Brody, *Therapeutic Exercise* (see note 2 above).

6. Hall and Brody, *Therapeutic Exercise* (see note 2 above).

7. Hall and Brody, *Therapeutic Exercise* (see note 2 above).

8. M. R. Safran, "Elbow injuries in athletes: a review," *Clinical Orthopaedics* 310 (1995): 257–77; C. B. Novak, G. W. Lee, S. E. Mackinnon, and L. Lay, "Proactive testing for cubital tunnel syndrome," *Journal of Hand Surgery* 19, no. 5 (1994): 817–20; M. F. Macnicol, "Extraneural pressures affecting the ulnar nerve at the elbow," *Hand* 14, no. 1 (1982): 5–11.

9. Hall and Brody, *Therapeutic Exercise* (see note 2 above).

10. Novak, Lee, Mackinnon, and Lay, "Proactive testing for cubital tunnel syndrome" (see note 8 above).

11. R. A. Ekstrom and K. Holden, "Examination of and intervention for a patient with chronic lateral elbow pain with signs of nerve entrapment," *Physical Therapy* 82, no. 11 (2002): 1077–86.

12. B. K. Coombes, L. Bisset, and B. Vicenzino, "Bilateral cervical dysfunction in patients with unilateral lateral epicondylalgia without concomitant cervical or upper limb symptoms: a cross-sectional case-control study," *Journal of Manipulative and Physiological Therapeutics* 37, no. 2 (2014): 79–86; B. K. Coombes, L. Bisset, and B. Vicenzino, "Management of lateral elbow tendinopathy: one size does not fit all," *Journal of Orthopaedic & Sports Physical Therapy* 45, no. 11 (2015): 938–49.

13. C. M. Kaczmarek, "Lateral elbow tendinosis: implications for a weight training population," *Strength and Conditioning Journal* 30, no. 2 (2008): 35–40.

14. O. Alizadehkhaiyat, A. C. Fisher, G. J. Kemp, K. Vishwanathan, and S. P. Frostick, "Upper limb muscle imbalance in tennis elbow: a functional and electromyographic assessment," *Journal of Orthopaedic Research* 25, no. 12 (2007): 1651–7; A. M. Lucado, M. J. Kolber, M. S. Cheng, and J. L. Echternach, Sr., "Upper extremity strength characteristics in female recreational tennis players with and without lateral epicondylalgia," *Journal of Orthopaedic & Sports Physical Therapy* 42, no. 12 (2012): 1025–31; J. M. Day, H. Bush, A. J. Nitz, and T. L. Uhl, "Scapular muscle performance in individuals with lateral epicondylalgia," *Journal of Orthopaedic & Sports Physical Therapy* 45, no. 5 (2015): 414–24.

15. V. B. Parvatikar and P. B. Mukkannavar, "Comparative study of grip strength in different positions of shoulder and elbow with wrist in neutral and extension positions," *Journal of Exercise Science & Physiotherapy* 5, no. 2 (2009): 67–75.

16. Hall and Brody, *Therapeutic Exercise* (see note 2 above).

17. Y. P. Huang, Y. L. Chou, F. C. Chen, R. T. Wang, M. J. Huang, and P. P. H. Chou, "Elbow joint fatigue and bench-

press training," *Journal of Athletic Training* 49, no. 3 (2014): 317–21.

18. Hall and Brody, *Therapeutic Exercise* (see note 2 above).

19. J. B. Bhatt, R. Glaser, A. Chavez, and E. Yung, "Middle and lower trapezius strengthening for the management of lateral epicondylalgia: a case report," *Journal of Orthopaedic & Sports Physical Therapy* 43, no. 11 (2013): 841–7.

20. Hall and Brody, *Therapeutic Exercise* (see note 2 above); Coombes, Bisset, and Vicenzino, "Management of lateral elbow tendinopathy" (see note 12 above); J. Raman, J. C. MacDermid, and R. Grewal, "Effectiveness of different methods of resistance exercises in lateral epicondylosis— a systematic review," *Journal of Hand Therapy* 25, no. 1 (2012): 5–25; T. F. Tyler, S. J. Nicholas, B. M. Schmitt, M. Mullaney, and D. E. Hogan, "Clinical outcomes of the addition of eccentrics for rehabilitation of previously failed treatments for golfers elbow," *International Journal of Sports Physical Therapy* 9, no. 3 (2004): 365–70.

21. E. Rio, C. Purdam, M. Girdwood, and J. Cook, "Isometric exercise to reduce pain in patellar tendinopathy in-season: is it effective 'on the road'?" *Clinical Journal of Sports Medicine* 29, no. 3 (2019): 1–5.

22. J. Y. Park, H. K. Park, J. H. Choi, E. S. Moon, B. S. Kim, W. S. Kim, and K. S. Oh, "Prospective evaluation of the effectiveness of a home-based program of isometric strengthening exercises: 12-month follow-up," *Clinics in Orthopedic Surgery* 2, no. 3 (2010): 173–8.

23. K. Starrett and G. Cordoza, *Becoming a Supple Leopard: The Ultimate Guide to Resolving Pain, Preventing Injury, and Optimizing Athletic Performance*, 2nd Edition (Las Vegas: Victory Belt Publishing Inc., 2015).

24. Coombes, Bisset, and Vicenzino, "Management of lateral elbow tendinopathy" (see note 12 above).

25. A. Amro, I. Diener, W. O. Bdair, I. M. Hameda, A. I. Shalabi, and D. I. Ilyyan, "The effects of Mulligan mobilisation with movement and taping techniques on pain, grip strength, and function in patients with lateral epicondylitis," *Hong Kong Physiotherapy Journal* 28, no. 1 (2010): 19–23; W. Hing, R. Bigelow, and T. Bremner, "Mulligan's mobilisation with movement: a review of the tenets and prescription of MWMs," *New Zealand Journal of Physiotherapy* 36, no. 3 (2008): 144–64.

26. Hing, Bigelow, and Bremner, "Mulligan's mobilisation with movement: a review of the tenets and prescription of MWMs" (see note 25 above); J. H. Abbott, C. E. Patla, and R. H. Jensen, "The initial effects of an elbow mobilization with movement technique on grip strength in subjects with lateral epicondylalgia," *Manual Therapy* 6, no. 3 (2001): 163–9; Coombes, Bisset, and Vicenzino, "Management of lateral elbow tendinopathy" (see note 12 above).

27. M. W. Coppieters and D. S. Butler, "Do 'sliders' slide and 'tensioners' tension? An analysis of neurodynamic techniques and considerations regarding their application," *Manual Therapy* 13, no. 3 (2008): 213–21.

28. Coppieters and Butler, "Do 'sliders' slide and 'tensioners' tension?" (see note 27 above).

29. M. W. Coppieters, K. E. Bartholomeeusen, and K. H. Stappaerts, "Incorporating nerve-gliding techniques in the conservative treatment of cubital tunnel syndrome," *Journal of Manipulative and Physiological Therapeutics* 27, no. 9 (2004): 560–8; D. Oskay, A. Meric, N. Kirdi, T. Firat, C. Ayhan, and G. Leblebicioglu, "Neurodynamic mobilization in conservative treatment of cubital tunnel syndrome: long-term follow-up of 7 cases," *Journal of Manipulative and Physiological Therapeutics* 33, no. 2 (2010): 156–63; V. Arumugam, S. Selvam, and J. C. MacDermid, "Radial nerve mobilization reduces lateral elbow pain and provides short-term relief in computer users," *Open Orthopaedics Journal* 8 (2014): 368–71.

30. Coppieters and Butler, "Do 'sliders' slide and 'tensioners' tension?" (see note 27 above).

踝關節疼痛

CrossFit 運動員、舉重選手、健力選手踝關節最常見的傷害，並不是典型的踝關節扭傷。其實，問題往往出在阿基里斯腱。因此，雖然出在踝關節的問題不少，但本章只會著重在阿基里斯腱。要知道阿基里斯腱的疼痛起因，我們得先看看此處的構造。

解構阿基里斯腱傷害

　　肌腱是厚實且含有纖維的帶狀組織，連接肌肉與骨骼；而把兩塊小腿肌肉連接到後腳跟（把腓腸肌和比目魚肌連接到跟骨）的肌腱，就是阿基里斯腱。阿基里斯腱由一層稱之為「**腱包膜**」的薄鞘所包覆，並因此得以自由活動，不受周圍組織影響。就結構上，阿基里斯腱和髕腱很像，都會吸收並儲存能量，並在每次步行、奔跑、跳躍時，如彈簧般釋放能量。

阿基里斯腱

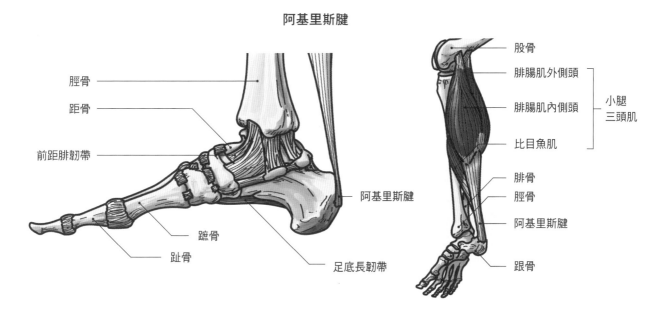

　　人體內的組織，如肌肉、肌腱，甚至骨骼，時時都處於波動狀態。只要身體承受壓力（例如運動時），部分的組織就會分解，接著再生。長期下來，這個自然補充的過程會讓肌力提升。

　　在肌腱中，肌肉分解然後再生的過程多由**肌腱細胞**所控制。肌腱細胞分布於膠原蛋白（準確地說，是第一型膠原蛋白）。肌腱受力或負重時，肌腱細胞就會有所反應，連帶影響組織的組成：**細胞外基質**。訓練強度、所吃藥物、是否有糖尿病等，都是重要因素，會決定阿基里斯腱能否發展出一定的肌力，或是所謂的「**負重承受等級**」。

　　只要訓練的負重不要大幅超出該等級的範圍，肌腱就會生成細胞反應（可以透過超音波圖像看到）。若有進行適當的恢復，身體在接下來的兩到三天內，就會恢復正常。這就是在適應過程中，正常的「增補」階段所需的時間。[1] 不過，如果所受的負重太重，或是訓練計畫中不允許運動員好好恢復，平衡就會被打亂，身體原本的適應性也會逐漸消失，改為呈現病態的特徵。一旦如此，傷害就已開始形成。

肌腱病理學連續模組

在說明如何處理肌腱傷害之前，讓我們先來看看傷害形成的過程。吉兒‧庫克提出的「肌腱病理學模組」（見第三章〈膝關節疼痛〉）就有助於我們了解傷害的形成。[2] 以下為模組當中，互有重疊的三階段：

1. 反應性肌腱病變
2. 肌腱修復不良
3. 退化性肌腱病變

每遞進一個階段，復原至原先健康水準的能力就會減少。

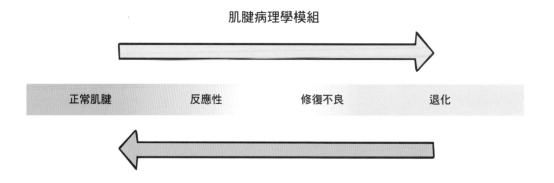

庫克的模型很新，對慢性肌腱傷害的想法也與許多醫界人士不同。或許你聽過醫生提到「**肌腱炎**」，但這個詞並不正確。顧名思義，肌腱炎就是指部位發炎，但晚近研究顯示，肌腱受傷處均沒有發炎現象。[3] 因此，用「**肌腱病變**」來說明肌腱受傷的情況較為合適。[4]

先前曾經提過，任何性質的超負荷，都會對肌腱細胞引發短暫的過度反應，亦即**反應性肌腱病變**。確切來說，細胞外基質的小分子蛋白質「**蛋白聚醣**」會大量增加，造成肌腱部位疼痛腫脹。所以，這類型腫脹同樣不是由發炎引起。[5]

以下情況都可能引發反應性肌腱病變：

• 若訓練計畫強度突然超出平常的水準，就會產生急性超負荷，使負重遠遠超出肌腱在當下可承受的範圍。

• 太久沒有運動，就直接回復到相對「一般」的訓練，也會引發反應性肌腱病變。比如：去度假一個禮拜，或是此前為了養傷而休息一段時間。由於一段期間缺乏訓練，肌腱因為適應的關係，能承受的負重就會降低。此時，若馬上切換到「一般」強度的訓練，將會導致超負荷，引發細胞的過度反應。

• 就算只是換雙鞋子，也可能導致超負荷，因為從原本的鞋子換成新鞋，可能會有支撐力變少、鞋底變硬或鞋跟變高的情形。

運動員之所以會產生反應性肌腱病變，並不是因為舉起特定的重量，或是某個動作做了特定幾組。反應性肌腱病變之所以產生，純粹是因為負重超出個人能夠承受的範圍。一樣是從事某種運動，頂尖運動員長期以來所承受的負重，都高過業餘運動員。不過，前者因為訓練規畫良好，且恢復方式有效，所以肌腱能適應更高的負重。因此在頂尖運動員身上，反應性肌腱病變並沒有比較常見。

好消息是，如果處理得當，反應性肌腱病變是可逆的。如果能去除導致超負荷的因子，並利用適當的復健原則（我們稍後就會提到），肌腱就能在幾週內痊癒，回復至正常的健康狀態。

不過，如果持續承擔過量負重，且無視肌腱疼痛繼續訓練，傷害就會發展到下一個階段，也就是庫克所說的「修復不良」。在超負荷持續的狀況下，進入細胞外基質的蛋白聚醣就越來越多，使得水分增加，並最終導致肌腱的支撐結構（膠原蛋白）開始瓦解。倘若超負荷繼續存在，散亂的膠原蛋白就會繼續崩解。隨著傷害步入第三階段，來到「退化性病變」，膠原蛋白最後就會失去功能。

很不幸，我們很難辨別肌腱是否處於修復不良的狀態。更麻煩的是，肌腱退化時，不會引發疼痛感，所以你可能甚至無法察覺傷害已經來到第三階段。

釐清肌腱傷害處於哪一階段

像庫克這樣的研究人員已經發現，肌腱疼痛主要是第一階段（反應性病變）的症狀。我們可以將第一階段再拆分成兩小階段：「反應性」階段和「反應性過渡至修復不良／退化性病變」階段。因此，如果你的阿基里斯腱感到疼痛，你就可以用這個簡易的兩階段模型，來判斷自己的肌腱病變是發展到哪一小階段。[6]

假設這是你第一次覺得阿基里斯腱有疼痛感。歷經一天的辛苦訓練，你痛到走起路來只能一瘸一拐。那麼，你初次經歷的肌腱疼痛就屬於急性，所經歷的便可能是「反應性」肌腱炎的初始階段。

不過，也許你的阿基里斯腱疼痛情形已經不是一天兩天了。從去年到幾個月前，都有突發的疼痛情形。就算休息幾個星期，讓疼痛感逐漸消失，之後都還是會復發。由於這種症狀是慢性的，所以你經歷的可能是「反應性過渡至修復不良／退化性病變」階段。

正常狀態、反應性病變、反應性過渡至退化性病變

正常肌腱	反應性病變	反應性過渡至修復不良／退化性病變

肌腱持續承受超負荷時，便可能開始退化，但不會導致整條肌腱直接壞死。如果深入觀察此時的肌腱，可以發現退化的膠原蛋白組織會形成島狀小塊，分散在健康的肌腱組織內。這些退化的小塊島狀組織已經失去延展性和彈性，無法承受任何重量。以庫克的話來講，它們已經「力學失聰」了。

阿基里斯腱組織退化後，所形成的島狀小塊就像是甜甜圈上的洞，周圍的組織都還是健康的。研究顯示，身體其實會逐漸適應，並在死掉的區塊附近長出更多正常的肌腱組織，以補足失去的力氣。[7]

含有退化島狀小塊的正常肌腱

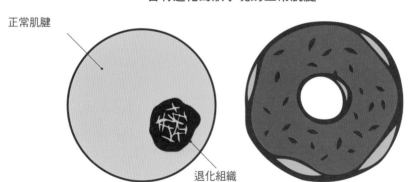

正常肌腱

退化組織

之前提過，這些肌腱裡的「洞」不會導致任何疼痛，也不會影響附近健康的部分。[8]除非周圍的健康組織也承受過多負重，進入反應性階段，疼痛才會進一步衍生至肌腱退化。這也解釋了為什麼有些人的肌腱都退化到斷裂了，卻絲毫沒有疼痛的症狀。[9]

肌腱產生疼痛時，該如何區別是處於「反應性」還是「反應性過渡至修復不良／退化性病變」階段呢？除了審視過往的症狀，我們也能檢視疼痛的劇烈程度、引發疼痛的確切因素，以及所需的復原時間。舉例來說，真正處於「反應性」階段的肌腱會很痛、很腫；引發這種疼痛的因素，是肌腱承受的嚴重超負荷（例如：第一次跑半馬，或在一次訓練中，就大量練習增強式訓練的動作）。相較之下，「反應性過渡至修復不良／退化性病變」階段所經歷的的超負荷就輕微許多，也不太會伴隨腫脹的情況。只要適當休息，「反應性過渡至修復不良／退化性病變」階段的疼痛只需要幾天就可以消退，而「反應性」階段的疼痛則要四到八週後才會消失。[10]只要仔細觀察症狀，便能推知自己的肌腱處於哪個階段，對進一步處理傷害大有助益。

阿基里斯腱傷害的分類

「超負荷會導致肌腱進入反應性模式，並產生疼痛。」聽起來很簡單對吧？其實不然。阿基里斯腱的狀況又複雜了一些。阿基里斯腱可能在幾天之內就會超負荷甚至受傷，產生的傷害症狀稍有不同，也需要以不同的方式治療。[11]

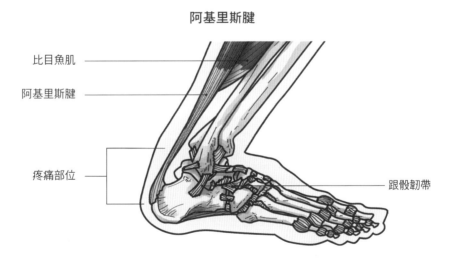

阿基里斯腱

比目魚肌

阿基里斯腱

疼痛部位

跟骰韌帶

肌腱中段

肌腱有張力，就像拉扯橡皮筋時，會有力道產生一樣。若張力過高，肌腱中段就會產生傷害。阿基里斯腱就像彈簧。人體奔跑或跳躍期間，只要一落地，阿基里斯腱就會承受負重並伸展開來，迅速釋放力量，以讓身體可以再次離地。這種馬上製造反彈力量的過程就是「伸展收縮循環」（SSC），也是增強式訓練的基礎。

如果訓練量過多或強度太高，使負重超出身體的耐受程度，就可能進入反應性階段。因此，通常阿基里斯腱中段受傷的族群，都是在訓練或比賽中，密集進行增強式訓練的運動員，如跑者、籃球員、排球員等。

著骨點

著骨點病變與肌腱中段病變不同，位於肌腱在跟骨的附著點。此處可能會腫脹，且經過檢查，可能會更加明顯。肌腱中段的傷害通常是因張力過大而引起，而著骨點病變則是受到張力和壓力的綜合影響。

阿基里斯腱

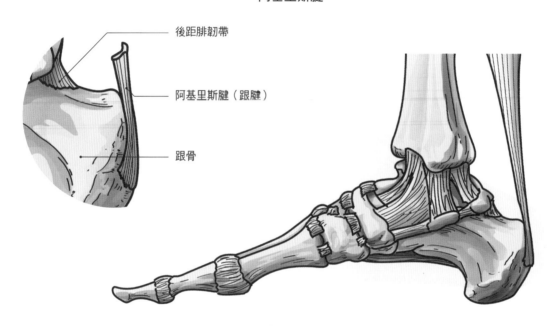

後距腓韌帶

阿基里斯腱（跟腱）

跟骨

阿基里斯腱會對跟骨施加多少壓力，取決於踝關節的姿勢。如果阿基里斯腱有承受負重，但踝關節保持蹠屈姿勢（例如持續踮腳跳），就不太會產生疼痛。不過，如果踝關節承受負重時，是保持背屈姿勢（例如深蹲、弓箭步、跑上坡路段、在像是沙灘這樣的軟表面跑步，或甚至是赤腳走路），那脛部傾斜角度就會更大，形成阿基里斯腱和跟骨間的壓力。[12]

不過，如果為了紓解著骨點病變的症狀，而去伸展小腿肌肉，就會讓踝關節處於背屈姿勢，反而會形成更多壓力，只會加深疼痛。

腱包膜

這一類型的傷害和上述兩者不同，算不上是真正的肌腱病變。受傷的部位其實不是肌腱本身，而是肌腱周圍的薄鞘，我們稱之為「腱包膜」。疼痛也不是源自於受力超出負荷，而是因為踝關節持續進行低負重的活動，使阿基里斯腱和腱包膜長期摩擦。

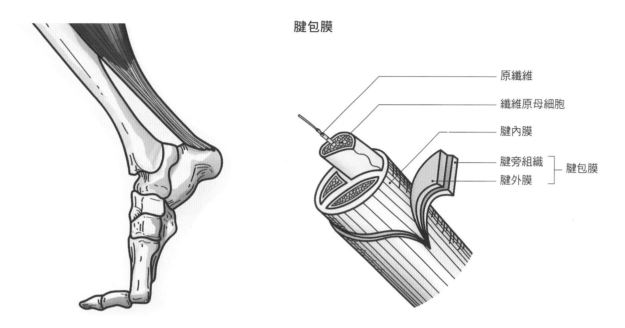

腱包膜

- 原纖維
- 纖維原母細胞
- 腱內膜
- 腱旁組織 ⎫ 腱包膜
- 腱外膜 ⎭

舉例來說，如果騎腳踏車或划船的時間很長，腱包膜就可能會受傷。最明顯的診斷標準就是會聽到「啪啪」聲，彷彿有什麼東西裂開一樣，也稱為「**捻發音**」。捻發音之所以會出現，是因為腱包膜增厚後，肌腱難以繼續順暢移動。[13]

腱包膜的傷害如果置之不理，便會持續造成損害。

如何檢測阿基里斯腱疼痛

檢查阿基里斯腱疼痛的先決條件，就是要確保韌帶沒有完全斷裂的部位。我們可以利用簡易的「捏小腿檢測」來了解肌腱狀況。[14]

捏小腿檢測的進行方式如下（無圖，僅以文字敘述）。俯臥，並讓雙腳輕鬆垂懸於床或長椅的邊緣。找一個人來捏你的小腿肌，並看看腳掌會有什麼反應。如果小腿肌一捏下去，腳掌就會跟著動，就代表阿基里斯腱還很健康，可以進一步審視自己正經歷哪一階段的肌腱病變。反之，如果小腿肌捏下去後，腳掌完全沒反應，就應該要尋求專業的醫療人士，做額外的檢測了。

　　自我檢測的下一步相當簡單。你不需要動用天價的磁振造影儀，只需要回想疼痛情形是怎麼開始的、症狀出在哪個部位，並評估阿基里斯腱承受負重時會有何反應。

負重檢測

　　阿基里斯腱病變的症狀會體現在肌腱的接著處或中段，且引發成因都是負重。[15] 雖然兩處病變都與超負荷有關，但超負荷的機制有所不同。你可以以下述方式確認自己的假想。每次檢測時，把疼痛等級訂在 0-10 之間，0 代表完全不痛，而 10 則是你想像中最痛的情況。首先在平坦的地面，先雙腳踮腳站立，再抬起一隻腳，單腳踮腳站立。如果此時都沒有感覺到痛，那就可以換個方式。請先找來一個槓片或階梯的表面，雙腳踩

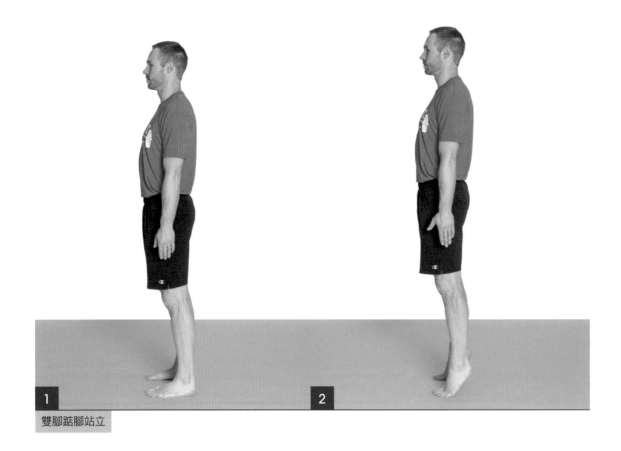

1 **2**

雙腳踮腳站立

上去，並讓腳後跟懸空。站好後，並進行一樣的踮腳動作。這一次，在腳尖踮完後，腳掌往下踩時，試著讓腳後跟踩深一點，讓腳後跟高度低於此表面。如果在平地上不會痛，但腳後跟懸空時就會痛，那你很有可能是著骨點肌腱病變。

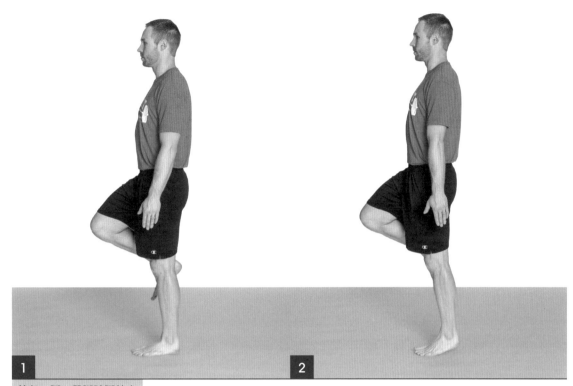

抬起一腳，單腳踮腳站立

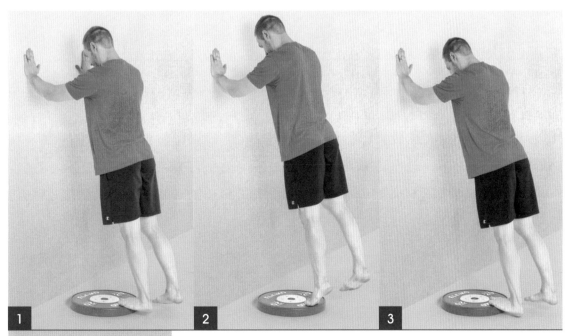

腳趾踩在槓片上，單腳踮腳站立

另一方面，如果在平地踮腳就會感到疼痛，且痛處位於跟骨上方約 2.5-7.6 公分處，那就有可能就是肌腱中段病變。可以試著跳躍幾下，看看這種較為重複且負重較大的動作引發的疼痛，是否會比緩慢、維持特定姿勢的踮腳動作還要明顯。如果是的話，那肯定就是肌腱中段病變。要辨別肌腱病變是屬於肌腱中段還是著骨點，我們可以參考兩個指標：一是疼痛位置，二是檢測中疼痛的產生時機。

不過，若患者是在腱包膜處受傷，那進行上述負重檢測的反應就會有所不同。肌腱中段病變者如果改變動作，把緩慢的踮腳動作改成較為快速的跳躍動作，所感受到的疼痛就會隨著負重而增加。而腱包膜傷害的患者則相反，在進行緩慢的踮腳動作時，會因為踝關節的活動範圍較大，產生更多腱包膜處的摩擦力，進而增加疼痛感。

從上述論述可以知道，要判斷肌腱病變的情形並不需要動用昂貴的磁振造影檢查。事實上，看磁振造影影像反而可能導致診斷出現偏差！因為很多人並沒有疼痛的症狀，但他們的影像中卻常出現異常徵狀，顯示肌腱退化。[16] 醫生或許可以透過造影成像，判斷你肌腱方面的病理問題，但單有影像不一定能說明你的症狀。

戳肌腱附近的部分來檢視疼痛程度也不足以判斷肌腱病變。要檢測肌腱的功能正不正常，還是得利用負重檢測。如果肌腱病變確實存在，那都可以透過我提供的檢測方式來確認。請記得，如果你的肌腱明顯屬於反應性肌腱，那無論你的傷害是位於著骨點還是肌腱中段，都可能在上述所有檢測中感到疼痛。

其他有用的檢測

檢視同一個區塊的傷害時，也應該要檢測踝關節的活動度。腓腸肌或比目魚肌如果很僵硬或很短，關節活動範圍就較小，較難吸收跳躍時著地的力道，也就讓阿基里斯腱受到更大的張力。[17] 踝關節活動度如果受限，阿基里斯腱能吸收負荷的範圍就會變小，短時間內所承受的負重就會增加，提高肌腱中段病變的風險。[18] 不過，背屈程度較小時，接著點所受壓力也會較少。因此，若背屈姿勢的活動度不良，較有可能導致的會是中段肌腱病變，而非著骨點肌腱病變。

你也可以自行實施簡易的「5 英吋牆壁檢測」：[19] 找一面牆，讓其中一隻腳的腳趾離牆腳 5 英吋（12.7 公分）遠，並腳掌踩地，呈單膝跪姿。接著讓膝蓋往前，超出腳趾，並試著在腳跟著地的情況下，讓膝蓋碰到牆壁。

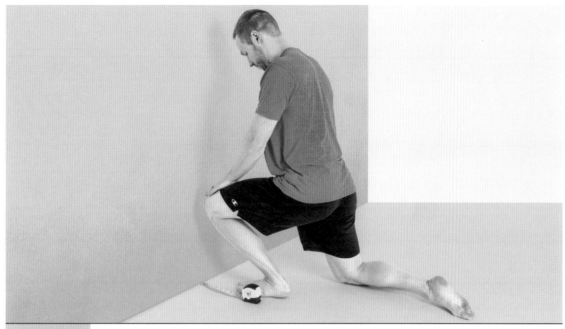

5 英吋牆壁檢測

你有辦法一邊腳跟維持著地，一邊用膝蓋碰牆壁嗎？如果你無法達到，就代表你的踝關節活動度出了問題，且需好好處理。

雖然尚無明確研究佐證，但下列因素也**可能**與阿基里斯肌腱病變有關：

- **生物力學功能不良**
  - » 單腳蹲或雙腳蹲功能不良
  - » 跳躍／落地方式不良
  - » 跑步方式不良／效率不彰（跑步時習慣腳尖著地者，或每分鐘步數過少者）

- **臀部肌肉（臀大肌及臀中肌）不夠有力**

關於檢測的最後注意事項

阿基里斯腱痛起來可不是小事。這個肌腱存在的目的，本就是要吸收強大的力道。如果訓練得宜，肌腱群就能漸漸適應，並越發強健。不過，適應都進行得很緩慢，而且不管做什麼運動，幾乎都很容易產生超負荷。

如果了解傷害的成因和發展，就能更妥當地應對症狀，並早日回歸自己所愛的運動。在接下來的部分，我們要來探討怎麼消除阿基里斯腱的疼痛。

重建過程

第一步：拿捏平衡

之前提過，如果肌腱來到傷害的第一個「反應性」階段，那疼痛就只有一個簡單的成因：超負荷。阿基里斯腱承受的重量，已超出可容忍的範圍。這種情況可能是由特定的單一動作所引發（如在一堂 CrossFit 的課堂上跳箱 200 下），也可能是經過一連串訓練的累積（比如說，一個平常一週訓練 2-3 次的籃球員，突然參加一個為期一週的營隊，每天要訓練 2-3 次）。無論是哪種情形，消除症狀的第一步，就是找出引發疼痛的罪魁禍首，並遠離之。

此刻，很多人想到的就是「休息」，開始想像自己幾個星期都不去健身房，就坐在沙發上瘋狂追劇。的確，多數醫師若遇到病患有肌腱疼痛的困擾，都會馬上建議要徹底休息。然而，「徹底休息」並非明智之舉，而且讓肌腱徹底休息對你絕對沒好處！

肌腱擁有的力量，會合乎一個簡單的原則：「如果你不用，就會流失掉。」[20] 如果不讓肌腱承受任何重量，幾個星期下來又只有休息，那疼痛注定會復發。之前提過，傷害的成因是因為訓練過程中，受到的負重超出肌腱當下可承受的範圍。而如果你接下來幾個星期都休息，身體就會同時逐漸適應，肌腱可承受的重量也會降到更低。所以等你再次回歸運動，經歷超負荷的可能性就更高。

不過，如果傷害發生後不休息，也不顧疼痛，仍持續讓肌腱負重過量，那傷勢也只會更嚴重，甚至讓組織的結構產生改變。因此，要從肌腱傷害中復原，最重要的因子就是管理好負重。拿捏其中平衡並不容易，所以很多人最後都有慢性的肌腱傷害。

拿捏平衡的首要之務，就是列出會加重症狀的動作、訓練量、運動強度（第一份紀錄表）。同時，若有其他動作在從事當下或是隔天都不會引發疼痛，也要額外記錄下來（第二份紀錄表）。只要確切掌握讓症狀顯現的因素，就能以正確的方式調整，讓傷害復原。

跳躍或衝刺這類的動作會增加負荷，使肌腱發揮像彈簧一樣的功能。此時細胞訊號傳輸也會增加，並可能因此反應過度，引發疼痛。二迴旋跳繩、奔跑爬坡、跳箱等動作負擔都較大。如果這類動作導致症狀產生，而出現在你的第一份紀錄表，那就可以先從訓練計畫中剔除，改做第二份紀錄表中負擔較小的動作。深蹲、硬舉、使用划船機等都屬於「肌腱友善」的動作，都可以取代會引發疼痛的動作。深蹲時，請務必留意自己能在不疼痛的情況下，蹲到多低。如果蹲得太低，脛骨往前推的姿勢可能會加重肌腱的負擔，進而加重症狀。一旦肌腱復原，你就能逐漸重拾強度較高的動作，並慢慢適應更大的負重。

如果你是一名頂尖的運動員，正在準備一場重要的比賽，也不想為了處理傷害而卻步，那你就得調整訓練計畫（包含加入其他動作，我稍後會再提到這部分）。你之所以會感到疼痛，就是肌腱在警告你，事情已經不是承受負重這麼簡單了。痛是有原因的，你應正視這個警訊，試著在訓練計畫中挑選一個變因調整，並檢視肌腱有何反應。舉例來說，如果你目前一週訓練七天，那你可以剔除掉其中一次訓練，降低頻率。如果你還是想天天訓練，那你就得調整高強度負重訓練的量，或降低整體的訓練量。無論你選定的變因為何，都要確保一次只能調整一個，並給身體一點時間，察看它的反應如何。每個人的情形都會稍有不同，沒有一定的法則。

該做伸展動作嗎？

在許多復健計畫中，伸展小腿肌肉都可能起到作用，協助踝關節活動度的提升，並改善動作品質。舉例來說，若腓腸肌／比目魚肌的組織僵硬緊繃，致使踝關節活動度受限，就可能沿著後側鏈往上走，造成膝蓋、臀部、下背部的代償作用。如果想確實伸展到小腿中較為大塊的腓腸肌，就不要屈膝。相反的，屈膝時，作用在腓腸肌的力道就會減輕，讓伸展力量得以集中在較為小塊、也位處更深層的比目魚肌。

或許你有聽過其他人說要伸展肌腱傷處，但千萬別這麼做！不管你的情形是屬於何種肌腱病變，都不應在復健計畫中加入伸展。如前所述，著骨點肌腱病變之所以會形成，就是因為肌腱和跟骨間的壓力過大。此時，伸展小腿肌只會在受傷部位增加更多壓力，並導致傷處更加疼痛。[21] 為腱包膜傷害做復健時，最初步的目標，就是限制踝關節的過量活動，進而減少肌腱和腱包膜間的摩擦力。然而，伸展動作只會促進更多活動，也就可能導致摩擦力增加。

肌腱中段病變者比較不用擔心伸展會造成傷害，不過目前也沒有研究顯示伸展有任何效益。這也說明了為什麼常見的夜間夾板（可讓患者睡覺時，持續維持伸展姿勢）對肌腱病變來說，並非有效的治療方式。

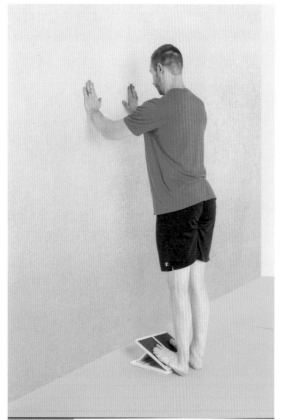

拉筋版伸展

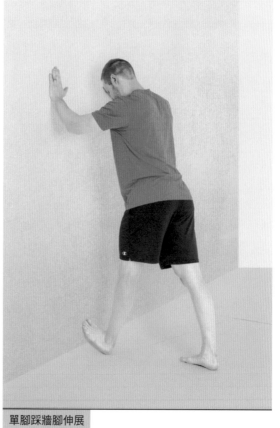

單腳踩牆腳伸展

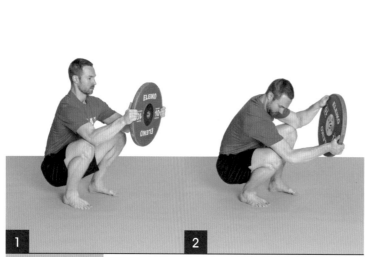

1　　　　**2**

高腳杯式深蹲伸展

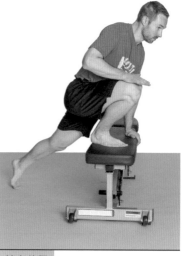

箱上伸展

軟組織鬆動的動作

　　如果踝關節活動度受限，與其伸展，不如使用按摩滾筒或按摩棒，在小腿處安全地進行軟組織鬆動。已有證據顯示，使用按摩滾筒可以改善踝關節活動度，也不會對阿基里斯腱施加壓力或造成傷害。[22]

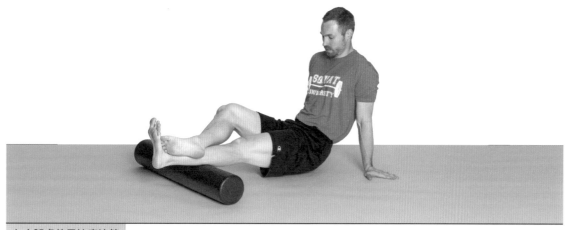

在小腿處使用按摩滾筒

　　如果你在做 5 英吋（12.7 公分）牆壁檢測時，有感受到踝關節前方像是被揪住，或有卡住的感覺，就代表踝關節活動度受限。此時，無論是何種阿基里斯腱的肌腱病變，都可以使用彈力帶，以安全的方式鬆動關節。請呈現單膝跪姿，並將彈力帶綁在腳掌上方（直接包覆住距骨）。

踝關節

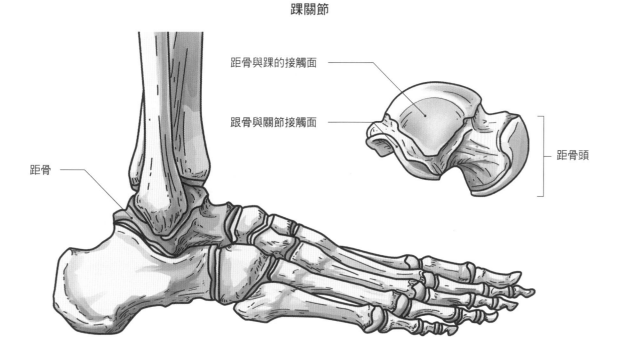

距骨與踝的接觸面

跟骨與關節接觸面

距骨

距骨頭

將腳掌踩穩，並將膝頭向前拉伸至腳趾上方，並維持姿勢幾秒，再回到原本動作。在你膝蓋向前的同時，綁在距骨處的彈力帶也會產生一股向後向下的拉力，踝關節可以維持自然的姿勢。[23] 請重複這個動作 20 次，再檢驗自己的活動度，看看情況是否有所改善。

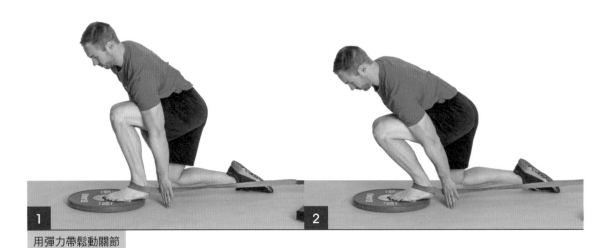

1 ┃ 2
用彈力帶鬆動關節

腳踩鞋墊

　　對處理特定種類的肌腱病變而言，在腳跟墊鞋墊是相當有益的工具。舉例來說，利用 1.5-3.8 公分的鞋墊，可以讓腳掌稍微呈現蹠屈姿勢，減輕肌腱和跟骨間的壓力。[24] 對於有著骨點病變者而言，壓力降低可以減少傷害。

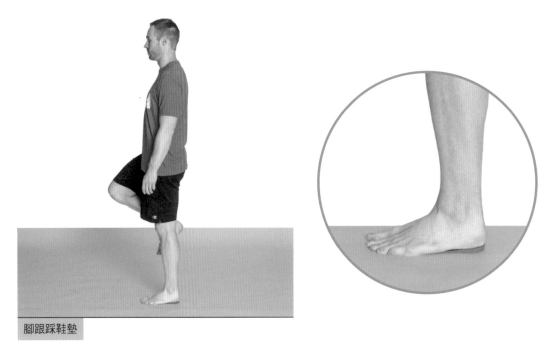

腳跟踩鞋墊

鞋墊也能改善腱包膜傷害，減少踝關節運動時的活動量。甚至還有證據顯示，對於肌腱中段感到疼痛者，使用鞋墊可能會有幫助。蹠肌是一塊較為小塊的肌肉，肌腱在阿基里斯腱附近。如果蹠肌變得僵硬，進而對阿基里斯腱施加更多壓力，就可能會導致另一種不太常見的肌腱病變。[25] 因此，使用鞋墊可能可以減輕壓力，使疼痛感隨之下降。雖然對某些人來說，使用足跟墊可能很有幫助，但矯正鞋墊卻沒什麼效益。有研究指出，對阿基里斯腱病變者而言，用以防止腳掌旋轉的矯正鞋墊既無法減少症狀，也不能改善部位的功能。[26]

被動治療

我也有過很多病人，早先接受過其他復健人員的治療，卻成效不佳，這才找上我。他們的復健經歷通常都圍繞著被動治療。所謂「被動」治療，就是讓身體接受外在協助；而「主動」治療則是讓身體自行活動，以達治療目的。被動治療種類列舉如下：

- 冰敷
- 電療
- 乾針療法
- 超音波
- 離子導入法（利用電流或超音波儀器，將藥物運送至體內的療法）
- 以金屬、硬質塑膠、動物骨頭等製品或筋膜刀進行刮痧

治療阿基里斯腱肌腱病變時，上述「療法」通常都不適用，既沒有處理到傷處，效果也沒什麼持久性。

其中，在肌腱傷害的物理治療中，超音波的使用又尤為常見。不過，如果仔細觀察研究結果，就會發現該療法幾乎沒有科學根據可言。2001 年時，甚至有一篇系統性文獻回顧（一種整合多項研究的報告）指出：「對於感到疼痛或軟組織有傷害的病患，超音波療法僅有安慰劑效果，沒有任何其他效益。」[27]

也有很多復健人員會以錯誤的方式，在患者疼痛的肌腱處刮痧。西式刮痧也稱為**「輔助器具軟組織鬆動術」**（IASTM）。使用這些療法的人認為，可以藉此刺激受傷部位膠原蛋白生長，並促進血液循環，進而加速傷處癒合。不過，在退化肌腱的相關研究中，並沒有證據顯示膠原蛋白能受刺激而生長。其次，肌腱受傷時，血管就已經異常增生了。因此，促進血液循環並不如我們想像中的好。[28]

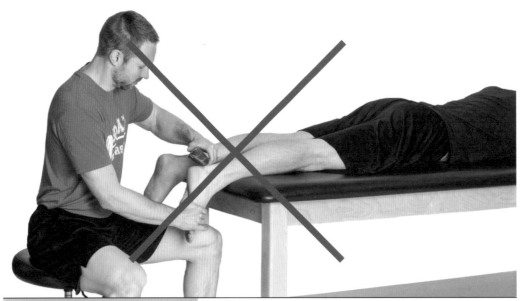

錯誤示範：在阿基里斯腱上使用筋膜刀

如果真的要說輔助器具軟組織鬆動術對肌腱有什麼好處，那就是可以在短時間內減輕疼痛。其中的原理，是因為在傷處周遭運作的神經產生變化（也稱「**神經失用**」）。不過，肌腱組織本身並不會有什麼構造上的改變。可以想見，在一個已經受損又敏感的肌腱上實行輔助器具軟組織鬆動術，只會更刺激傷處，顯然是弊大於利。如果想要做輔助器具軟組織鬆動術，應該要施行於小腿肌，而**非**肌腱之上。

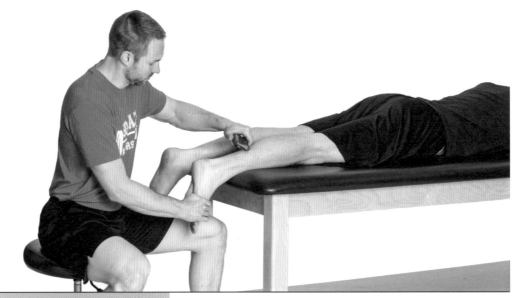

正確方式：在小腿肌上使用筋膜刀

第二步：復健計畫

不管肌腱疼痛原因為何，最好的治療方式就是運動，這點沒什麼好說的。如果有醫療人員向你推薦藥物注射，或是要以電療或輔助器具軟組織鬆動術這類的被動治療，作為你主要的治療方式，就代表你找錯人了。被動治療是有可能在短時間內，稍微減輕疼痛，但這些療法都不會處理到肌腱受傷的根源，長期下來並沒有實質幫助。因此，你該做的是強化肌腱本身，讓肌腱更能負荷重量。

要治療肌腱病變，沒有固定的一套做法適用所有人。每個人在復健時，都應該考量疼痛情況、受傷種類、訓練經歷、運動目標等，進而量身打造療程。

第一階段：利用等長收縮來舒緩疼痛

面對所有類型的肌腱傷害，第一步幾乎都是進行等長收縮。等長收縮就是在關節不動的情況下，讓肌肉收縮。對於敏感的反應性肌腱來說，一開始就要做一般的肌力訓練動作會很困難。等長收縮這時候就可以派上用場，因為等長收縮的主要目的就是減輕疼痛。人體通常感到疼痛時，就會抑制神經輸出（稱為**皮質抑制**）。只要你一跳，讓身體感到疼痛，你的大腦就會下指令，說：「停！」這就是為什麼肌腱痛了一段時間以後，運動表現就會下降。不過，證據顯示，大重量等長收縮訓練可以避免表現變差。

研究顯示，等長收縮舒緩肌腱疼痛的時間，可以達 45 分鐘以上。等長收縮同時也會減少皮質抑制的現象，所以做完後有加強肌力的效果。原本疼痛會把運動單位「鎖起來」，但等長收縮可以徵召更多運動單位，讓你更能施力。只有難度較高、時間較久（45 秒）的等長收縮，才能帶來這些益處（減輕疼痛並減少皮層抑制），一般訓練的肌力動作則不會有相同的效果。[29]

等長收縮做起來應該比較不痛。雖然一開始可能會稍微有疼痛感，但做到第三、四組後，疼痛程度就會大幅降低。針對阿基里斯腱而設計的等長收縮，會以站姿進行部分踮腳。維持此姿勢時，兩塊小腿肌肉（腓腸肌和比目魚肌）都會用到，肌腱也會承受更多重量。若以坐姿進行踮腳的等長收縮，膝蓋便會呈 90 度角彎曲，腓腸肌便會呈縮短狀態，因此力道會集中於比目魚肌。如果疼痛程度非常劇烈，以坐姿的等長收縮作為開始，壓縮比目魚肌，可能會是較好的選擇。

要如何進行踮腳的等長收縮，取決於你當下的肌力水準。舉例來說，對阿基里斯腱來說，最簡單的等長收縮就是不舉重量，只用雙腳踮起的力量支撐體重（如圖 A）。如果這樣太簡單的話，就可以舉著重物做同樣動作（如圖 B）。如果還是太簡單，可以踮單腳站立（如圖 C），或甚至舉重物踮單腳站立（如圖 D）。你可以每一種都試試看，來衡量你最適合哪個難度，可以做得了 5 下，且每次皆能維持 45 秒站姿。剛開始練習時，你應該一天做 2-3 次，每次間隔最多 2 分鐘。

等長收縮如果想做到見效，就要有一定的難度，很多人無法做到這點。研究顯示，此時的負重必須要讓肌肉負重達到極限的 70%。那我們要怎麼知道自己肌力的 70% 等同多少重量呢？雖然我們無法自行檢測出確切的數值，不過可以用以下方式估算。你可以調整等長收縮的強度和負重。如果你發現動作調整後，要維持姿勢 45 秒開始有難度，就代表達標了。無論是單腳還是雙腳踮腳姿勢，如果踮完 45 秒後，你還覺得自己好像可以再踮個 30 秒，那就代表肌腱還需要承受更多負重，此時就應該舉著重物再做一次！

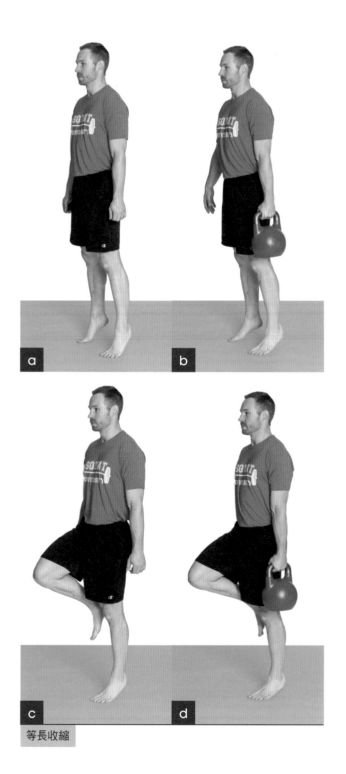

等長收縮

等長收縮對每一種阿基里斯腱肌腱病變都適用，有腱包膜傷害者也可以使用。要減輕腱包膜傷害帶來的疼痛感，第一步是要在鞋子裡加上鞋墊。但除此之外，復原過程中，也要讓肌肉和肌腱承受一些重量。如果只有休息的話，肌腱的負重耐受性就會減少，在日後訓練中，就更容易產生肌腱中段或著骨點病變。等長收縮只是復健計畫的第一步。雖然患者可以透過等長收

— 370 —

縮來減輕疼痛、增加肌力，但還是有其他的動作要做。隨著傷處情況好轉，患者也要進入復健計畫的下一個階段。假設疼痛程度的滿分是 10 分，那疼痛感降到 3 分以下後，就該開始做等張運動了。

第二階段：利用等張收縮來加強肌力

所有肌腱病變的復健計畫都有一個共同目的：增加肌腱承受的負重能力。無論你是第一次經歷「反應性肌腱」的傷害，還是已經在「反應性過渡至修復不良／退化性病變」階段，等長收縮都不會一直持續做下去，而是會改做一般的肌力訓練動作，才能在復健中增強肌腱的負重能力。大部分你在健身房裡看到的動作都有兩個階段：離心階段和向心階段。離心階段就是下降的動作，肌肉纖維也在張力下被拉長；而向心階段，就是肌肉纖維受到壓力而縮短的現象。以站姿提踵為例，腳尖踮起時，腓腸肌和比目魚肌就會收縮（向心階段）；而腳跟放下，回到原姿勢時，兩塊肌肉就會拉長（離心階段）。

根據肌腱病變的早期研究，在復健計畫中，復健專業人員都將離心收縮列為必要的一環。[30]

對於阿基里斯腱受傷者來說，需要練習以未受傷的腿輔助將雙腳踮起，把所有重心轉移到受傷側，並以受傷的腿單腳的力氣，把身體降下來。這個動作沒有運用到受傷側的向心階段，每個反覆次數都是未受傷的一側負責將身體往上帶。

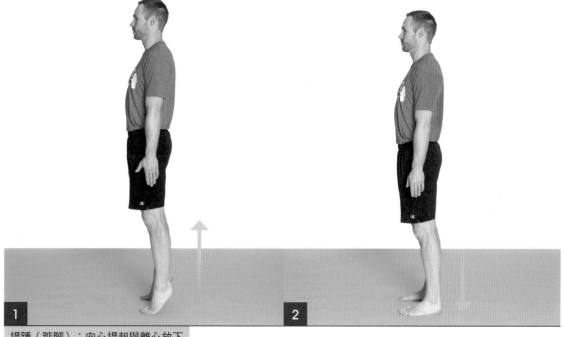

| 1 | | 2 |

提踵（踮腳）：向心提起與離心放下

過往的研究中，曾探討過只使用離心姿勢的復健計畫，成效其實還不錯，許多實驗對象也都能夠恢復到受傷前的水準。[31] 不過，人體的肌肉收縮本來就是向心和離心兩個方向兼具。因此，若只著重於正常動作的其中一個面向，就無法完整涵蓋到訓練中，將訓練效果遷移至所有動作。畢竟，假設你要在跑道上衝刺，你的肌肉不可能只會有離心收縮。不是說離心收縮的練習沒有用，但向心收縮的動作也不應忽視。

21 世紀初，開始有研究探討大重量慢速阻力（HSR）訓練，是如何在復健計畫中處理肌腱傷害。在大重量慢速阻力訓練中，運動員會以緩慢的速度，練習含有向心收縮和離心收縮的傳統動作，稱為「**等張運動**」。剛開始的研究顯示，在肌腱病變的復健過程中，這種緩慢運用重量的運動，效果不亞於先前只做離心動作的方式。[32] 等張運動非常有助於加強肌腱對負重的耐受度。在復健的這個階段從事等張運動，肌腱也不需要像彈簧一樣，讓組織接受超出承重範圍以外的負荷，而導致症狀加劇。只要在日常生活中，滿分為 10 的疼痛指數已經下降到 3，我就建議可以開始做大重量慢速阻力訓練了。

大重量慢速阻力訓練的動作兼顧腓腸肌和比目魚肌。比目魚肌在跑步時非常活躍，所以如果訓練計畫當中有安排要跑步，就可以選擇坐姿提踵的練習。

為了成功訓練到比目魚肌，並且對肌肉和肌腱施加足夠的重量，我們需要在坐姿提踵的同時，於腿上施加重量。不過，單是在股骨上方放槓片或啞鈴並不夠，因為大部分的重量都會被大腿吸收。因此你必須把重量放在脛骨的正上方。

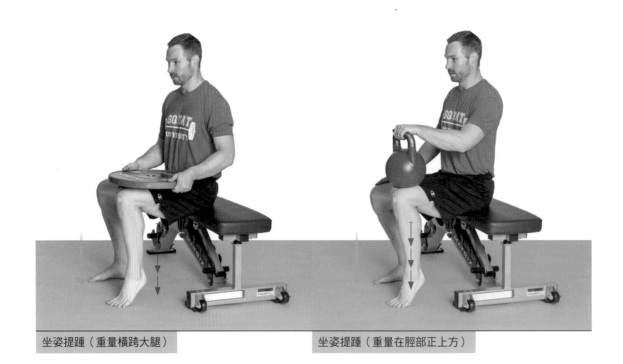

坐姿提踵（重量橫跨大腿）　　　　　　坐姿提踵（重量在脛部正上方）

要如何在坐姿提踵時，正確地添加重量呢？答案其實因人而異。你可以先把一個很重的啞鈴垂直放在膝蓋上方。照理來講，每組 10 下，做完第四組後，肌肉應該要感到疲勞。所以如果你所選擇的啞鈴沒有造成這樣的效果，你就需要換成更重的啞鈴，或是讓槓鈴橫跨置於雙膝之上（如下圖），槓鈴的重量則可以依個人需求調整。

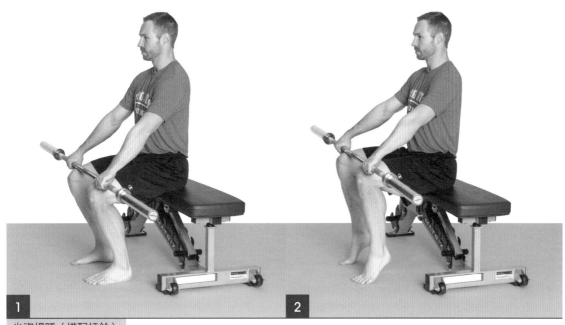

坐姿提踵（搭配槓鈴）

　　如果想訓練到腓腸肌，就試著一邊舉重物一邊踮腳站立。如果你覺得踮雙腳站立過於簡單，就可以進階到踮單腳站立。無論是坐姿提踵還是站姿提踵都請放慢速度練習（身體往上的向心階段，以及身體向下的離心階段，各 3 秒鐘），並在維持技巧的同時，盡可能使用可承受範圍內，重一點的重量。

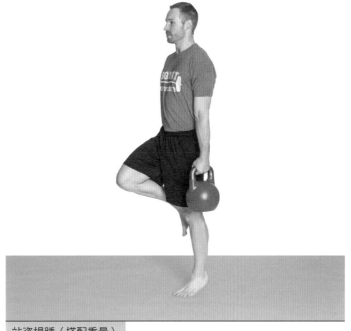

站姿提踵（搭配重量）

如果真的想讓自己做的大重量慢速阻力訓練有效，重量一定要夠，速度也要夠慢才行！聽起來好像很簡單，是嗎？

大重量慢速阻力訓練所謂的「慢」，是指動作施行的節奏要慢。理想上，離心和向心階段都需要各花 3 秒鐘，代表每組都需要花 6 秒鐘才會完成。[33] 而所謂的「重」，是指運動的強度，或是到底使用了多少重量。大部分的復健專業人員都是在這裡出差錯，因為他們不敢讓受傷的肌腱承受重量。但其實不用怕！請記住，比起正常的肌腱，退化的肌腱組織其實包含更多「健康」的組織。[34]

復健計畫來到大重量慢速阻力訓練階段時，可以先一次 4 組，一組 15 下，每兩天做一次（沒有要做大重量慢速阻力時，就做第一階段的等長收縮）。每次要做大重量慢速阻力訓練之前，都要先做等長收縮，因為等長收縮在皮質抑制方面的好處，可以讓你在接下來的訓練中，徵召更多的運動單位，帶動更大的肌力。

你所選擇的重量也不能太重，這樣你才可以確保在做每一下時，都技巧良好；但也應該要夠重，讓你在做完第四組後，就累到沒辦法再做第五組了。[35] 如果你做完第四組後，還覺得有精力繼續再做一組，就代表你需要加重重量。

大重量慢速阻力訓練用於肌腱病變的研究建議，運動員可以先做一個禮拜的大重量慢速阻力訓練，每次 4 組，每組 15 下。一星期後，再開始增加重量，把訓練量下降到每次 4 組，每組 12 下，並維持兩個星期。[36] 每週都維持 4 組，但每隔兩到三個禮拜，就把次數減少 2 次。因此會從每組 12 下，變成每組 10 下，再變成每組 8 下，最後每組 6 下。

第三階段：用增強式訓練恢復「彈力」

除了利用大重量慢速阻力訓練來加強肌肉和阿基里斯肌腱群，你也需要增加肌腱吸收和儲存負荷的能力。阿基里斯腱像彈簧一樣作用的時候，就是承受重量最大的時候。這個情形也稱為伸展─收縮循環（SSC）。

有些動作會運用爆發力，如跑步或反覆跳躍。這些所需的大量爆發力，便是由阿基里斯腱儲存並釋放。像跳箱或是需要落地的運動，都會用到能量儲備，到頭來需要的就是肌腱將能量蓄滿再放出的能力。

我們可以先來試試落地（depth drop）。先站在一個約 15-20 公分高的小箱子上。（附圖用的是一疊槓片）下來的時候，雙腳微蹲著地。請注意，著地時應避免關節僵硬，並確保有吸收衝擊。剛開始做的時候，落地 10 次，做 3 組。如果你發現 20 公分的高度對你來說也不成問題，就增加高度（30-36 公分）。如果可以輕鬆地雙腳著地，那就可以試試以單腳著地。

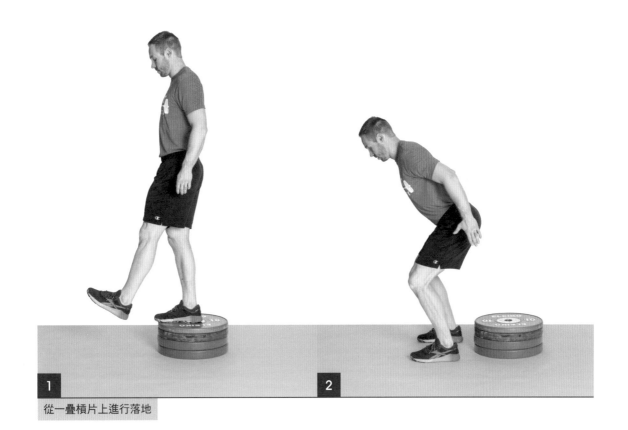

1 **2**
從一疊槓片上進行落地

　　肌腱形同彈簧，會儲存和釋放能量。在開始增強式訓練之前，你一定要注意到肌力的顯著變化。在嘗試增強式訓練之前，受傷的腿應該要和未受傷的腿力道相同。有過阿基里斯腱慢性疼痛的運動員，肌肉大小可能會出現明顯差異（受傷腿的小腿萎縮）；然而，肌肉大小趨於正常所需的時間，比恢復肌力的時間還長，因此，我們不應以肌肉大小，來衡量何時該恢復增強式訓練。[37]

　　還有個好方法可以評估肌力，那就是：執行第 358 至 340 頁的負重檢測。踮雙腳站立 20 次後，再踮單腳站立 20 次，並觀察及感受雙腿在進行運動的當下，感覺如何。兩腿感覺是否一樣？會感到疼痛嗎？

接下來則可以進行更加迅速、爆發力更強的運動，如兩腳都各自嘗試單腳跳。在傷害的初始階段，單腳跳做起來可能會很痛苦，而且很難用在受傷的腳做。如果你已經準備好，想進入復健中的增強式訓練階段，就必須先能夠在無痛的情況下，邊做好動作（如緩慢的踮單腳，或爆發力強的單腳跳）邊控制好身體。

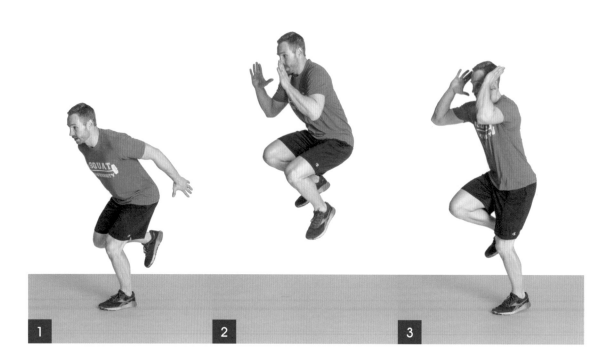

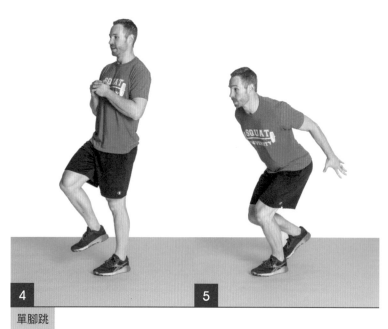

單腳跳

本階段的復健目標，是再次把肌腱當彈簧使用，看看它的反應如何。雙腳彈簧跳就是一種入門等級的增強式訓練，只需在離地面幾吋的高度重複跳躍，動作不用很大，就像在彈跳桿上彈跳一樣。一開始做的時候，可以做 30-50 次。做完後休息幾分鐘，再跳 3-4 組。如果可以在不痛的情況下做彈簧跳，就可以嘗試比較輕鬆的慢跑（至多跑 1 分鐘）。

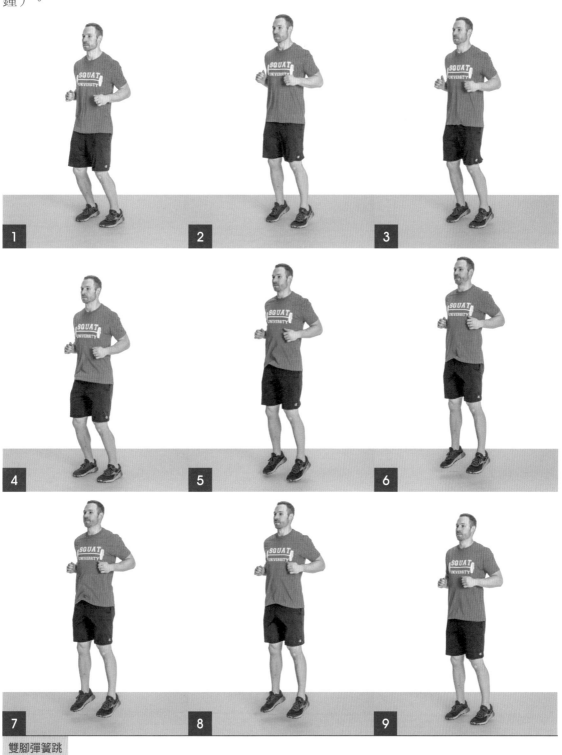

雙腳彈簧跳

在運動當下和接下來的 24 小時內，請留意阿基里斯腱對負重的反應。如果運動時感覺不錯，且隔天肌腱也沒有額外的疼痛或僵硬情形，那下次訓練時，就可以增加負荷。在最初的幾週內，可以增加每組的跳躍次數或拉長跑步時間，來增加負重，以此強化肌腱的承重能力。

你可以將增強式訓練計畫的不同面向都記錄下來，以加速進步過程，並增加重建肌力的效率。舉例來說，假設有運動員 A 和運動員 B，兩人在第一天都有做彈簧跳（共 3 組，每組 30 次）和慢跑（共 3 組，每組 1 分鐘）。結果隔天：

• 運動員 A 隔天醒來後感覺不錯，因此在隔天的訓練中，彈簧跳改做 3 組，每組 50 下；慢跑量則不變。

• 然而，運動員 B 醒來後，覺得阿基里斯腱疼痛程度有稍微增加。因此，運動員 B 的計畫中，下一次增強式訓練強度需要調整（彈簧跳或慢跑的量須減少）。

如果要調整復健計畫，無論是對訓練量或強度進行增減，都要確保每次只有一個新的變因。如果一次改變太多變因，就無法判定肌腱無法負荷的，是過多的訓練量，抑或是過大的強度變化。

剛開始的增強式訓練，可以由輕鬆的開始，一週 2-3 次（每 3 天 1 次）。這個階段中的阿基里斯腱，還無法天天接受增強式訓練。因此可以在每週的訓練中，同時安排大重量慢速阻力訓練和增強式訓練的活動。如果你感覺肌腱可以在每 3 天 1 次的增強式訓練之下，反應還不錯，就可以增加訓練量或強度了。

一段時間後，你就可以改做中等程度的增強式訓練，包括深蹲跳、跳繩和立定跳遠。如果你是一名跑者（或你的運動會用到跑步），就可以添加訓練加速及減速的練習動作，也可以練習需要迅速轉換方向的活動。

持續練習幾週後，你就能做更高難度的增強式訓練，例如單腿彈簧跳、二迴旋跳繩等動作，或進行短跑與長跑的混合練習。如果是想要練習奧林匹克舉重（抓舉和挺舉）者，我建議要到這個階段後，再開始執行全幅度的完整動作。這是因為舉重其中涵蓋的動作需要很強的爆發力，再加上有額外重量的槓鈴，可能會讓此階段前的肌腱無招架之力。一段時間後，你就能加強增強式訓練的頻率，從 3 天 1 次改成 2 天 1 次。老樣子，隨時觀察阿基里斯腱的反應，並做出相應的調整。

增強式訓練的階段中，沒有什麼比例或組數次數搭配是絕對完美的。每個人的情形都不一樣，只要找到最適合自己身體的負荷量即可。

關於復健的最後注意事項

阿基里斯腱受傷的復健過程，可以用一句話來總結：「安全第一。」如果你正在閱讀本章，表示你一定正在尋找最快、最有效的辦法來解決踝關節疼痛，並趕快回到你喜歡的運動。我建議你慢慢來、有耐心。取決於受傷的嚴重程度，復健過程可能需要數週，甚至數月的時間。

如果你在自己練這些動作時，有過覺得進展不夠好的念頭，我強烈建議你和專業的復健人員聯繫，來帶領並指導你。

第六章 參考文獻

1. S. D. Rosengarten, J. L. Cook, A. L. Bryant, J. T. Cordy, J. Daffy, and S. I. Dock, "Australian football players' Achilles tendons respond to game loads within 2 days: an ultrasound tissue characterization (UTC) study," *British Journal of Sports Medicine* 49 (2015): 183–7.

2. J. L. Cook, E. Rio, C. R. Purdam, and S. I. Docking, "Revisiting the continuum model of tendon pathology: what is its merit in clinical practice and research?" *British Journal of Sports Medicine* 50, no. 19 (2016): 1187–91.

3. K. M. Khan, J. L. Cook, P. Kannus, N. Maffulli, and S. F. Bonar, "Time to abandon the 'tendinitis' myth: painful, overuse tendon conditions have non-inflammatory pathology," *British Medical Journal* 324, no. 7338 (2002): 626–7.

4. N. Maffulli, K. M. Khan, and G. Puddu, "Overuse tendon conditions: time to change a confusing terminology," *Arthroscopy* 14, no. 8 (1998): 840–3.

5. Khan, Cook, Kannus, Maffulli, and Bonar, "Time to abandon the 'tendinitis' myth" (see note 3 above).

6. Cook, Rio, Purdam, and Docking, "Revisiting the continuum model of tendon pathology" (see note 2 above).

7. S. I. Docking, M. A. Girdwood, J. Cook, L. V. Fortington, and E. Rio, "Reduced levels of aligned fibrillar structure are not associated with Achilles and patellar tendon symptoms," *Clinical Journal of Sports Medicine* (published online ahead of print, July 31, 2018).

8. Cook, Rio, Purdam, and Docking, "Revisiting the continuum model of tendon pathology" (see note 2 above).

9. E. K. Rio, R. F. Ellis, J. M. Henry, V. R. Falconer, Z. S. Kiss, M. A. Girdwood, J. L. Cook, and J. E. Gaida, "Don't assume the control group is normal—people with asymptomatic tendon pathology have higher pressure pain thresholds," *Pain Medicine* 19, no. 11 (2018): 2267–73.

10. J. Cook, podcast interview, November 5, 2018.

11. H. Alfredson and J. Cook, "A treatment algorithm for managing Achilles tendinopathy: new treatment options," *British Journal of Sports Medicine* 41, no. 4 (2007): 211–6; J. L. Cook, D. Stasinopoulos, and J. M. Brismee, "Insertional and mid-substance Achilles tendinopathies: eccentric training is not for everyone—updated evidence of non-surgical management," *Journal of Manual & Manipulative Therapy* 26, no. 3 (2018): 119–22; S. I. Docking, C. C. Ooi, and D. Connell, "Tendinopathy: is imaging telling us the entire story?" *Journal of Orthopaedic & Sports Physical Therapy* 45, no. 11 (2015): 842–52.

12. J. L. Cook and C. Purdam, "Is compressive load a factor in the development of tendinopathy?" *British Journal of Sports Medicine* 46, no. 3 (2012): 163–8.

13. N. L. Reynolds and T. W. Worrell, "Chronic Achilles peritendinitis: etiology, pathophysiology, and treatment," *Journal of Orthopaedic & Sports Physical Therapy* 13, no. 4 (1991): 171–6.

14. N. Maffulli, "The clinical diagnosis of subcutaneous tear of the Achilles tendon. A prospective study in 174 patients," *American Journal of Sports Medicine* 26, no. 2 (1998): 266–70.

15. A. Kountouris and J. Cook, "Rehabilitation of Achilles and patellar tendinopathies," *Best Practice & Research Clinical Rheumatology* 21, no. 2 (2007): 295–316.

16. S. I. Docking, E. Rio, J. Cook, D. Carey, and L. Fortington, "Quantification of Achilles and patellar tendon structure on imaging does not enhance ability to predict self-reported symptoms beyond grey-scale ultrasound and previous history," *Journal of Science and Medicine in Sport* 22, no. 2 (2019): 145–50.

17. Reynolds and Worrell, "Chronic Achilles peritendinitis" (see note 13 above).

18. J. Cook, podcast interview, November 5, 2018.

19. K. Bennell, R. Talbot, H. Wajswelner, W. Techovanich, and D. Kelly, "Intra-rater and interrater reliability of a weight-bearing lunge measure of ankle dorsiflexion," *Australian Journal of Physiotherapy* 44, no. 3 (1998): 175–80; "Ankle mobility exercises to improve dorsiflexion," MikeReinold.com, accessed April 30, 2020, https://

mikereinold.com/ankle-mobility-exercises-to-improve-dorsiflexion/.

20. K. Kubo, H. Akima, J. Ushiyama, I. Tabata, H. Fukuoka, H. Kanehisa, and T. Fukunaga, "Effects of 20 days of bed rest on the viscoelastic properties of tendon structures in lower limb muscles," *British Journal of Sports Medicine* 38, no. 3 (2004): 324–30.

21. Cook and Purdam, "Is compressive load a factor in the development of tendinopathy?" (see note 12 above).

22. S. Kelly and C. Beardsley, "Specific and cross-over effects of foam rolling on ankle dorsiflexion range of motion," *International Journal of Sports Physical Therapy* 11, no. 4 (2016): 544–51; C. Beardsley and J. Škarabot, "Effects of self-myofascial release: a systematic review," *Journal of Bodywork and Movement Therapies* 19, no. 4 (2015): 747–58.

23. B. Vicenzino, M. Branjerdporn, P. Teys, and K. Jordan, "Initial changes in posterior talar glide and dorsiflexion of the ankle after mobilization with movement in individuals with recurrent ankle sprain," Manual Therapy 9, no. 2 (2004): 77–82; A. Reid, T. B. Birmingham, and G. Alcock, "Efficacy of mobilization with movement for patients with limited dorsiflexion after ankle sprain: a crossover trial," *Physiotherapy Canada* 59, no. 3 (2007): 166–72.

24. C. Ganderton, J. Cook, S. Docking, and E. Rio, "Achilles tendinopathy: understanding the key concepts to improve clinical management," *Australasian Musculoskeletal Medicine* 19, no. 2 (2015): 12–8.

25. Cook and Purdam, "Is compressive load a factor in the development of tendinopathy?" (see note 12 above).

26. S. E. Munteanu, L. A. Scott, D. R. Bonanno, K. B. Landrof, T. Pizzari, J. L. Cook, and H. B. Menz, "Effectiveness of customized foot orthoses for Achilles tendinopathy: a randomised controlled trial," *British Journal of Sports Medicine* 49, no. 15 (2015): 989–94.

27. V. J. Robertson and K. G. Baker, "A review of therapeutic ultrasound: effectiveness studies," *Physical Therapy* 81, no. 7 (2001): 1339–50.

28. Cook, Rio, Purdam, and Docking, "Revisiting the continuum model of tendon pathology" (see note 2 above).

29. E. Rio, D. Kidgell, C. Purdam, J. Gaida, G. L. Moseley, A. J. Pearce, and J. Cook, "Isometric exercise induces analgesia and reduces inhibition in patellar tendinopathy," *British Journal of Sports Medicine* 49, no. 19 (2015): 1277–83.

30. S. Curwin and W. D. Stanish, Tendinitis: Its Etiology and Treatment (Lexington, Mass.: Collamore Press, 1984); H. Alfredson, T. Pietila, P. Jonsson, and R. Lorentzon, "Heavy-load eccentric calf muscle training for the treatment of chronic Achilles tendinosis," *American Journal of Sports Medicine* 26, no. 3 (1998): 360–6.

31. Alfredson, Pietila, Jonsson, and Lorentzon, "Heavy-load eccentric calf muscle training for the treatment of chronic Achilles tendinosis" (see note 30 above).

32. M. Kongsgaard, V. Kovanen, P. Aagaard, S. Doessing, P. Hansen, A. H. Laursen, N. C. Kaldau, M. Kjaer, and S. R. Magnusson, "Corticosteroid injections, eccentric decline squat training and heavy slow resistance training in patellar tendinopathy," *Scandinavian Journal of Medicine & Science in Sports* 19, no. 6 (2009): 790–802; P. Malliaras, J. Cook, C. Purdam, and E. Rio, "Patellar tendinopathy: clinical diagnosis, load management, and advice for challenging case presentations," *Journal of Orthopaedic & Sports Physical Therapy* 45, no. 11 (2015): 887–98.

33. Kongsgaard et al., "Corticosteroid injections, eccentric decline squat training and heavy slow resistance training in patellar tendinopathy" (see note 32 above).

34. Docking, Girdwood, Cook, Fortington, and Rio, "Reduced levels of aligned fibrillar structure are not associated with Achilles and patellar tendon symptoms" (see note 7 above).

35. J. Cook, podcast interview, November 5, 2018.

36. Kongsgaard et al., "Corticosteroid injections, eccentric decline squat training and heavy slow resistance training in patellar tendinopathy" (see note 32 above).

37. J. Cook, podcast interview, November 5, 2018.

別冰敷了，去走一走！

本書的目的是要按部就班，帶領各位讀者消除疼痛，並為改善未來表現打下堅實的基礎。現今有一種消除疼痛的方式，眾所周知。本書既然著重在如何打造強健的身體，就得提出相關討論，內容才堪稱完整。這種方式就是：冰敷。

來到本書的最後一章，我要告訴你的事可能會令你大感驚訝，甚至感到生氣。許多醫界人士數十年來都提倡冰敷。我的論點跟他們截然不同，但你仍然應該聽聽。**不要再用冰敷來處理受傷和痠痛的肌肉了。**

你現在可能不可置信，想扯開嗓門，抱怨我的說法荒腔走板，但我希望你能先聽我說。冰敷沒有辦法達成你想要的功效。冰敷無益於傷處痊癒，而且鋪天蓋地的研究都表示：冰敷會適得其反！冰敷除了短暫麻痺痛處，還會延緩復原的過程。但在說明結論之前，我們先來看看冰敷的歷史，並了解為何冰敷會成為常識吧！

我們從小到大都有一個概念，就是哪裡痛就要冰敷哪裡。如果踢球時扭到腳踝，舒緩疼痛的第一步，就是在受傷部位綁一包冰塊。我們相信在劇烈運動後，冰敷可以減緩有害的發炎和腫脹，並啟動身體的修復機制。

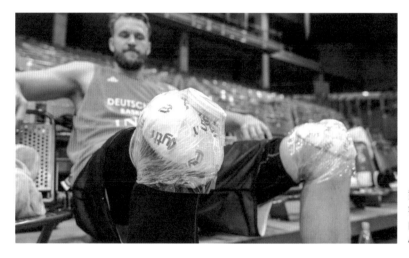

對頂尖運動員來說，
賽後冰敷是家常便飯
圖片授權：Harald Tittel/dpa/
Alamy Live News Image ID: W88F0E

我們經常能看到世界級的頂尖運動員在賽後接受採訪時，膝蓋和肩膀周圍包著一袋袋冰塊。隨便上網一查，就能看到許多麥可‧喬丹（Michael Jordan）雙膝綁冰塊的照片。這麼多像喬丹一樣的專業運動員，運動完都在電視上冰敷給我們看。因此，我們理所當然地認為，我們也要跟著冰敷，畢竟大家都想跟喬丹一樣。

身為一名競技舉重選手，我以前在劇烈運動後，都會冰敷膝蓋上方和後方。我以為這就是力量型運動員的日常。我甚至會在高強度的深蹲以後馬上洗冰水澡，想以此啟動身體的修復機制……至少我當時以為這樣做是對的。

在復健界中，世界各地的診所和訓練室裡，每天都有物理治療師、運動教練、脊醫等替人進行冰敷。我剛開始當物理治療師時，幾乎我所有的病人復健完後，傷處都被冰袋緊緊包住。

不過，最早開始使用冰敷的其實是醫學界。早在 1940 年代初期，就有文章解釋醫生經常會用冰敷來降低感染率、減輕疼痛，並減少截肢手術病患死在手術台上的機率。[1] 冰敷可以減緩細胞代謝，也就允許外科醫生盡可能保留多一點活的組織。冰敷原本是用來保存切下的肢體，以及減少手術中產生的併發症，但最後卻漸漸成為處理各種傷害的普遍方式。

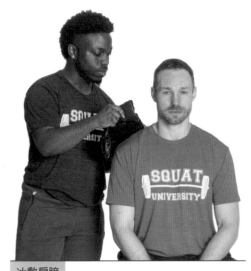

冰敷肩膀

1978 年，哈佛的內科醫師蓋博・邁爾金（Gabe Mirkin）就在代表作《運動醫學誌》（*The Sports Medicine Book*）中，提出「RICE 運動傷害處理方法」。[2] RICE 分別代表四個運動傷害急救步驟：休息（Rest）、冰敷（Ice）、壓迫（Compression）、抬高（Elevation）。自此，醫學界在急性運動傷害的處理上，便將這套方法奉為圭臬。

如果在現代，詢問醫生為什麼一般的腳踝扭傷或腰痠背痛要冰敷，他們可能會回答，因為冰敷可以舒緩疼痛、減少發炎、抑制腫脹。這其實也能解釋，某些外科醫師為什麼堅持讓病人在術後，都還要持續冰敷**長達數月**。

那麼，**所有人**都在使用的冰敷，能有什麼問題呢？

冰敷能暫時緩解疼痛，這點無庸置疑。只要在疼痛部位放上冰袋，馬上就會舒服許多。如果去看看科學研究，你更會發現，利用冰敷治療（也就是「冷療」）最大的好處，就是止痛。但問題來了：疼痛感下降並不代表損傷有在修復，而且冰敷其實弊大於利。

在此告訴你一個驚人的消息：邁爾金博士後來推翻了自己提出的 RICE 理論！ 2013 年，蓋瑞・雷諾（Gary Reinl）發表《冰敷！一種幻覺療法》（*Iced! The Illusionary Treatment Option*）一書的第二版，邁爾金博士就在該書前言寫道：「近年研究顯示，冰敷其實會延緩身體的恢復過程。進行溫和的動作可以加速組織恢復，但這個促進修復的免疫反應在冰敷時會被抑制。冰敷的確可以舒緩疼痛，但運動員真正需要的，是盡早回歸運動場上。所以現今，我們不建議以 RICE 的方式來處理急性運動傷害。」[3]

希望這段話有引起你的注意。現在就讓我們深入了解冰敷如何影響身體吧。

發炎與腫脹

經常有很多人說，發炎和腫脹現象對人體有害，必須盡快解決。在此，我要告訴你的是：發炎和腫脹其實並不糟，只是**受傷後的正常反應**。

發炎：癒合過程的第一階段

如果你問傷處癒合的三階段為何，眾多專業醫療人士都會給出相同的回答：發炎期、修復期、重塑期。不信的話，隨便翻一本教科書，也會看到一樣的答案。無論傷處位於身體哪裡、嚴重程度為何，在癒合過程的首要階段，都會經歷發炎。既然發炎是受傷後的正常反應，我們為何要避之唯恐不及呢？

像扭傷腳踝這樣的傷害發生時，我們稱之為「**白血球**」的炎症細胞便會集中到傷處，啟動癒合機制。更確切地說，如果有開放性傷口，「**嗜中性白血球**」便會摧毀細菌；因創傷而受損的組織細胞，則會由「**巨噬細胞**」移除。巨噬細胞就跟經典遊戲「吃豆人」（PAC-MAN）一樣，像吃豆子一樣，吞掉已經受創死亡的細胞。與此同時，這些細胞會在附近區域，釋放一種叫「**類胰島素生長因子**」（IGF-1）的合成型荷爾蒙，以觸發癒合過程的下一個階段：肌肉修復與增生。

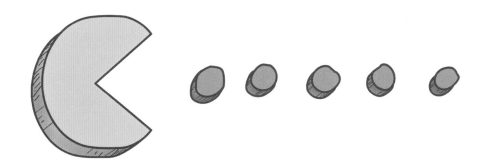

簡單來說，發炎就是傷處癒合的**必經**過程，是受傷後最基本的生理反應，絕對不是壞事。某些自體免疫疾病，如類風濕性關節炎和狼瘡，固然都有慢性及系統性的發炎現象，不過肌肉發生急性傷害後，局部發炎對肌肉增生格外有益。其實如果傷處缺乏發炎反應，癒合過程甚至會被減緩，連帶影響肌肉增生。使用冰敷的時候，就會讓癒合過程變慢。[4]

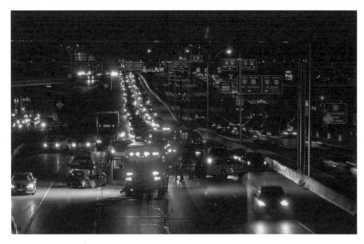

路障會妨礙前來處理的車輛抵達事故現場；冰敷也會阻止白血球到達受損組織，妨礙白血球將壞死部分清理掉。
圖片授權：Moab Republic/Shutterstock.com

在傷處冰敷，基本上就是設下路障，擋住要趕到傷處的白血球。你以為冰敷可以加速傷處癒合，但其實你阻撓了身體很需要、也很想要做的事。[5]

我打個比方：想像路上剛出車禍，現場一片狼籍，玻璃和金屬碎片散落一地。有人報了警，救護車也在路上了，卻突然有人在高速公路正中央放路障，直接阻斷通往事發現場的車流量。

試想，路障一放下去，受車禍影響的用路人和亂糟糟的高速公路，會發生什麼事呢？路障會妨礙前來處理的車輛抵達現場；冰敷也會妨礙至關重要的白血球立即到達傷處。受損組織就像事故現場的車輛殘骸，需要由白血球清理乾淨。白血球的目的很單純，就是要及時到達傷處，讓啟動肌肉修復和增生機制的 IGF-1 產生。選擇這時候冰敷，就像是為整個過程按下了暫停鍵，限縮前往傷處的血流，也阻撓炎症細胞正常發揮其功能。甚至有時候，即使已經冰敷完很久了，這種阻礙仍然存在。[6]

那冰敷對腫脹現象不好嗎？

隨便問一個醫師為什麼腫脹時要冰敷，他都會告訴你：「過度」腫脹可能導致疼痛感加劇，關節活動範圍減小，復原時間拉長。此話確實不假，如果關節持續腫脹，的確可能有負面影響。不過，腫脹現象純粹代表著發炎反應即將結束，本身並無好壞。會對身體造成影響的，是我們處理腫脹的方式。

在受傷後，周圍受損組織的血管會「打開」，允許炎症細胞抵達。這些炎症細胞會離開微血管，在進入受損部位的同時，也讓血漿透過管壁滲入組織，以組織液的型態堆積。我們將這樣的堆積現象稱為「腫脹」。

身體產生腫脹現象有它的道理。就像在處理車禍時，消防員、警察、救護車光是到場還不夠，還需要用合適的方法，來去除路面的殘骸。同樣的，受損組織所產生的廢物，也要由堆積的組織液帶走。但這些已經含有廢物的組織液，已經無法用先前進入組織的方式（經由循環系統）離開組織，而是需要透過另一個錯綜複雜的網絡，我們稱之為「**淋巴系統**」。

　　體液可以透過不同的路徑，在人體之內流轉。其一就是由動脈和靜脈構成的循環系統，負責讓血球和體液進出心臟。不管你是在活動還是休息，從早到晚，這樣的運輸系統都會持續在體內運作。

　　淋巴系統就是另一個像管線的系統，遍及全身，只是淋巴差在沒有像心臟一樣的「引擎」，所以無法產生輸送體液的動力。淋巴系統屬於完全被動，亦即身體要有所動作，淋巴系統才會運作。例如，可以透過肌肉收縮，來擠壓體內深處的淋巴管，迫使體液流動（可以想像是在幫一隻牛擠奶）。

循環系統及淋巴系統

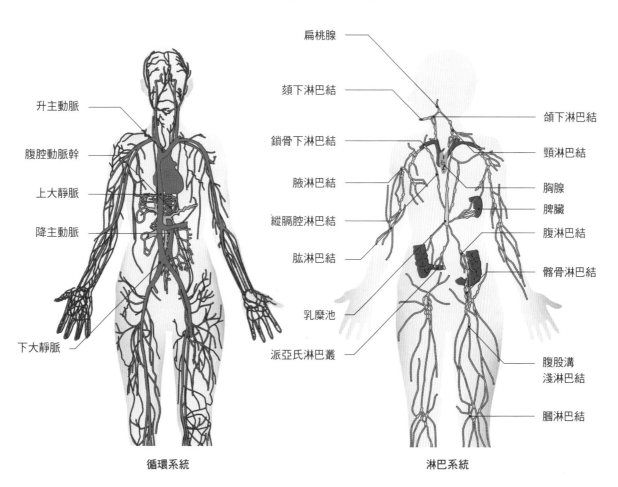

升主動脈
腹腔動脈幹
上大靜脈
降主動脈
下大靜脈

循環系統

扁桃腺
頦下淋巴結
鎖骨下淋巴結
腋淋巴結
縱膈腔淋巴結
肱淋巴結
乳糜池
派亞氏淋巴叢

頜下淋巴結
頸淋巴結
胸腺
脾臟
腹淋巴結
髂骨淋巴結
腹股溝淺淋巴結
膕淋巴結

淋巴系統

之所以會有腫脹現象，僅僅是因為受傷部位有廢物囤積，而這些廢物之後就會透過淋巴系統被排除。除非充滿廢物的體液無法排除，不然腫脹都只是受傷的自然反應，並不構成問題。因此，如果一個運動員踝關節扭傷的隔天，腳腫到原本的兩、三倍大，那出問題的就是排除廢物的過程，而非腫脹本身。被動的淋巴系統**不會**因為接受了冰敷，就協助清理腫起處的廢物。雖然休息搭配冰敷可以暫時舒緩不適，但也會把殘留的廢物滯留在傷處附近，妨礙正常的癒合過程。

可是，冰敷總有科學依據吧？

你錯了，科學研究並不支持冰敷的做法。

舉例來說，2011 年有一份研究，探討的就是肌肉傷害之後，冰敷的效益為何。[7] 實驗對象中，一組人受傷後冰敷了 20 分鐘，另一組人則沒有冰敷。接下來的 28 天，研究者仔細觀察這些人受傷的狀況，而結果出人意料。

一般來說，在剛受傷的前幾個小時，傷處會湧入「清道夫」般的巨噬細胞。不過，研究者發現，在「未冰敷組」中，受損肌纖維出現些許巨噬細胞；而「冰敷組」的成員傷處，卻幾乎都沒有觀察到巨噬細胞。

受傷的三天後，未冰敷組的成員肌細胞已明顯開始增生，但接受冰敷者卻沒有長出一樣的細胞。四天後，兩組人員傷處都出現了再生的肌細胞，但未冰敷組新生的肌細胞，明顯比冰敷者來得多。在受傷後的第二十八天，未冰敷組成員所增生的肌肉，已經比冰敷組成員足足多出了 65%！

另外，研究者也發現，與未冰敷者相比，冰敷組明顯產生較多疤痕。因此，該篇研究作者的結論是：「雖然冰敷在運動醫學界廣泛使用，但鑑於這些觀察結果，不冰敷可能是較好的做法。」雖然在我們的常識中，冰敷看似是急救良方，但根據研究，受傷後冰敷會延後肌肉的修復過程。研究甚至還提供了直接的證據，顯示冰敷可能使傷處產生更多疤痕。

更糟的是，冰敷可能會減小肌力，並限縮肌肉大小。因為 RICE 理論（休息、冰敷、壓迫、抬高），大部分人受傷時會在疼痛的關節或肌肉處，緊緊綁上一包冰袋，並停止活動。之所以會這麼做，是因為我們一直以來聽到的論調，都認為活動受傷區域會加劇傷害。但實際上，讓傷處維持靜止的弊害大過好處。

如果某個部位很久都沒有活動，身體調控肌肉組織的基本機制就會停止。研究估計，我們每天可能會流失掉 0.5% 的肌肉，而一週的流失量可能多達 5%。[8] 這種肌肉縮小的症狀叫做「**不用性萎縮**」。在傷害很嚴重，或是需要動手術來處理時，不用性萎縮也是常見的併發症。

那術後使用冰敷呢？總有科學根據說明冰敷有好處吧？

其實沒有。針對術後冰敷的研究也發現，冰敷對療癒傷處幾乎沒有好處。2005 年，有研究者實行統合分析（整理先前所有相關文獻的研究），觀察前十字韌帶重建手術（ACL 重建）後，直接使用冷療的情形。[9] 這份研究的結論是，冷療的唯一好處是紓解疼痛。冰敷既無法改善膝蓋活動度，也不能消腫。

腫脹的情形確實是任何手術後的重要考量，尤其是像 ACL 重建這種下半身的手術。如果傷處附近持續腫脹，可能會引發一連串問題，如活動度減少、肌力下降、疼痛加劇等等。[10] 不過別忘了，要消腫只能透過「被動」的淋巴系統達成，而冰敷無法促進淋巴產生任何相關機制。

蓋瑞·雷諾提出了一個很好的比喻。想像外面在下雪，而且接下來的 12 個小時內，每小時都會下 5 公分的雪。這時你會怎麼做？你可能會打開前門，每小時掃掉一點雪。如果不及時處理，一直等到雪停了再去清，那一打開門就要面對 60 公分的積雪。屆時想一次清掉那麼多雪，就會非常不容易。

同樣地，就是因為患者停止活動，淋巴液才會在傷處堆積，進而形成腫脹。問題不是出在「過度腫脹」的現象本身，而是出在患者沒有相應的作為，來促進淋巴液的排除。冰敷不但無法從根本上預防腫脹，還會造成負面影響。因此，與其冰敷，患者更應該主動促進淋巴液和廢物的排除。無論是像踝關節扭傷這種相對輕微的傷害，還是剛動

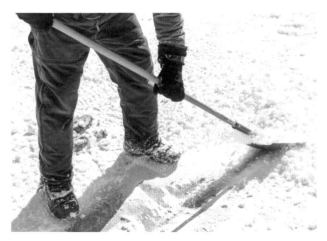

完修復半月板撕裂的手術，你都該專注在如何消腫，而不是想辦法在一開始就預防腫脹。那要怎樣促進淋巴液排除呢？其實就是要活動。

如果每個小時鏟一點雪，就不會積太深；
經常活動也能避免淋巴液在傷處堆積。
圖片授權：Amyinlondon | Dreamstime.com

藉由肌肉收縮消腫並促進癒合

小時候跌倒時，很多父母都會說：「去走一走，就不痛了！」這種在受傷後維持活動的說法，其實可能沒錯。一直以來，只要運動員腳踝或膝蓋一受傷，我們就急著讓他完全停止活動。請記得，如果受傷後的活動過於激烈，傷勢的確可能惡化，但在此我只是想說，可以利用少許活動來主動恢復，讓傷處開始癒合。

施行相對不疼痛的動作，不僅可以透過肌肉收縮來加速消腫，還可以讓傷處癒合更有效，也不會造成額外傷害。活動傷處聽起來可能不合常理，但其實卻是最好的處理方式！在受傷後，以合適的動作，盡快讓受損的組織承受重量，可以加速肌肉和骨骼的癒合。[11] 而最糟的情況就是什麼都不做，只等著看隔天感覺如何。

在受傷後進行無痛運動好處多多。首先，肌肉收縮可以增強巨噬細胞（清道夫）的功能，允許關鍵的白血球移除受損的細胞，進而改善發炎的狀態。[12] 這一類型的運動也會促進肌肉的修復與增生，同時活化某種稱為「衛星細胞」的幹細胞，限縮疤痕組織的產生。[13]

受傷後活動的目的，就是在不額外造成傷害的情況下，促進傷處癒合。這也解釋了為什麼腳踝扭傷後，不該隔天就做很重的背蹲舉；或是不該在前十字韌帶重建後四週，就開始跑步。

在無痛的狀態下讓身體進行負重，可以讓復原既安全又有效率。對急性運動傷害者，或是動完手術者，等長收縮就是一種安全的肌肉收縮方式。等長收縮是指在關節沒有移動的情況下，讓肌肉收縮。你可以試試這麼做：先把膝蓋打直，再讓股四頭肌盡量出力，並維持 10 秒。恭喜你，這個肌群的等長收縮，我們已經完成了 1 下！在前十字韌帶重建手術後的初始階段（術後一至四週），我通常會讓我的病患做幾組等長收縮，來讓股四頭肌恢復肌力、降低疼痛，還有達成最重要的目的：消腫。

肌肉收縮的量只需要一點點，就可以透過被動的淋巴系統，來協助消腫、減輕疼痛。肌肉收縮也會增加肌肉蛋白合成，在復原的同時保留肌肉量，預防不用性萎縮的症狀。因此，即使像踝泵（利用踝關節，讓腳趾反覆朝頭部方向移動或遠離）這麼簡易的動作，都對踝關節扭傷未癒的運動員大有助益。

如果疼痛感下降了，就應該增加負重，以促進癒合的成效。舉例來說，膝關節疼痛的人可以先從體重深蹲做起，再漸漸增加深度，從部分蹲加強到全蹲，一直到最後拿槓鈴深蹲。

動作受限時，
藉由神經肌肉電刺激儀器促進癒合

總會有人問：「那如果身體明顯無力，無法自行收縮肌肉；或是因為術後規定，而不能做負重運動，該怎麼辦呢？」

要達到消腫、保留肌肉量、讓傷處開始癒合等目的，自主運動無疑是最有效的方式。不過，神經肌肉電刺激也是不錯的選擇。

神經肌肉電刺激儀器會透過電流，刺激肌肉收縮。只要把電極墊貼在股四頭肌上，調整強度，你的肌肉就會開始自己收縮了！神經肌肉電刺激有多種好處，可以幫助受傷的運動員復原，而其中一個最廣為人知的用途就是消腫。[14] 藉由這種非自主肌肉收縮的方式，透過被動的淋巴系統，將多餘的液體／廢物排到受傷區塊之外，同時也擴張血管，帶動養分和白血球進入，以讓癒合過程更趨完善。腫脹過程可能造成疼痛，並導致肌肉萎縮（因為大部分人都不會想活動疼痛部位）。此時，神經肌肉電刺激就能派上用場，能在復原初期減少症狀，並避免肌肉量流失。[15] 還有研究指出，只要做一次神經肌肉電刺激，就能增加 27% 的肌肉蛋白合成。[16]

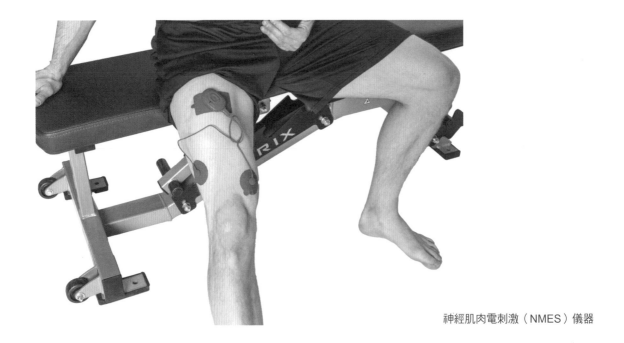

神經肌肉電刺激（NMES）儀器

神經肌肉電刺激還有一個特點，就是能透過調節感官刺激來去除疼痛感。因此，受到嚴重傷害或是完成手術的運動員在復原期間也可以安全地去除疼痛感，而不用仰賴麻藥。簡而言之，受傷後該做的是達到一定的活動量（就算只是用電刺激器稍微刺激肌肉收縮也可以），以達成最佳癒合效果，才能安全地再度從事熱愛的運動。

運動後的冰敷

我在前面解釋過，無論傷害嚴不嚴重，冰敷都會妨礙癒合的自然過程。但我沒提到的是，如果在激烈運動後冰敷，會怎麼樣呢？

在世界各地，頂尖運動員都想知道加速復原的最佳方式為何，以求在比賽上締造佳績。其中，很多人對冰塊的效果深信不疑，總是在辛苦的訓練後泡冰浴，或在腿上綁滿冰袋。我認識的很多舉重選手都認定，唯有泡冰浴這種復原方式，才能讓他們挺過一次大重量的深蹲循環。但科學怎麼說呢？

辛苦訓練時，肌肉多處都會有細小的損傷。這些細小的「創傷」和急性運動傷害（如腳踝扭傷）一樣，都會引發發炎反應。炎症細胞會湧入損害部位，開啟一連串復原機制——去除受損細胞的同時，也集合了周圍組織幹細胞協助修復，並促進新的肌肉細胞增生。

　　如果整理現有的資料，會看到介紹激烈運動後冰敷的科學文獻中，最主要的發現就是：泡冰浴會改變身體對疼痛的感知，因而降低肌肉痠痛程度。[17]

　　至於冰浴是否對下一次的訓練有幫助，目前資料的看法不一。有研究顯示，泡 5-10 分鐘的冰浴，可以改善下一次的運動表現；但也有研究表示，冰浴沒有效果，甚至有少部分研究認為，冰浴對身體有害。[18]

　　我的想法是：對於特定的運動員來說，如果有時候同一天內的訓練或比賽達兩次以上，那偶爾泡一下可能會幫助他們加速恢復。不過，一般來說，運動員還是不該有泡冰浴的習慣。長期接觸冰塊會干擾身體自然的適應機制，不利於提升肌力或達到肌肉生長的效果。讓我來解釋原因。

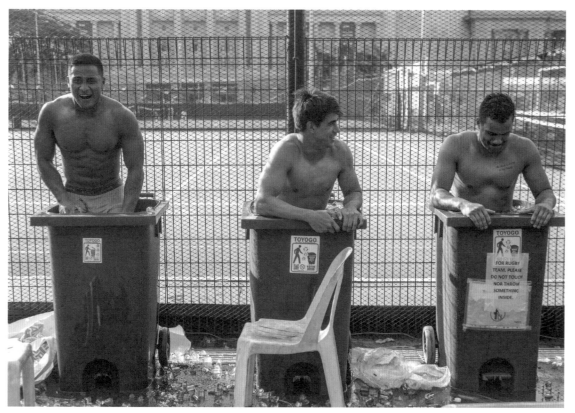

訓練後泡冰浴是否有益，目前學術界仍未有定論
圖片授權：Olaf Schuelke / Alamy Stock Photo Image ID: KGKH1E

肌肉痠痛和肌肉疲勞並不一樣。雖然冰敷後，**痠痛感**可能會降低，但生理學上，運動員不一定會復原得比較快。要知道身體會痠痛是有原因的。就像受傷後就會有發炎反應，痠痛也是激烈訓練後的正常現象。不過，運動員如果習慣了特定的訓練方式和強度，他的復原速度就會比較快，痠痛程度也不會那麼強烈。

　　所以，你可能在做完一天大量蹲舉之後，會痠痛到連從椅子上站起來都很困難；但以同樣方式訓練個兩週後，即使做完同樣的運動，也不會那麼痠痛。人體會適應訓練刺激，這種現象稱之為**重複訓練效應**。這也能解釋為什麼大部分的針對菁英運動員的研究，都顯示冰浴對恢復和表現都沒有幫助。[19]

　　身體的適應反應會在運動後協助恢復，並增加肌力。而許多研究都顯示，冰敷會干擾這種正常的適應反應。我直接引用一篇這樣主張的文章：「這些資料顯示，以離心運動引起肌肉損傷而言，臨床上常見的外部冰敷不僅無益於恢復，還會推遲復原。」[20]

　　如果想在比賽當天讓自己可以馬上恢復，那冰敷的確有效。但如果想長期使用冰敷來復原，就不可不慎。只要稍微花點時間，看看科學研究，就不難發現在運動後冰敷可能會有長期的負面影響，阻礙正常的肌肉生長，也讓肌力難以充分提升。[21]

　　所以，我不建議你再繼續拿冰袋，或跳進裝滿冰塊的浴盆裡，而是可以用主動的方式復原。去走個 10 分鐘、做幾個負擔不大的自體體重深蹲，或甚至去游個泳、騎個腳踏車……很輕鬆的運動也都沒問題。基本上，只要離開沙發，讓身體動起來就行。

　　如果劇烈運動完隔天覺得非常痠痛，我建議可以做幾分鐘的軟組織鬆動。研究顯示，只要使用按摩滾筒或小球（如按摩球或網球）幾分鐘，就可以大幅減少遲發性肌肉痠痛（DOMS）。[22]

　　如果沒有時間做這種比較輕鬆的運動，或是覺得不太舒服，就可以用用看 Marc Pro、Powerdot、Complex 等神經肌肉電刺激儀器，讓儀器模擬肌肉主動活動時的肌肉幫浦作用。在激烈的訓練過後，可以毫不費力地排除堆積的淋巴液，清除細胞產生的廢物，增加血液流動，來刺激身體開始修復、復原。[23]

關於冰敷的最後注意事項

我說明了許多冰敷的效益經過誇大，也提出許多認為冰敷大錯特錯的研究。如果看到這裡的你仍然擁護冰敷，那請看看我的最後一個依據。

每年，急性運動傷害方面的專家都會齊聚一堂，整理現有的科學相關文獻，並為美國運動防護師協會（NATA）提出立場聲明。2013 年時，專家們也發出了當年的聲明。其中的討論主題是經常以 RICE 原則處理的腳踝扭傷。[24]

評估完所有的科學文獻後，專家列出了 A（最高）到 C（最低）的評分等第，來為所有可行的治療方式評分。猜猜看冰敷拿到什麼等第？答案是，不折不扣的 C。NATA 團隊也留有這樣的紀錄：「擁護冷療又具說服力的臨床實證寥寥無幾。」

那你知道哪個治療方式拿 A 嗎？答案是功能性復健！看過眾多運動員經歷急性運動傷害的專家們，在此提出立場聲明，表示冰敷並不如想像中的有用。最好的治療方式，反而是透過復健的運動，讓受傷部位活動並承受重量。

到頭來，要治好訓練後的傷害和痠痛，背後的思維其實很簡單。我們就放行好東西（白血球）進入傷處，然後把髒東西（腫脹處的毀損組織和細胞殘骸）弄出來。我想讓你知道，冰敷在這個過程中，派不上用場。

第七章 參考文獻

1. F. M. Massie, "Refrigeration anesthesia for amputation," *Annals of Surgery* 123, no. 5 (1946): 937–47.

2. G. Mirkin and M. Hoffman, *The Sports Medicine Book* (Boston: Little Brown & Co., 1978).

3. G. Reinl, *Iced! The Illusionary Treatment Option*, 2nd Edition (Henderson, NV: Gary Reinl, 2014).

4. H. Lu, D. Huang, N. Saederup, I. F. Charo, R. M. Ransohoff, and L. Zhou, "Macrophages recruited via CCR2 produce insulin-like growth factor-1 to repair acute skeletal muscle injury," *FASEB Journal* 25, no. 1 (2011): 358–69; M. Summan, G. L. Warren, R. R. Mercer, R. Chapman, T. Hulderman, N. Van Rooijen, and P. P. Simeonova, "Macrophages and skeletal muscle regeneration: a clodronate-containing liposome depletion study," *American Journal of Physiology – Regulatory, Integrative, and Comparative Physiology* 290, no. 6 (2006): R1488–95; L. Pelosi, C. Giacinti, C. Nardis, G. Borsellino, E. Rizzuto, C. Nicoletti, F. Wannenes, and L. Battistini, "Local expression of IGF-1 accelerates muscle regeneration by rapidly modulating inflammatory cytokines and chemokines," *FASEB Journal* 21, no. 7 (2007): 1393–402; D. P. Singh, Z. B. Lonbani, M. A. Woodruff, T. P. Parker, and R. Steck, "Effects of topical icing on inflammation, angiogenesis, revascularization, and myofiber regeneration in skeletal muscle following contusion injury," *Frontiers in Physiology* 8 (2017): 93; R. Takagi, N. Fujita, T. Arakawa, S. Kawada, N. Ishii, and A. Miki, "Influence of icing on muscle regeneration after crush injury to skeletal muscles in rats," *Journal of Applied Physiology* 110, no. 2 (2011): 382–8.

5. P. M. Tiidus, "Alternative treatments for muscle injury: massage, cryotherapy, and hyperbaric oxygen," *Current Reviews in Musculoskeletal Medicine* 8, no. 2 (2015): 162–7.

6. S. Khoshnevis, N. K. Kraik, and K. R. Diller, "Cold-induced vasoconstriction may persist long after cooling ends: an evaluation of multiple cryotherapy units," *Knee Surgery, Sports Traumatology, Arthroscopy* 23, no. 9 (2015): 2475–83.

7. Takagi, Fujita, Arakawa, Kawada, Ishii, and Miki, "Influence of icing on muscle regeneration after crush injury to skeletal muscles in rats" (see note 4 above).

8. M. L. Dirks, B. T. Wall, and L. C. J. van Loon, "Interventional strategies to combat muscle disuse atrophy in humans: focus on neuromuscular electrical stimulation and dietary protein," *Journal of Applied Physiology* 125, no. 3 (2018): 850–61.

9. M. C. Raynor, R. Pietrobon, U. Guller, and L. D. Higgins, "Cryotherapy after ACL reconstruction: a meta-analysis," *Journal of Knee Surgery* 18, no. 2 (2005): 123–9.

10. J. D. Spencer, K. C. Hayes, and I. J. Alexander, "Knee joint effusion and quadriceps reflex inhibition in man," *Archives of Physical Medicine and Rehabilitation* 65, no. 4 (1984): 171–7.

11. J. A. Buckwalter and A. J. Grodzinsky, "Loading of healing bone, fibrous tissue, and muscle: implications for orthopaedic practice," *Journal of the American Academy of Orthopaedic Surgery* 7, no. 5 (1999): 291–9.

12. E. M. Silveria, M. F. Rodrigues, M. S. Krause, D. R. Vianna, B. S. Almeida, J. S. Rossato, L. P. Oliveira, Jr., R. Curi, and P. I. H. de Bettencourt, Jr., "Acute exercise stimulates macrophage function: possible role of NF-kappaB pathways," *Cell Biochemistry & Function* 25, no. 1 (2007): 63–73.

13. E. Teixeira and J. A. Duarte, "Skeletal muscle loading changes its regenerative capacity," *Sports Medicine* 46, no. 6 (2016): 783–92; H. Richard-Bulteau, B. Serrurier, B. Cassous, S. Banzet, A. Peinnequin, X. Bigard, and N. Koulmann, "Recovery of skeletal muscle mass after extensive injury: positive effects of increased contractile activity," *American Journal of Physiology Cell Physiology* 294, no. 2 (2008): C467–76.

14. L. C. Burgess, T. K. Immins, I. Swain, and T. W. Wainwright, "Effectiveness of neuromuscular electrical stimulation for reducing oedema: a systematic review," *Journal of Rehabilitation Medicine* 51, no. 4 (2019): 237–43; T. W. Wainwright, L. C. Burgess, and R. G. Middleton, "Does neuromuscular electrical stimulation improve

recovery following acute ankle sprain? A pilot randomised controlled trial," *Clinical Medicine Insights Arthritis and Musculoskeletal Disorders* 12 (2019): 1–6; Y. D. Choi and J. H. Lee, "Edema and pain reduction using transcutaneous electrical nerve stimulation treatment," *Journal of Physical Therapy Science* 28, no. 11 (2016): 3084–7.

15. Dirks, Wall, and van Loon, "Interventional strategies to combat muscle disuse atrophy in humans" (see note 8 above).

16. B. T. Wall, M. L. Dirks, L. B. Verdijk, T. Snijders, D. Hansen, P. Vranckx, N. A. Burd, P. Dendale, and L. J. C. van Loon, "Neuromuscular electrical stimulation increases muscle protein synthesis in elderly type 2 diabetic men," *American Journal of Physiology: Endocrinology and Metabolism* 303, no. 5 (2012): E614–23.

17. F. Crowther, R. Sealey, M. Crowe, A. Edwards, and S. Halson, "Influence of recovery strategies upon performance and perceptions following fatiguing exercise: a randomized controlled trial," *BMC Sports Science, Medicine and Rehabilitation* 9 (2017): 25; J. Leeder, C. Gissane, K. A. Van Someren, W. Gregson, and G. Howatson, "Cold water immersion and recovery from strenuous exercise: a meta-analysis," *British Journal of Sports Medicine* 46, no. 4 (2011): 233–40.

18. N. G. Versey, S. L. Halson, and B. T. Dawson, "Water immersion recovery for athletes: effect on exercise performance and practical recommendations," *Sports Medicine* 43, no. 11 (2013): 1101–30.

19. M. C. Stenson, M. R. Stenson, T. D. Matthews, and V. J. Paolone, "5000 meter run performance is not enhanced 24 hrs after an intense exercise bout and cold water immersion," *Journal of Sports Science & Medicine* 16, no. 2 (2017): 272–9.

20. C. Y. Tseng, J. P. Lee, Y. S, Tsai, S. D. Lee, C. L. Kao, T. C. Liu, C. H. Lai, M. B. Harris, and C. H. Kuo, "Topical cooling (icing) delays recovery from eccentric exercise-induced muscle damage," *Journal of Strength and Conditioning Research* 27, no. 5 (2013): 1354–61.

21. L. A. Roberts, T. Raastad, J. F. Markworth, V. C. Figueiredo, I. M. Egner, A. Shield, D. Cameron- Smith, et al., "Post-exercise cold water immersion attenuates acute anabolic signalling and long-term adaptations in muscle to strength training." *Journal of Physiology* 593, no. 18 (2015): 4285-301.

22. C. Beardsley and J. Škarabot, "Effects of self-myofascial release: a systematic review," *Journal of Bodywork and Movement Therapies* 19, no. 4 (2015): 747–58.

23. W. L. Westcott, T. Chen, F. B. Neric, N. DiNubile, A. Bowirrat, M. Madigan, B. W. Downs, et al., "The Marc ProTM device improves muscle performance and recovery from concentric and eccentric exercise induced muscle fatigue in humans: a pilot study," *Journal of Exercise Physiology Online* 14, no. 2 (2011): 55–67; W. Westcott, D. Han, N. DiNubile, F. B. Neric, R. L. R. Loud, S. Whitehead, and K. Blum, "Effects of electrical stimulation using Marc ProTM device during the recovery period on calf muscle strength and fatigue in adult fitness participants," *Journal of Exercise Physiology Online* 16, no. 2 (2013): 40–9.

24. T. W. Kaminski, J. Hertel, N. Amendola, C. L. Docherty, M. G. Dolan, J. T. Hopkins, E. Nussbaum, et al., "National Athletic Trainers' Association position statement: conservative management and prevention of ankle sprains in athletes," *Journal of Athletic Training* 48, no. 4 (2013): 528–45.

致謝 ACKNOWLEDGEMENTS

多虧許多人的幫助，這本書才能夠完成。首先，我想感謝我最棒的太太克莉絲汀（Christine）。妳是我的天使，如果沒有妳，就沒有今天的我。

感謝我的爸媽，還有我的兄弟布萊登（Brandon）和賈斯汀（Justin）。我愛你們！

感謝凱文‧桑塔納（Kevin Sonthana），我們當初坐在一起，討論《強肌深蹲》（The Squat Bible）裡要寫什麼，都還好像昨天的事。如果你沒有教我怎麼把事情描述得更清楚，我就寫不了這本書。你是我兩本書的共同作者，讓我的著作可以幫助更多讀者，我感激不盡。

感謝萊恩‧谷萊特（Ryan Grout）和內特‧瓦雷爾（Nate Varel），謝謝你們的支持，也隨時都願意聽我對於事業的想法（有些很好，但也有很多很糟的）。

我要感謝 Boost Physical Therapy & Sports Performance 的團隊，你們對我來說實在太重要了。我永遠不會忘記和你們在堪薩斯城度過的時光。近十年來，你們就像是我的第二個家。你們在我心目中，永遠有不可取代的地位。

特別感謝特拉維斯‧內夫（Travis Neff），讓我年紀輕輕，在當全職物理治療師的同時，也有機會成立「深蹲大學」。謝謝你對我的信任，並讓我追隨我的夢想。

感謝 Victory Belt Publishing 團隊，謝謝格倫‧柯爾多薩（Glen Cordoza）、潘‧穆魯茲（Pam Mourouzis）、蘇珊‧勞埃德（Susan Lloyd）、賈斯汀‧亞倫‧維拉斯科（Justin-Aaron Velasco）、蘭斯‧弗賴默斯（Lance Freimuth），讓這本書能夠成功出版。能看到在筆電上寫的文字變成精美的書本，讓我非常感動。

最後，我想感謝各位在同一個領域內，盡心盡力分享新知的老師、教授、教練和臨床醫師：斯圖亞特‧麥吉爾、吉兒‧庫克、雪莉‧薩爾曼、凱利‧史達雷、查德‧范恩、艾瑞克‧奎西、麥克‧雷諾、格雷‧庫克。如果本書的內容能幫助到世界上的人，那都是因為我站在各位巨人的肩膀上。

國家圖書館出版品預行編目資料

重訓傷害預防與修復全書：透過物理治療視角，認
識肌肉骨骼功能障礙與疼痛、重建基礎肌力、提升
運動表現／亞倫‧霍什格（Aaron Horschig）、凱
文‧桑塔納（Kevin Sonthana）著；王啟安、王品
淳、李琬妍、苗嘉琦 翻譯

– 初版 . -- 臺北市：三采文化，2022.9
面： 公分 . （iFit 01）
譯自：Rebuilding Milo:The Lifter's Guide to
Fixing Common Injuries and Building a Strong
Foundation for Enhancing Performance

ISBN：978-957-658-885-3（精裝）

1. 復健醫學 2. 運動傷害　3. 健康照護
416.69　　　　　　　　　111010132

個人健康情形因年齡、性別、病史和特殊情況
而異，本書提供科學、保健或健康資訊與新
知，而非治療方法，建議您若有任何不適，仍
應諮詢專業醫師之診斷與治療。

suncolor
三采文化集團

iFit 01

重訓傷害預防與修復全書

透過物理治療視角，認識肌肉骨骼功能障礙與疼痛、重建基礎肌力、提升運動表現

作者｜亞倫‧霍什格（Aaron Horschig）、凱文‧桑塔納（Kevin Sonthana）

譯者｜王啟安、王品淳、李琬妍、苗嘉琦　審定｜瞻恒物理治療團隊

責任編輯｜張凱鈞　專案主編｜戴傳欣　美術主編｜藍秀婷　封面設計｜李蕙雲　內頁排版｜曾瓊慧　文字校對｜聞若婷

發行人｜張輝明　總編輯長｜曾雅青　發行所｜三采文化股份有限公司
地址｜台北市內湖區瑞光路 513 巷 33 號 8 樓
傳訊｜TEL:8797-1234　FAX:8797-1688　網址｜www.suncolor.com.tw
郵政劃撥｜帳號：14319060　戶名：三采文化股份有限公司
初版發行｜2022 年 9 月 2 日　定價｜NT$1800
　　4 刷｜2023 年 4 月 15 日

REBUILDING MILO
Original English Language edition Copyright © 2021 by Dr. Aaron Horschig and Dr. Kevin Sonthana
Complex Chinese Translation copyright © 2022 by SUN COLOR CULTURE CO., LTD.
Published by arrangement with the original publisher, Victory Belt Publishing Inc.
c/o Simon & Schuster, Inc.
All Rights Reserved.